Michael St. Pierre
Gesine Hofinger
Cornelius Buerschaper

Notfallmanagement

Human Factors in der Akutmedizin

Michael St. Pierre
Gesine Hofinger
Cornelius Buerschaper

Notfallmanagement

Human Factors in der Akutmedizin

Mit 44 Abbildungen

Springer

Dr. Michael St.Pierre, DEAA
Oberarzt der Klinik für Anästhesiologie
Universitätsklinikum Erlangen
Krankenhausstraße 12
91054 Erlangen

Dr. Gesine Hofinger
Hohenheimer Str. 104
71686 Remseck

Cornelius Buerschaper
Wöhlertstr. 12
10115 Berlin

ISBN 3-540-23456-X
Springer Medizin Verlag Heidelberg

Bibliografische Informationen der Deutschen Bibliothek
Die Deutsche Bibliothek verzeichnet diese Publikation in der Deutschen Nationalbibliografie;
detaillierte bibliografische Daten sind im Internet über (http://dnb.ddb.de) abrufbar.

Springer Medizin Verlag.
Ein Unternehmen von Springer Science+Business Media
springer.de

Printed in The Netherlands

Planung: Ulrike Hartmann, Heidelberg
Projektmanagement: Gisela Schmitt, Heidelberg
Copy-Editing: Bettina Arndt, Weinheim
Design: deblik, Berlin
Umschlagmotiv: Prof. Dr. Holger Rupprecht, Fürth (rechtes Motiv), Dr. Marcus Schmid, Erlangen (linkes Motiv)

SPIN 10920886
Satz: Stürtz GmbH, Würzburg
Druck: Krips, Meppel

Gedruckt auf säurefreiem Papier 22/2122 – 5 4 3 2 1 0

Vorwort

Es gehört zum Wesen der Akutmedizin, dass Routinetätigkeiten immer wieder von kritischen Situationen unterbrochen werden, die rasches Entscheiden und überlegtes Handeln erfordern. Die erfolgreiche Bewältigung dieser »moments of terror« gehört zu den herausforderndsten Situationen des klinischen Alltags.

Bisher beschränken sich Bücher über Notfallmanagement auf medizinische Algorithmen und erprobte Behandlungsschemata; sie sagen dem Leser, *was* er tun soll, helfen ihm aber nicht dabei, *wie* dieses komplexe Behandlungsgeschehen organisiert werden soll. Damit Patienten jedoch sicher behandelt werden können, ist mehr als fachliche Kompetenz nötig: Es gilt, Fachwissen unter unsicheren Bedingungen, unter Zeitdruck und mit wechselnden Mitarbeitern in eine gute Patientenversorgung »zu übersetzen«.

Das vorliegende Buch befasst sich mit dieser »anderen Seite« des Notfallmanagements. Hier geht es um die Fähigkeiten, die Akutmediziner brauchen, um kritische Situationen effektiv zu bewältigen: Um das Erkennen von kritischen Situationen und ihren Anforderungen, um das Erstellen einer Handlungsstrategie, um Stressmanagement, um gelungene Kommunikation im Team und um effiziente Führung. Deshalb sprechen wir auch von »Notfallmanagement« und nicht einfach von »Notfallbehandlung«.

Die folgenden Kapitel erschöpfen sich jedoch nicht in der reinen Hilfestellung für Zwischenfälle und Notfallsituationen. Sie möchten vielmehr dem Leser zu einem grundlegenden Verständnis derjenigen Faktoren verhelfen, die menschliches Handeln maßgeblich bestimmen. Deshalb geht es auch um die Quellen von Fehlern: Fehler in der Medizin, insbesondere im Notfallmanagement, sind keine »Ausrutscher«, sondern haben – neben fehlendem fachlichem Wissen – immer systematische Ursachen. Diese liegen in der Natur des Menschen, in der Zusammenarbeit im Team und in der Organisation unseres Gesundheitswesens. Alle diese Faktoren zusammen – auf der Ebene der Einzelperson, des Teams und der Organisation – bezeichnet man als »menschliche Faktoren« (Human Factors).

Ein Buch zum Thema »Human Factors« weckt in der Medizin unterschiedliche Erwartungen. Wir haben uns beim Schreiben davon leiten lassen, was der praktisch tätige Akutmediziner an wissenschaftlichen Erkenntnissen und umsetzbaren Tipps wissen sollte. Der Fokus liegt auf dem Handeln in kritischen Situationen und dem Umgang mit komplexen Problemen. Die Themenauswahl verfolgt die Intention, Akutmediziner dabei zu unterstützen

- die Anforderungen in kritischen Situationen besser *zu erkennen*,
- die Entstehung von Fehlern *zu verstehen*,
- ihr Handeln *zu verändern* und Fehler *zu vermeiden*.

Dieses Buch ist nicht als ein umfassendes Lehrbuch zu Human Factors gedacht, sondern als Einführung in die Psychologie der Human-Factors für die Akutmedizin.

Unter »Akutmedizin« verstehen wir diejenigen nicht-rehabilitativen Bereiche der Medizin, in denen Ärzte und Pflegekräfte regelmäßig akut mit Situationen konfrontiert werden, in denen ihre Entscheidungen und ihr Handeln unmittelbar über das Leben und Wohlergehen der Patienten bestimmen. Aufgrund des Erfahrungshorizontes der Autoren ist dieses Buch in erster Linie für Ärztinnen und Ärzte geschrieben. Da Akutmedizin jedoch ein Teamgeschehen ist, bei dem die Ärzteschaft nur einen Teil darstellt, haben wir beim Schreiben immer auch die Pflegekräfte und das Rettungsdienstpersonal vor Augen gehabt. Somit richtet sich dieses Buch vornehmlich an Anästhesisten, Intensivmediziner (Chirurgen, Internisten, Pädiater) und Notärzte sowie an das Rettungs- und Pflegepersonal dieser Bereiche.

Aufbau und Überblick

Das B uch spannt in vier Teilen den Bogen von »Grundlagen« über »individuelle Faktoren« und »Human Factors im Team« bis hin zu »Sicherheit und Fehler in Organisationen«. Das ganze Buch kann als durchgängiger Text gelesen werden. Andererseits bildet jedes Kapitel einen abgeschlossenen Text. Durch diesen modularen Aufbau können einzelne Themen auch ohne Kenntnis der anderen Kapitel gelesen werden. Querverweise und ein ausführliches Stichwortverzeichnis erleichtern das »Stöbern« in den einzelnen Kapiteln.

Der Aufbau der einzelnen Kapitel folgt der gleichen Ordnung, mit unterschiedlicher Gewichtung der einzelnen Teile: Jedes Kapitel beginnt mit einem **Fallbeispiel**, an dem wesentliche Merkmale des Themas exemplarisch dargestellt werden. Durch alle Kapitel ziehen sich als roter Faden die Fragen: »Was versteht man darunter? Welche Probleme entstehen dadurch? Wie kann man damit besser gehen?«. In den Kapiteln über individuelle Faktoren und Teams (Kap. 5–13) folgen dann **Tipps für die Praxis**, und in allen Kapiteln finden sich am Ende unter **Auf einen Blick** nochmals die Kernpunkte als Zusammenfassung.

- Der erste Teil, **Grundlagen**, zeigt den Stellenwert von Human Factors in der Akutmedizin auf. Daten aus weltweiten Studien zu Unfällen und Zwischenfällen belegen die Häufigkeit und auch die Vermeidbarkeit von Fehlern in der Akutmedizin. Die Anforderungen der Akutmedizin als komplexes Arbeitsfeld, in dem Fehler wahrscheinlich sind, werden anschließend beschrieben. Wir gehen außerdem der Frage nach, was Fehler eigentlich sind, und skizzieren abschließend die Psychologie menschlichen Handelns, um das Zustandekommen von Entscheidungen verstehbar zu machen.
- Der Aufbau des zweiten Teils, **individuelle Faktoren des Handelns**, folgt der Struktur des Handelns als Problemlöseprozess. Thematisiert werden die Beeinträchtigungen und Einschränkungen des Entscheidens durch die psychischen Prozesse des Denkens und Handelns. Die einzelnen Kapitel befassen sich mit Wahrnehmung, Informationsverarbeitung, Zielbildung und Planen, Aufmerksamkeit und Stress. Im Abschlusskapitel geht es um das Ziel allen akutmedizinischen Handelns, um gute Entscheidungen.
- Der dritte Teil befasst sich mit den **Human Factors im Team** als einer wesentlichen Quelle für gutes und schlechtes Entscheiden. Leitfragen sind: Welche Anforderungen an Teams werden in der Akutmedizin gestellt? Was sind typische Einflussfaktoren von Gruppen auf Fehler? Was zeichnet gute Kommunikation in kritischen Situationen aus? Welche typischen Fehler in der Kommunikation gibt es? Welchen Einfluss hat Führung auf die Bewältigung von Notfällen? Was zeichnet gute Führung aus, welche Führungsprobleme gibt es in kritischen Situationen?
- Der vierte Teil, **Fehler und Sicherheit in Organisationen**, stellt organisationspsychologische Zusammenhänge her zwischen Personen, Strukturen und Prozessen als Quelle von Fehlern und Sicherheit. Theoriegeleitet gehen wir von der Unvermeidbarkeit von Fehlern in Organisationen aus, zeigen aber Möglichkeiten der Fehlervermeidung und Fehlerbewältigung und beschreiben Bedingungen und Instrumente einer sicheren Akutmedizin.

Jedes Buch braucht einen Nährboden. Dieses hier entstand aus der mehrjährigen Zusammenarbeit eines in der ärztlichen Ausbildung am Simulator tätigen Anästhesisten, zugleich Intensivmediziner und Notarzt (M. St.Pierre) mit zwei wissenschaftlich und beratend tätigen Psychologen (G. Hofinger, C. Buerschaper), die sich mit den Schwerpunkten »Handeln in kritischen Situationen«, Problemlösen, Fehler und Fehlermanagement auseinandersetzen. Jeder von uns hat sich intensiv mit der Arbeitswelt und der Denkweise des jeweils Anderen auseinandergesetzt, so dass unser Hintergrund beim Schreiben tatsächlich Praxis und Wissenschaft bzw. Wissenschaft und Praxis sein konnte.

Da uns die Anwendbarkeit der Inhalte sehr wichtig gewesen ist, haben wir versucht, die wissenschaftlichen Theorien und Erkenntnisse in alltagsnaher Sprache zu formulieren. Literatur über Quellenangaben zu den verwendeten Daten und Konzepten hinaus wurde im Sinne der Lesbarkeit bewusst sparsam zitiert. Darüber hinaus beginnt jedes Kapitel mit einem Fallbeispiel, auf das wir im folgenden Text immer wieder Bezug genommen haben. So hoffen wir, dass wir auch schwierigere Themen »auf den Boden« des akutmedizinischen Alltags holen konnten.
Wir haben alle Kapitel als Autorenteam geschrieben und verantworten entsprechend alle Fehler gemeinsam. Für uns war das Verfassen dieses Buches eine spannende Zeit, in der wir immer wieder von der Verschiedenheit profitieren konnten, mit der sich Mediziner und Psychologen den gleichen Fragen nähern. Wir hoffen, dass unsere Leserinnen und Leser davon profitieren. Über Anregungen würden wir uns sehr freuen, ebenso wie wir für Hinweise auf Fehler dankbar sind.

Danksagung

Wir danken Professor Dietrich Dörner für viele Jahre der Zusammenarbeit und für sein Vorbild bei der Übersetzung der Psychologie in eine für Nicht-Psychologen verständliche Sprache. Wir danken den ehemaligen Kollegen des Bamberger Instituts für Ideen, Literatur und Freundschaft und dem Wissenschaftskolleg in Berlin für ein wunderbares Jahr der Freiräume. Wir danken Professor Jürgen Schüttler für die persönliche Unterstützung und sein Engagement in der Verbreitung der Patientensimulation und des Notfallmanagements. Viele Kolleginnen und Kollegen haben durch ihre kritische Durchsicht des Manuskripts maßgeblich zur Praxisnähe und Lesbarkeit beigetragen; ihnen sei an dieser Stelle dafür gedankt. Unser Dank gilt auch Frau Hartmann vom Springer-Verlag, die sich für dieses Buch eingesetzt hat und uns zwei Jahre lang wohlwollend begleitet hat.
Auch unsere Familien haben erheblich zum Erfolg unserer Arbeit beigetragen: Dank dafür also an Ulrike St.Pierre, Michael Brenner und Antje Rehwaldt sowie an sieben geduldige Kinder.

Erlangen, Remseck und Berlin im November 2004

Inhaltsverzeichnis

I Grundlagen: Fehler, Komplexität und menschliches Handeln

II Individuelle Faktoren des Handelns

III Human Factors im Team

IV Fehler und Sicherheit in Organisationen

I Grundlagen: Fehler, Komplexität und menschliches Handeln

Risikofaktor Mensch? Fehler in der Akutmedizin

Fallbeispiel

Auf einer kardiologischen Intensivstation werden an einem Nachmittag kurz hintereinander zwei kreislaufinstabile Patienten mit Myokardinfarkt aufgenommen. Der allein diensthabende Assistenzarzt kann sich wegen der Arbeitsbelastung durch diese beiden Patienten nicht persönlich um einen stationären Patienten unter Marcumar-Dauertherapie kümmern, der wiederholt kaffeesatzartig erbrochen hatte. Bevor eine geplante Gastroskopie durchgeführt werden kann, wird der Patient innerhalb kurzer Zeit hämodynamisch instabil. Eine Hb-Kontrolle ergibt einen Wert von 6,9 mg%. Unter dem Verdacht einer akuten gastrointestinalen Blutung werden mehrere iv-Zugänge gelegt und eine forcierte Volumentherapie begonnen. Es werden 6 blutgruppengleiche Erythrozytenkonzentrate in der Blutbank bestellt.

In der Blutbank herrscht an diesem Tag Personalmangel, zudem gibt es ungewöhnlich viele Notfallanforderungen durch andere Abteilungen an die Blutbank. Die angeforderten Erythrozytenkonzentrate werden versehentlich zusammen mit 2 Erythrozytenkonzentraten für einen anderen Patienten an die Intensivstation ausgegeben. Die Blutprodukte kommen zu einem Zeitpunkt auf Station, an dem einer der neu aufgenommenen Patienten die Aufmerksamkeit des Assistenzarztes vollständig beansprucht. Er bittet daher die Pflegekraft nach einem flüchtigen Blick auf die Erythrozytenkonzentrate, diese dem Patienten anzuhängen. Bereits wenige Minuten nach der Blutsubstitution verschlechtert sich der Patient hämodynamisch weiter und klagt über zunehmende Atemnot und Schwindel.

Erst zu diesem Zeitpunkt kümmert sich der Assistenzarzt um diesen Patienten intensiv. Aufgrund der deutlich sichtbaren Hautreaktion deutet er die klinische Symptomkonstellation sofort als anaphylaktische Reaktion. Aufgrund eines Hinweises, den eine Pflegekraft gibt, entdeckt er die Fehltransfusion und beendet die Zufuhr von Fremdblut sofort. Er leitet eine Notfallnarkose ein und intubiert den Patienten. Die kontrollierte Beatmung wird durch eine ausgeprägte Bronchospastik erschwert. Mit Hilfe von hoch dosierten Katecholaminen, einer aggressiven Volumentherapie und der Gabe von Kortison und Histaminantagonisten gelingt es dem Assistenzarzt zunächst, den Patienten hämodynamisch zu stabilisieren. Auch die Bronchospastik bessert sich im Verlauf der nächsten 20 Minuten. Es entwickelt sich eine schwere disseminierte intravasale Gerinnungsstörung (DIC) und ein akutes Nierenversagen. Aufgrund der DIC kommt es zu einer nicht mehr kontrollierbaren Blutung in dem oberen Gastrointestinaltrakt. Trotz des massiven Einsatzes von Gerinnungsprodukten verstirbt der Patient wenige Stunden später an den Folgen dieser Gerinnungsstörung.

Ein Intensivpatient wird durch einen ärztlichen Behandlungsfehler geschädigt und verstirbt trotz maximaler Intensivtherapie an den Folgen dieses Fehlers. Obwohl der kardiologische Assistenzarzt die Fehltransfusion zu verantworten hat, haben an diesem Tag eine ganze Reihe von Faktoren das Zustandekommen des Behandlungsfehlers begünstigt: Die zeitgleiche Beanspruchung der Aufmerksamkeit durch mehrere kritisch kranke Patienten, die hohe Arbeitsbelastung durch den Dienst ohne Kollegen, die Fehlausgabe von Erythrozytenkonzentraten durch die Blutbank, die schlechte Ausführung einer Standard-Kontrollprozedur und die Abwesenheit jeglicher Kontrolle des ärztlichen Handelns durch Mitarbeiter der Intensivstation.

Für sich genommen hätte keiner dieser Faktoren den Patienten unmittelbar bedroht. In ihrer Gesamtheit bildeten sie eine Konstellation, in der eine einzige weitere Fehlhandlung unbemerkt bleibt und eine kritische Situation mit tödlichem Ausgang herbeiführt.

Handlungsfehler wie in diesem Beispiel stellen eine Seite der Medaille »Faktor Mensch« dar. Die andere Seite der Medaille besteht in der Tatsache, dass auch für die rasche *Diagnose* und das *erfolgreiche Notfallmanagement* der schweren Transfusionsreaktion Menschen verantwortlich sind. Menschliches Handeln kann auch in plötzlich und unerwartet auftretenden Situationen trotz mangelnder Informationen und Zeitdruck erfolgreich sein.

1.1 Notfallmanagement und kritische Situationen

Die schwere Transfusionsreaktion ist exemplarisch für Notfallsituationen in der Akutmedizin: Anders als in weiten Bereichen der klinischen Medizin bestimmen oft situative Umstände die Dynamik ärzt-

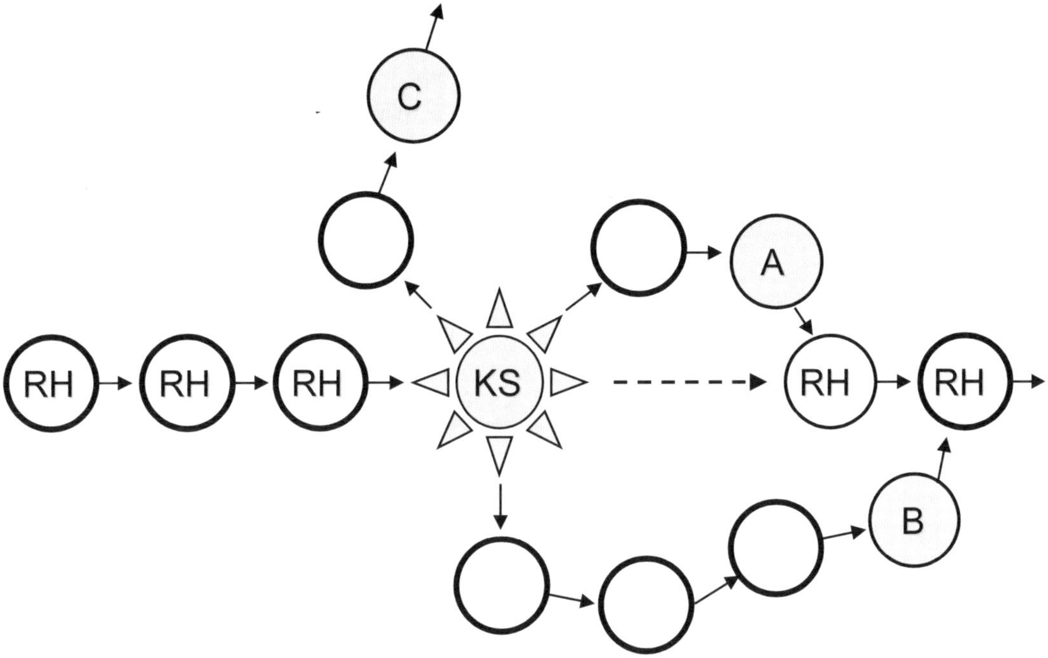

Abb. 1.1. Kritische Situationen in der Akutmedizin (mod. nach Badke-Schaub 2002): Routinehandlungen (RH) werden von einer kritischen Situation (KS) unterbrochen. Erfolgreiches Notfallmanagement bewirkt, dass Handeln früher (A) oder später (B) wieder in Routinehandeln mündet. Manche Entscheidungen bringen den Patienten jedoch auf einen ganz anderen Behandlungsweg (C). Menschliches Entscheiden bestimmt den weiteren Fortgang einer kritischen Situation, unabhängig davon, wie diese entstanden ist

lichen Handelns. Die kurzfristige Unachtsamkeit des Assistenzarztes wird innerhalb kurzer Zeit zu einer vitalen Bedrohung für den Patienten.

Wenig später muss der Assistenzarzt bei dem gleichen Patienten eine Notfallsituation unter Zeitdruck und mit wenig Informationen erfolgreich bewältigen. Diese Fähigkeit gehört zur *Kernkompetenz* in der Akutmedizin. Diese Kompetenz geht dabei weit über den Besitz soliden fachlichen Wissens und Könnens (die »technischen Fähigkeiten«) hinaus. Gutes Notfallmanagement stellt Anforderungen an die »nicht-technischen Fähigkeiten« (Flin et al. 2003) wie beispielsweise...

- sich durch äußere Umstände nicht unter Druck bringen zu lassen.
- wesentliche Merkmale einer Notfallsituation schnell erfassen zu können.
- Veränderungen der Situationen zu erkennen und sich darauf einstellen zu können.
- außerhalb eingefahrener Gleise denken zu können.
- Prioritäten richtig setzen zu können.
- unter Zeitdruck gute Entscheidungen zu treffen.
- alle verfügbaren Ressourcen zu kennen und diese einzusetzen.
- ein Team führen zu können.
- die eigenen Schwachpunkte zu kennen und sich von anderen helfen zu lassen.

Notfälle sind häufig dramatisch und scheinen mit dem Alltag unvergleichbar. Tatsächlich sind Notfälle aber nur eine besondere Form von Entscheidungssituationen: Es sind Situationen, in denen menschliches Denken, Entscheiden und Handeln den weiteren Verlauf der Situation entscheidend beeinflussen. Solche Situationen heißen wegen dieser Weichenstellung zum Guten oder Schlechten »**kritische Situationen**« (Badke-Schaub 2002).

Für die Handelnden ist es unerheblich, ob der Auslöser einer kritischen Situation eine externe Ursache (Polytraumatisierung, Ausfall eines Beatmungsgerätes), eine plötzliche Erkrankung (Kammerflimmern, Lungenembolie, Schlaganfall) oder wie im Beispiel der Fehltransfusion ein Behandlungsfehler war. Ein größerer Notfall kann aus etlichen kritischen Situationen bestehen, die sich als einzelne Analyseeinheiten abgrenzen lassen: Ein Ereignis unterbricht das Routinehandeln und verlangt eine Entscheidung. Nach erfolgreicher Bewältigung mündet eine kritische Situation wieder in Routinehandeln (Badke-Schaub 2002; ▫ Abb. 1.1).

In der Akutmedizin werden problematische Situationen unter den Begriffen »Komplikation« (List u. Osswald 2002) oder »Zwischenfall« (Gaba et al. 1998, Schüttler et al. 2002) thematisiert. Diese Konzepte stellen *die Situation und nötige Bewältigungsschritte* in den Vordergrund. In diesem Buch wird von kritischen Situationen gesprochen (zur Verdeutlichung dramatischer Ereignisse auch von Notfällen), da der Fokus des Buchs die *Wirkung verschiedener Einflussfaktoren auf menschliches Entscheiden* ist.

1.2 Human Factors: Einflussfaktoren und Fehler

Die **Human Factors-Forschung** beschäftigt sich seit mehr als zwei Jahrzehnten mit dem »Faktor Mensch« und seinem Verhalten in kritischen Situationen. Beiträge aus Psychologie, Anthropologie, Soziologie, Ingenieurwissenschaften fragen u. a. danach,

- welche Rolle menschliche Fehlleistungen bei der Entstehung von Unfällen und Zwischenfällen spielen.
- welche psychologischen Mechanismen die Leistungsfähigkeit menschlichen Denkens und Handelns in einer Notfallsituationen bestimmen.
- wie Menschen trotz schwieriger Arbeitsbedingungen zu guten Entscheidungen gelangen.

In der Human Factors-Forschung wird bei der Analyse von Unfällen und Zwischenfällen übereinstimmend festgestellt (Reason 1997), dass in mindestens 80% aller Fälle »menschliches Versagen«, also Fehler, eine entscheidende Rolle spielen (z. B. Cooper et al. 1978 für die Anästhesiologie; UK P&I 1999 für die Schifffahrt; Kemmler 2000 für die Luftfahrt). Bei der Bewertung solcher Fehler und der Suche nach Sicherheit ist man von dem Gedanken abgekommen, fehlerfreies Arbeiten mit Motivation, Kompetenz oder Erfahrung gleichzusetzen: Handlungsfehler unterlaufen selbst dem erfahrensten und motiviertesten Menschen (Amalberti u. Mosneron-Dupin 1997). Auch im vorliegenden Fall, mit der eindeutigen Fehlhandlung einer Fehltransfusion, ist es nur die scheinbar einfachste Lösung, den Assistenzarzt als Verursacher des Handlungsfehlers zu sanktionieren und zu mehr Anstrengung aufzurufen und dann den Fall für erledigt zu erklären (**person approach**; ▸ Kap. 4).

Um dieses menschliche Fehlverhalten wirklich verstehen und entsprechend damit umgehen zu können, ist eine intensive Auseinandersetzung mit den Grundlagen menschlichen Denkens und Handelns bei Einzelnen und Teams unabdingbar. Auch das Krankenhaus als Organisation ist durch

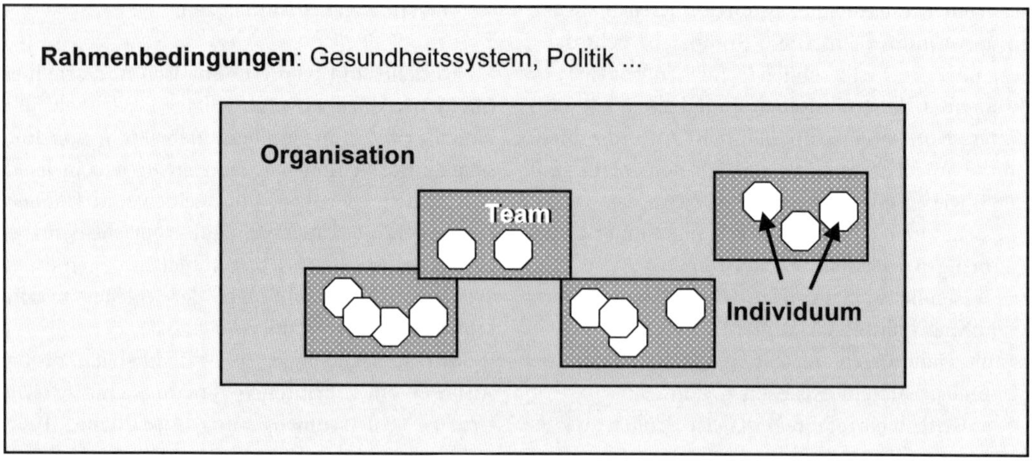

▫ **Abb. 1.2.** Darstellung der verschiedenen Ebenen, die von der Human Factors–Forschung untersucht werden

Entscheidungen im Hintergrund (z. B. Personalplanung der Intensivstation und Blutbank) an der Entstehung dieses Behandlungsfehlers beteiligt. Schließlich handeln alle Akteure im politischen und rechtlichen Kontext des jeweiligen Gesundheitssystems (◘ Abb. 1.2).

1.2.1 Human Factors: Das Individuum

Obwohl Handlungsfehler viele Formen haben (▶ Kap. 3), beruhen sie nur auf einigen wenigen psychischen Prinzipien. Diese Prinzipien sind auf allen Ebenen des Wahrnehmens, Erkennens und Verarbeitens von Informationen zu finden. Beispielsweise...

- wird Handeln immer durch Emotionen, Absichten und Motive bestimmt und kann nie »rein rational« begründbar sein.
- »konstruieren« Menschen sich bereits durch Wahrnehmung ihre Welt und bilden Modelle darüber, in welchem Zustand sich ihre Umwelt befindet.
- machen Menschen eher Informationen durch Verzerrung »passend« zu ihren mentalen Modellen, anstatt ihre bisherigen Modelle zu hinterfragen und zu ändern.
- verfolgen Menschen auch in Notfallsituationen nicht nur Sachziele, sondern auch persönliche Ziele.
- beeinträchtigen psychische und physische Erschöpfung (z. B. Stress, Müdigkeit) gute Entscheidungsfindung und sicheres Handeln erheblich.
- können Entscheidungsstrategien helfen, Fehler zu vermeiden.

Die hier angesprochenen Punkte werden in den Kapitel 4–10 wieder aufgegriffen.

1.2.2 Human Factors: Das Team

Wenn Menschen im Team zusammenarbeiten, wirken nicht nur die individuellen Einflussfaktoren. Teams haben durch die Interaktion eine eigene Dynamik. Dadurch entstehen besondere Stärken und Schwächen. Beispielsweise...

- passen Menschen sich oft der Mehrheitsmeinung im Team an und unterdrücken eigene Bedenken.
- entstehen durch unklare Sprache, aber auch durch Beziehungsstörungen, Missverständnisse in der Kommunikation.
- neigen Gruppen unter Druck dazu, Informationsflüsse und Entscheidungen zu zentralisieren.

Die Themen Team, Kommunikation und Führung sind Gegenstand der Kapitel 11–13.

1.2.3 Human Factors: Fehler in der Organisation

Die Human Factors-Forschung hat die alte Selbstverständlichkeit, dass Behandlungsfehler in erster Linie auf mangelhaft arbeitende Individuen zurückzuführen sind, ins Wanken gebracht. Das Gegenteil dieser Annahme scheint der Fall zu sein: Viele Untersuchungen von Zwischenfällen in anderen Hochrisiko-Arbeitsbereichen konnten zeigen, dass fehlerhaft handelnde Menschen oftmals nur am Ende einer langen Kette von vorangegangenen Fehlentscheidungen stehen (**system approach**, Reason 1990, 1997; Perrow 1999). Ähnlich wie bei der geschilderten Fehltransfusion liegen die Ursachen für negative Ergebnisse nicht primär bei den Einzelnen und Teams, sondern in den Strukturen und Prozessen, die durch Entscheidungen auf anderen Ebenen der Organisation, oftmals lange vor dem kritischen Ereignis, getroffen wurden (▶ Kap. 3). Die Faktoren des Fallbeispiels, z. B. die ärztliche Besetzung von Intensivstationen, die personelle Ausstattung einer Blutbank und die Kultur, Entscheidungen von Medizinern nicht zu hinterfragen, sind konkrete Bedingungen dafür, dass die Fehltransfusion im Fallbeispiel unbemerkt erfolgen konnte. Aus dieser Perspektive sind *Behandlungsfehler Symptome des Systems* und nicht vorrangig Versagen von Individuen.

In den Kapiteln 14 und 15 werden Einflussfaktoren von Organisationen und Veränderungsmöglichkeiten besprochen, beispielsweise...

- die Personalwirtschaft in Krankenhäusern (Personaleinsatz, Weiterbildung etc.)
- der Umgang mit technischen Geräten (Designprobleme, Schulung)
- die systematische Erfassung von Fehlern (Incident-Reporting-System)

1.2.4 Human Factors: Das System Gesundheitswesen

Krankenhäuser, Rettungsdienste und andere Organisationen des Gesundheitswesens arbeiten unter den Rahmenbedingungen des Gesundheitssystems, der geltenden Gesetze, der volkswirtschaftlichen Entwicklung, der gesellschaftlichen Werte etc. Der Einfluss dieser Faktoren ist häufig nicht eindeutig nachzuweisen. Anhand der unten dargestellten Daten wird aber deutlich, dass die »westlichen« Gesundheitssysteme nicht nur enorme medizinische Fortschritte mit sich gebracht haben, sondern auch anfällig sind für bestimmte Fehler.

Faktoren, die jenseits der einzelnen Organisation liegen, sind beispielsweise:
- Ökonomisierung der Gesundheitssysteme
- Ressourcenmangel
- Aus- und Weiterbildungsordnungen für Heilberufe
- Arbeitszeitgesetze
- Gesellschaftliche Bereitschaft, sich mit Fehlern in der Medizin auseinander zu setzen

Erst in den letzten Jahren ist auch in der Medizin die Bereitschaft gewachsen, sich der systemischen Betrachtungsweise von Fehlern (Reason 1990; Rasmussen et al. 1991; Amalberti 1996; Helmreich 2000) anzuschließen. Katalysierendes Ereignis hierfür war nicht zuletzt die 1999 erschienene Bestandsaufnahme zur Zuverlässigkeit des amerikanischen Gesundheitssystems. Der IOM-Report »To err is human – building a safer health care system« (Kohn et al. 1999) stellte drastisch die gesundheitspolitische Tragweite von Daten aus zwei US-amerikanischen Studien (Harvard Medical Practice Study [HMPS] 1991, Utah and Colorado Medical Practice Study [UCMPS] 1992) dar und löste damit innerhalb der USA eine engagierte Diskussion aus. Die sehr detaillierte retrospektive Analyse von mehr als 45.000 Patientenakten ergab höchst alarmierende Zahlen zur Patientensicherheit in Krankenhäusern: Bei 2,9–3,7% der stationär aufgenommenen Patienten trat ein medizinischer Behandlungsfehler (»adverse event«) auf.

Über 50% dieser unerwünschten Ereignisse war auf menschliches Fehlverhalten und weitere 30% auf Nachlässigkeit zurückzuführen, womit ein Großteil der Schädigung von Patienten prinzipiell vermeidbar gewesen wäre. Wenngleich sich die Mehrheit der Patienten innerhalb von 6 Monaten von den Folgen der unerwünschten Ereignisse erholt hatte, führten diese doch in 2,6% zu dauerhaften Schädigungen und in 13,6% zum Tod des Patienten. Die Autoren zogen daraus den Schluss, dass von den tödlich endenden Komplikationen 78% vermeidbar gewesen wären. Das Robert-Koch Institut (Hansis et al. 2001) kam unter der vereinfachenden Annahme einer Vergleichbarkeit des deutschen und US-amerikanischen Gesundheitssystems zu dem Ergebnis, dass bei ungefähr 16,5 Mio. Krankenhausbehandlungen im Jahr 2001 zwischen 31.600 und 83.000 Todesfälle den unerwünschten Folgen medizinischer Interventionen in deutschen Krankenhäusern zuzuschreiben wären.

Damit würden in Deutschland mehr Menschen an den Konsequenzen medizinischer Diagnostik und Therapie und an Behandlungsfehlern versterben als beispielsweise am Colonkarzinom (20.200), Mammakarzinom (18.000), Pneumonie (17.800) oder im Rahmen von Verkehrsunfällen (7.700) (Statistisches Bundesamt 2002).

»Adverse Events« – Fakten aus dem IOM-Bericht:
- 3–4% der stationär aufgenommenen Patienten erleiden Komplikationen
- 1 Mio. (auf deutsche Verhältnisse umgerechnet 490.000) Patienten werden pro Jahr durch Behandlungsfehler geschädigt
- Mindestens 44.000 (auf deutsche Verhältnisse umgerechnet 30.000) Todesfälle pro Jahr sind auf unerwünschte Ereignisse im Krankenhaus zurückzuführen
- Möglicherweise versterben mehr Menschen an den Konsequenzen medizinischer Diagnostik und Therapie bzw. an genuinen Behandlungsfehlern als an den häufigsten Karzinomen oder an den Folgen eines Polytraumas
- Etwa 80% der unerwünschten Ereignisse sind auf menschliches Fehlverhalten oder Nachlässigkeit zurückzuführen und sind damit grundsätzlich vermeidbar

Behandlungsfehler als Symptom einer »Systemkrankheit« des Gesundheitswesens haben somit eine erhebliche Auswirkung auf Morbidität und Mortalität von Patienten.

1.3 Fehler in der Akutmedizin

Fehler kommen im klinischen Alltag auf Normalstationen häufig vor. Betrachtet man Behandlungsfehler unter den Rahmenbedingungen der Akutmedizin mit ihrer Unübersichtlichkeit, dem Zeitdruck, dem Stress und der vitalen Bedrohung für den Patienten, so ist es gut möglich, dass die Inzidenz schwerer Behandlungsfehler in der Akutmedizin höher als auf einer Normalstation ist.

Es ist problematisch, anhand einer Literaturübersicht einen Überblick über Behandlungsfehler in der Akutmedizin geben zu wollen: Die veröffentlichten Daten geben ein sehr heterogenes Bild wieder, weil die lokalen Vorraussetzungen und die

Tabelle 1.1. Häufigkeit von diagnostischen und therapeutischen Fehlern in der präklinischen Notfallmedizin

Häufigkeit von Fehlern	Quelle
– 8–24% aller Verletzungen bei erwachsenen Traumapatienten werden übersehen	Buduhan u. McRitchie 2000, Linn et al. 1997
– 59% aller Wirbelsäulenverletzungen werden prähospital nicht diagnostiziert	Flabouris 2001
– 20% der traumatischen Verletzungen von Kindern werden übersehen	Peery et a. 1999
– Bei der Versorgung von Schädel-Hirn-Traumata werden im Mittel 19 vermeidbare Fehler pro Patient begangen. Jeder 2. Fehler beeinträchtigt die neurologische Erholung	McDermott et al. 2004
– 2% aller ärztlichen Handlungen während einer Reanimation sind fehlerhaft	Holliman et al. 1992

Tabelle 1.2. Häufigkeit von diagnostischen und therapeutischen Fehlern in der Notaufnahme und im Schockraum

Häufigkeit von Fehlern	Quelle
– 27% aller Myokardinfarkte wurden primär nicht erkannt	Chan et al.1998
– Fehlerinzidenz 3%, in 50–70% auf Nachlässigkeit zurückzuführen, 90% vermeidbar (höher als auf Normalstation)	Kohn et al. 1999
– Fehlerinzidenz bei Traumapatienten 4%; 6% wurden als vermeidbar eingestuft. Der häufigste Fehler war die übersehene intraabdominelle Blutung	Davies 1992
– 2–9% aller Traumapatienten versterben aufgrund vermeidbarer Fehler. Die Mehrheit der Fehler ereignet sich während der initialen Reanimationsphase	Simon et al. 1999
– 23% aller Intubationen im Schockraum werden fehlerhaft durchgeführt	Mackenzie et al. 1996
– Pro Patient in der Notaufnahme werden 8,8 Fehler in der Teamarbeit begangen	Risser et al. 1999

Strukturen der Gesundheitssysteme, unter denen Studien durchgeführt wurden, sehr voneinander differieren. Somit sind weder die klinischen Arbeitsbedingungen vergleichbar noch der Ausbildungsstand des behandelnden Personals. Dazu kommen eine Vielzahl an verschiedenen methodischen Ansätzen, mit denen die Daten erhoben wurden. Nur unter dieser Einschränkung können die im Folgenden aufgeführten Daten gesehen werden. Sie sind weder vollständig noch geben sie einen repräsentativen Querschnitt über die verschiedenen Teilbereiche der Akutmedizin wieder. Sie sind vielmehr als eine Zusammenstellung von Fehlern zu sehen, die dem Leser eine Vorstellung über die Größenordnung des Problems und die Art der Behandlungsfehler vermitteln soll.

1.3.1 Fehler in der präklinischen Notfallmedizin

Zu Fehlern in der präklinischen Notfallmedizin lassen sich in der Literatur wenig Angaben finden. Die Zuverlässigkeit von prähospital getroffenen Diagnosen scheint relativ hoch zu sein, unabhängig davon, ob die Versorgung durch Ärzte (z. B. Arntz et al. 1996; Sefrin u. Sellner 1992) oder Rettungsdienstpersonal (z. B. Buduhan u. McRitchie 2000, Enderson et al. 1990) erfolgt. Jedoch gibt es auch hier Ausnahmen mit teils alarmierenden Zahlen (◘ Tabelle 1.1). Ob unter der Unbestimmtheit und dem Zeitdruck der präklinischen Notfallsituation bestimmte Handlungsfehler von Notärzten häufiger als von Klinikärzten begangen werden, ist nie Gegenstand einer Untersuchung gewesen.

1.3.2 Fehler in der Notaufnahme und im Schockraum

Viele Publikationen, darunter der eingangs zitierte IOM-Report, weisen darauf hin, dass Notaufnahmen der innerklinische Ort sind, an dem die meisten vermeidbaren Fehler und Nachlässigkeiten begangen werden. Typische Probleme der Notaufnahme in Zahlen und Fakten aus unterschiedlichen Studien zeigt die ◘ Tabelle 1.2.

1.3.3 Fehler auf der Intensivstation

Das Entstehen von Fehlern auf einer Intensivstation wird neben der Schwere der Erkrankung

◘ **Tabelle** 1.3. Häufigkeit und Ursache von Fehlern in der Intensivmedizin

Häufigkeit von Fehlern	Quelle
– 31% der Patienten erleiden während ihres Intensivaufenthalts eine iatrogene Komplikation	Donchin et al. 1995
– 63–83% aller Zwischenfälle sind auf menschliches Versagen zurückzuführen	Wright et al. 1991; Giraud et al. 1993; Beckmann et al. 1996; Buckley et al. 1997
– 13–51% aller Zwischenfälle sind potenziell für den Patienten bedrohlich	Donchin et al. 1995; Beckmann et al. 2003
– Jeder 10. Neuzugang auf Intensiv wurde aufgrund eines vorangegangenen Behandlungsfehlers intensivpflichtig	Darchy et al.1999
– Pro Patient werden täglich 0,3–1,7 fehlerhafte Handlungen begangen	Donchin et al. 1995; Beckmann et al. 2003
– Die Mehrzahl der Fehler (15–60%) betrifft Medikamentenverordnungen	Wright et al. 1991; Giraud et al. 1993; 1994; Donchin et al. 1995
– Vermeidbare unerwünschte Arzneimittelwirkungen sind auf Intensivstationen doppelt so häufig anzutreffen wie auf Normalstation	Cullen et al. 1997
– Jeder 3. Fehler ist durch fehlerhafte Kommunikation bedingt	Giraud et al. 1993

Tabelle 1.4. Häufigkeit von diagnostischen und therapeutischen Fehlern in der Anästhesie und im Aufwachraum

Häufigkeit von Fehlern	Quelle
– 31–82% aller Zwischenfälle sind auf menschliches Versagen, 9–21% auf technische Probleme zurückzuführen	Cooper et al. 1978; Kumar et al. 1988; Currie 1989; Chopra et al. 1992; Webb et al. 1993; Buckley et al. 1997; Arbous et al. 2001; Bracco et al. 2001
– 27–30% aller Zwischenfälle sind auf die bewusste Übertretung geltender Regeln zurückzuführen	Buckley et al. 1997; Chopra et al. 1992
– 1 Medikamentenfehlapplikation kommt alle 133 Narkosen vor. 20% davon sind Verwechslungen zwischen Medikamenten verschiedener Klassen	Webster et al. 2001
– 4% aller Zwischenfälle sind auf nicht vorhersehbare Reaktionen des Patienten zurückzuführen. 69–82% aller kritischen Ereignisse wären vermeidbar gewesen	Arbous et al. 2001
– 25% aller letal endenden Behandlungsfehler waren auf ungenügende Kommunikation zurückzuführen, 10% auf organisationale Strukturen	Webb et al. 1993
– Bei 22% der Patienten kommt es im Aufwachraum zu geringfügigen unerwünschten Ereignissen; 0,2% der Ereignisse sind schwerwiegend	Webb et al. 1993
– Fehler im Aufwachraum betrafen die Atemwege (43%), das kardiovaskuläre System (29%) und die Medikamentenfehlapplikation (11%). Ursächlich waren fehlerhaftes Entscheiden (18%), Kommunikationsprobleme (14%) und eine fehlerhafte Einschätzung des Patientenstatus (7%) verantwortlich. Technische Probleme traten nur in 7% auf	Kluger u. Bullock 2002
– 29% der Patienten mit einem Behandlungsfehler mussten vom Aufwachraum auf eine Intensivstation oder Intermediate Care Station verlegt werden	Kluger u. Bullock 2002

durch strukturelle, technische und organisatorische Mängel begünstigt. Viele Studien führen die erfassten Fehler auf die Unübersichtlichkeit von Zugängen und Leitungen, die Unzugänglichkeit des Patienten im Bett, ungenügende Beschriftung von Medikamenten und auf Probleme mit dem technischen Equipment zurück. Daneben sind vor allem auch *Kommunikationsprobleme* zwischen Ärzten und Pflegepersonal für eine Vielzahl an Fehlbehandlungen verantwortlich. Leider haben die meisten Studien Fehler im »Alltag« auf einer Intensivstation erfasst und erlauben daher keine Rückschlüsse darauf, ob Fehler häufiger in kritischen Situationen als unter Routinehandeln vorkamen. Tabelle 1.3 stellt die Größenordnung des Problems von Behandlungsfehlern auf einer Intensivstation dar.

1.3.4 Fehler in der anästhesiologischen Patientenversorgung

Die Einleitung und Aufrechterhaltung einer Narkose ist immer ein potenziell gefährliches Unterfangen. Anästhesisten haben sich daher seit Jahrzehnten bemüht, die Inzidenz von Behandlungsfehlern und deren Ursachen zu erfassen (Beecher u. Todd 1954). Aufgrund seiner Vorreiterrolle in der Prävention und Bewältigung von Handlungsfehlern wird das Fach Anästhesiologie innerhalb der Medizin als Modell für Patientensicherheit angesehen (Kohn et al. 1999; Cooper u. Gaba 2002; ◻ Tabelle 1.4).

1.4 Human Factors: Sicheres Handeln überwiegt

Trotz der vielen Behandlungsfehler, die dringend Veränderungen des Systems verlangen, sollte nicht vergessen werden, dass Menschen sehr oft richtig entscheiden. Der Faktor Mensch ist nicht nur ein *Risikofaktor*, sondern gleichzeitig der *entscheidende Faktor für erfolgreiches Notfallmanagement*. Kritische Situationen werden überwiegend gut bewältigt. Wenn die Dramatik des Notfalls fehlt, werden solche Situationen vielleicht gar nicht als »entscheidend« wahrgenommen, beispielsweise wenn die Intubation bei schwierigen Atemwegen korrekt durchgeführt wird. Auch wenn Fehler gemacht werden, kommt es nur selten zu einer Patientenschädigung. Belastbare Zahlen fehlen hierfür, aber ein Großteil aller Fehler wird unmittelbar korrigiert, so dass keine Folgen für den Patienten erwachsen (◻ Abb. 1.3). Gerade in Notfallsituationen, in denen der Patient bereits vital bedroht ist, sind gute Entscheidungen von Menschen in der Akutmedizin häufig lebensrettend.

Die erfolgreiche Bewältigung einer kritischen Situation gleicht dem Gespräch mit einem unberechenbaren Gegenüber: Fachliche Kompetenz (**technical skills**) kann das erforderliche Vokabular für das Gespräch liefern. Um mit diesem Vokabular verständlich sprechen und auf das Gegenüber angemessen eingehen zu können, wird die Fähigkeit zum Notfallmanagement benötigt (**non-technical skills**). Die folgenden Kapitel sind daher als eine Art »Grammatik« zu verstehen, mit der fachliches Wissen in gutes Handeln übersetzt werden kann. Dies geschieht auf dem Umweg über das Aufzeigen der häufigsten »Grammatikfehler«, der Handlungsfehler in der Akutmedizin. Die Erkenntnisse der »Human-Factors«-Forschung sollen für den klinischen Alltag fruchtbar gemacht werden. Dazu ist zunächst eine Auseinandersetzung mit den Bedingungen notwendig, die Akutmedizin zu einer besonderen Herausforderung für den Kliniker machen (▶ Kap. 2).

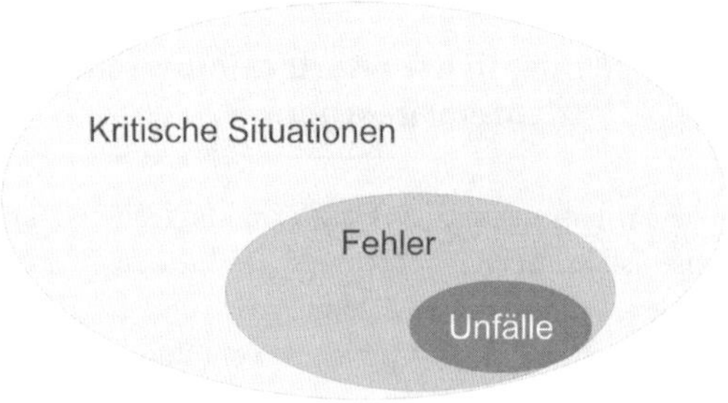

◻ **Abb. 1.3.** Kritische Entscheidungssituationen, Fehler und Unfälle (Patientenschädigung)

1.5 Human Factors – Auf einen Blick

- Kritische Situationen sind Entscheidungssituationen, in denen menschliches Handeln – unabhängig vom Zustandekommen der Situation – über den weiteren Verlauf der Dinge entscheidet. Behandlungsfehler und Unfälle sind kritische Situationen mit negativem Ausgang.
- Der Anteil menschlicher Fehler an der Entstehung von Unfällen und Zwischenfällen beträgt über verschiedene Branchen hinweg ca. 80%.
- Die Human Factor-Forschung betrachtet menschliches Handeln unter dem Blickwinkel von Sicherheit und Fehlern. Um Fehler in der Akutmedizin zu verstehen, muss man das Individuum, das Team, die Organisation und das Gesundheitssystem betrachten.
- Die Daten zu Behandlungsfehlern zeigen eindringlich die Notwendigkeit, menschliches Handeln in der Akutmedizin genau zu untersuchen. Behandlungsfehler sind nur der sichtbare Teil aller Fehlentscheidungen. Kritische Situationen ohne negative Folgen erleben Akutmediziner täglich.
- Human Factors haben auch eine positive Seite: Menschen sind dank ihrer Fähigkeiten eine Sicherheitsressource.

Literatur

Amalberti R (1996) La Conduite des Systèmes à Risque. Presses Universitaires de France, Paris

Amalberti R, Mosneron-Dupin (1997) Facteurs humains et fiabilité: quelles démarches pratiques? Octares, Toulouse

Arbous MS, Grobbee DE, van Kleef JW, de Lange JJ, Spoormans HH, Touw P, Werner FM, Meursing AE (2001) Mortality associated with anaesthesia: a qualitative analysis to identify risk factors. Anaesthesia 56: 1141–53

Arntz HR, Klatt S, Stern R, Willich SN, Bernecker J (1997) Sind Notarztdiagnosen zuverlässig? Notfall und Rettungsmedizin 0: 12–19

Badke-Schaub P (2002) Kritische Situationen als Analyseeinheit komplexer Handlungen. In: Trimpop R, Zimolong B, Kalveram A (Hrsg) Psychologie der Arbeitssicherheit und Gesundheit, Neue Welten – alte Welten. Asanger, Heidelberg, S 137–142

Beckmann U, Baldwin I, Hart GK, Runciman WB (1996) The Australian Incident Monitoring Study in Intensive Care: AIMS-ICU. An analysis of the first year of reporting. Anaesth Intensive Care 24: 320–9

Beckmann U, Bohringer C, Carless R, Gillies DM, Runciman WB, Wu AW, Pronovost P (2003) Evaluation of two methods for quality improvement in intensive care: facilitated incident monitoring and retrospective medical chart review. Crit Care Med 31: 1006–11

Beecher HK, Todd DP (1954) A study of the deaths associated with anesthesia and surgery. Annuals of Surgery 140: 2–34

Bracco D, Favre JB, Bissonnette B, Wasserfallen JB, Revelly JP, Ravussin P, Chiolero R (2001) Human errors in a multidisciplinary intensive care unit: a 1-year prospective study. Intensive Care Med 27: 137–45

Buckley TA, Short TG, Rowbottom YM, Oh TE (1997) Critical incident reporting in the intensive care unit. Anaesthesia 52: 403–9

Buduhan G, McRitchie DI (2000) Missed injuries in patients with multiple trauma. J Trauma 49(4): 600–5

Chan WK, Leung KF, Lee YF, Hung CS, Kung NS, Lau FL (1998) Undiagnosed acute myocardial infarction in the accident and emergency department: reasons and implications. Eur J Emerg Med 5(2): 219–224

Chopra V, Bovill JG, Spierdijk J, Koornneef F (1992) Reported significant observations during anaesthesia: A prospective analysis over an 18-month period. Br J Anaesth 68: 13–18

Cooper JB, Newbower RS, Long CD, McPeek B (1978) Preventable anesthesia mishaps: a study of human factors. Anesthesiology 49: 399–406

Cooper JB, Gaba D (2002) No Myth: Anesthesia Is a Model for Addressing Patient Safety. Anesthesiology 97: 1335–37

Cullen DJ, Sweitzer BJ, Bates DW, Burdick E, Edmondson A, Leape LL (1997) Preventable adverse drug events in hospitalised patients. A comparative study of intensive care and general care units. Crit Care Med 25: 1289–97

Currie M (1989) A Prospective Survey of Anaesthetic Critical Events in a Teaching Hospital. Anaesthesia and Intensive Care 17: 403–411

Darchy B, Le Miere E, Figueredo B (1999) Iatrogenic diseases as a reason for admission to the intensive care unit: Incidence, causes and consequences. Arch Intern Med 159: 71–78

Davies JW, Hoyt DB, McArdle MS, Mackersie RC, Eastman AB, Virgilio RW, Cooper G, Hammill F, Lynch FP (1992) An analysis of errors causing morbidity and mortality in a trauma system: a guide for quality improvement. J Trauma 32: 660–5

Donchin Y, Gopher D, Olin M, Badihi Y, Biesky M, Sprung CL, Pizov R, Cotev S (1995) A look into the nature and causes of human errors in the intensive care unit. Crit Care Med 23: 294–300

Enderson BL, Reath DB, Meadors J, Dallas W, DeBoo JM, Maull KI. (1990) The tertiary trauma survey: a prospective study of missed injury. J Trauma. 30(6): 666–9

Flabouris A (2001) Clinical features, patterns of referral and out of hospital transport events for patients with suspected isolated spinal injury. Injury 32: 569–75

Flin R, Fletcher G, McGeorge P, Sutherland A, Patey R (2003) Anaesthetists' attitudes to teamwork and safety. Anaesthesia 58: 233–242

Gaba DM, Fish KJ, Howard SK (1998) Zwischenfälle in der Anästhesie – Prävention und Management. Urban & Fischer, Lübeck

Giraud T, Dhainaut J, Vaxelaire J (1993) Iatrogenic complications in adult intensive care units: A prospective two-center study. Crit Care Med 21: 40–51

Hansis M, Hart D, Becker-Schwarze K, Hansis D (2001) Medizinische Behandlungsfehler in Deutschland: Robert Koch-Institut, Berlin

Helmreich RL (2000) On error management: lessons from aviation. BMJ 320: 781–5

Holliman CJ, Wuerz RC, Meador SA (1992) Medical command errors in an urban advanced life support system. Am J Emerg Med 21: 347–50

Kemmler, R (2000) Cockpit Safety Survey 1997 (WWW-Dokument). URL: http://www.plattform-ev.de/dokumente

Kluger MT, Bullock MF (2002) Recovery room incidents: a review of 419 reports from the Anaesthetic Incident Monitoring Study (AIMS). Anaesthesia 57: 1060–1066

Linn S, Knoller N, Giligan CG, Dreifus U (1997) The sky is a limit: errors in prehospital diagnosis by flight physicians. Am J Emerg Med 15(3): 316–320

Kohn L, Corrigan J, Donaldson M (1999) To err is human: Building a Safer Health System. Committee on Quality of Health Care in America, Institute of Medicine (IOM). National Academy Press, Washington DC

Kumar V, Barcellos WA, Mehta MP, Carter JG (1988) An analysis of critical incidents in a teaching department for quality assurance: a survey of mishaps during anaesthesia. Anaesthesia 43: 879–883

List WF, Osswald PM (Hrsg.) (2002) Komplikationen in der Anästhesie. Springer, Berlin

McDermott FT, Rosenfeld JV, Laidlaw JD, Cordner SM, Tremayne AB (2004) Evaluation of management of road trauma survivors with brain injury and neurologic disability in Victoria. J Trauma 56: 137–49

Mackenzie CF, Jefferies NJ, Hunter WA, Bernhard WN, Xiao Y (1996) Comparison of self-reporting of deficiencies in airway management with video analyses of actual performance. LOTAS Group. Level One Trauma Anesthesia Simulation. Hum Factors 38: 623–35

Morey JC, Simon R, Jay GD, Wears RL, Salisbury M, Dukes KA, Berns SD (2002) Error reduction and performance improvement in the emergency department through formal teamwork training: evaluation results of the MedTeams project. Health Serv Res 37: 1553–81

Peery CL, Chendrasekhar A, Paradise NF, Moorman DW, Timberlake GA (1999) Missed injuries in pediatric trauma. Am Surg 65(11): 1067–1069

Perrow C (1999) Normal accidents. Living with High-Risk Technologies. Princeton University Press, Princeton NJ

Rasmussen J, Brehmer B, Leplat J (Hrsg.) (1991) Distributed Decision Making. John Wiley & Sons, New York

Reason J (1990) Human Error. Cambridge University Press, Cambridge UK

Reason J (1997) Managing the Risks of Organizational Accidents. Ashgate, Aldershot

Risser DT, Rice MM, Salisbury ML, Simon R, Jay GD, Berns SD (1999) The potential for improved teamwork to reduce medical errors in the emergency department. The MedTeams Research Consortium. Ann Emerg Med 34: 373–83

Schüttler J, Biermann E, Grapengeter M, Lussi C (2002) Der Narkosezwischenfall. Thieme, Stuttgart

Sefrin P, Sellner J (1992) Die Bedeutung der Primärbefunde für den weiteren Krankheitsverlauf. Notfallmedizin 18: 365–371

Simon R, Schmidt J, Göhring U, Fritz T, Meeder PJ (1999) Bedeutung der präklinischen Fehleinschätzung des Verletzungsausmaßes für die Prognose von Polytraumatisierten Patienten. Der Notarzt 15: 105–110

UK P&I (1999) Ten-Year Trends in Maritime Risks: Analysis of Major Claims. London

Webb RK, Currie M, Morgan CA, Williamson JA, Mackay P, Russell WJ, Runciman WB (1993) The Australian Incident Monitoring Study: an analysis of 2000 incident reports. Anaesth Intensive Care 21: 520–528

Webster CS, Merry AF, Larsson L, McGrath KA, Weller J (2001) The frequency and nature of drug administration error during anaesthesia. Anaesth Intensive Care 29: 494–500

Wright D, Mackenzie SJ, Buchan I, Cairns CS, Price LE (1991) Critical incidents in the intensive therapy unit. Lancet 338: 676–678

Herausforderung Akutmedizin

Fallbeispiel

Eine 32-jährige polytraumatisierte Patientin wird mit den Diagnosen eines Schädelhirntraumas III°, einer schweren Gesichtsschädelverletzung, einem stumpfen Thoraxtrauma, einer offenen Oberschenkelfraktur und dem Verdacht einer gedeckten Milzruptur im Anschluss an die Schockraumdiagnostik operativ versorgt. Zeitgleich operieren Kiefer- und Unfallchirurgen an der Patientin. Die Vitalparameter sind zunächst stabil. Nach 20 Minuten entwickelt die Patientin zunehmend hohe Atemwegsdrücke, die Tidalvolumina nehmen ab und die Sättigung beginnt zu fallen. Die Druck-/Flow-Darstellung auf dem Beatmungsmonitoring zeigt ein unvollständiges Expirium, auskultatorisch ist die Lunge jedoch unauffällig. Aufgrund der unbekannten Anamnese beginnt die behandelnde Anästhesistin eine Broncholyse, jedoch ohne Erfolg: Die Sättigung fällt weiter. Eine Exploration der Mundhöhle durch die Kieferchirurgen ergibt einen abgeknickten Magilltubus als Ursache; nach Korrektur normalisieren sich Beatmungsdrucke und Sättigung. Weitere 20 Minuten später wiederholt sich das Bild: Die Patientin entwickelt zunehmend hohe Atemwegsdrucke, die Tidalvolumina nehmen ab und die Sättigung beginnt rasch zu fallen. Die Flow/Zeit-Darstellung auf dem Beatmungsmonitoring ist unauffällig, auskultatorisch ist auf der rechten Lunge kein Atemgeräusch zu hören. Da hier präklinisch ein Shaldon-Katheter in die V.subclavia eingelegt wurde, vermutet die Anästhesistin einen Spannungspneumothorax als Ursache. Nach einer kurzen Rücksprache mit dem Unfallchirurgen übernimmt dieser die Anlage einer Bülaudrainage, aus der Luft entweicht. Unmittelbar danach normalisieren sich die Beatmungsdrucke und die Sättigung erholt sich. Nach weiteren 45 Minuten zeigt die Patientin erneut die gleiche Symptomatik: Sie entwickelt zunehmend hohe Atemwegsdrucke, die Tidalvolumina betragen nur noch 100 ml und die Sättigung beginnt zu fallen. Die Lunge ist seitengleich ventiliert, jedoch fallen ausgeprägt feinblasige Rasselgeräusche beiderseits auf. Die Sättigung ist bei einer F_iO_2 von 1,0 inzwischen bei 70% angelangt. Die Anästhesistin fordert auf der Intensivstation einen Intensivrespirator an. Mit seiner Hilfe gelingt es ihr noch im Operationssaal, die Oxygenierung zu verbessern. Unter dem Verdacht einer schweren Lungenkontusion wird die Patientin auf die Intensivstation verlegt. Die initiale Röntgenthoraxaufnahme auf der Intensivstation zeigt alle klassischen radiologischen Zeichen eines beginnenden ARDS.

Eine polytraumatisierte Patientin wird nach der Erstversorgung im Schockraum operativ versorgt und entwickelt mehrfach hintereinander Beatmungsprobleme. Die Beatmungsprobleme führen zu einer raschen Verschlechterung der Vitalparameter, so dass die Ursachen dafür jeweils *unter Zeitdruck* gefunden werden müssen. Die Situation fordert die behandelnde Anästhesistin in besonderer Weise heraus: Alle kritischen Situationen, aus denen dieser Notfall besteht, präsentieren sich mit der fast identischen Kombination von Untersuchungsbefunden und Monitorparametern, obwohl ihnen jedes Mal andere Ursachen zugrunde liegen. Diagnose und Therapie werden dadurch erschwert, dass die *erkennbaren* Störungen von Organsystemen ihre Ursache in *verborgenen* Störungen ganz anderer Systeme haben: Die Verschlechterung der Hämodynamik während des zweiten Sättigungsabfalls hat eine pulmonale Ursache (Spannungspneumothorax) und der dritte Abfall der Sättigung war gerätetechnisch bedingt (Leistungsgrenze eines Anästhesierespirators bei ARDS). Situationen wie diejenige aus dem Fallbeispiel weisen eine Reihe an Eigenschaften auf, die das Handeln in Anästhesie, Intensiv- und Notfallmedizin zu einer besonderen Handlungsanforderung werden lassen. Diese Eigenschaften bezeichnet die Psychologie als die **Komplexität einer Arbeitswelt.**

2.1 Komplexität und menschliches Handeln

Der geschilderte Notfall ist komplex: Er ist unüberschaubar, es muss unter Zeitdruck gehandelt werden und viele Aufgaben sind zugleich zu bewältigen. Komplexität erschwert die rasche und vollständige Einschätzung eines Problems und erhöht dadurch die Inzidenz von Fehlern in der Diagnostik und Therapie. Derartige Arbeitsbedingungen kommen nicht nur in der Akutmedizin, sondern beispielsweise auch in der Luft- und Raumfahrt, der Seefahrt, der industriellen Produktionssteuerung, in Atomkraftwerken und bei der Brandbekämpfung vor.

Es gibt viele mögliche Definitionen für Komplexität in der Systemtheorie und Psychologie (Cook u.

Woods 2001, Dörner u. Schaub 1995, Perrow 1999, Reason 1997, Woods 1988). Komplexität kann je nach Perspektive und Analyseziel

- als Eigenschaften einer Situation oder eines Systems
- als Anforderungen an ärztliches Handeln

beschrieben werden. ◘ Abbildung 2.1 fasst die Merkmale von Komplexität zusammen.

2.1.1 Komplexität: Ein Merkmal kritischer Situationen

Eine Situation oder ein Problem wird dann komplex genannt, wenn mehrere der folgenden Kennzeichen vorhanden sind (Badke-Schaub 2002, Dörner et al. 1983; Dörner u. Schaub 1995; Hofinger 2003):

Großer Umfang

Je nach Schadenslage (man denke nur an Großschadensereignisse und deren unüberschaubare »Informationslage«), aktueller Notfallsituation, Pathophysiologie und Vorerkrankungen des Patienten sind enorme Daten und zusätzlich auch noch Relationen zwischen diesen Datenmengen vorhanden und zu verarbeiten. Da menschliches Denken sequentiell geschieht und nur wenige Einheiten gleichzeitig verarbeitet werden können, ist analytisches Denken vergleichsweise langsam und mühevoll. Durch die Informationsfülle in einer Notfallsituation werden kognitive Ressourcen deshalb stark belastet. Als Folge davon verlieren Menschen leicht den Überblick.

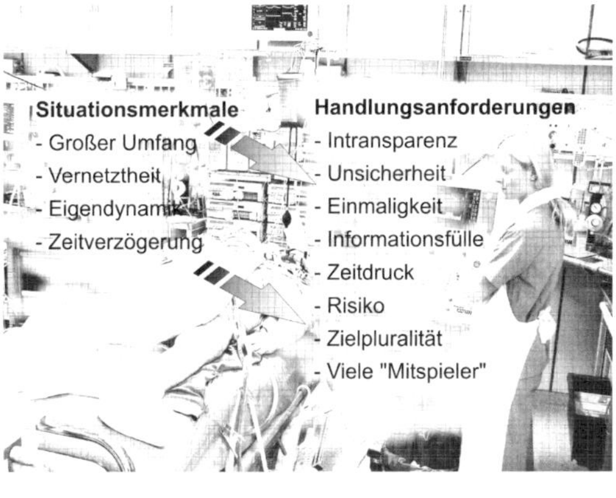

◘ **Abb. 2.1.** Komplexität in der Akutmedizin. Komplexität lässt sich durch Eigenschaften einer Situation und durch Anforderungen an ärztliches Handeln beschreiben

Vernetztheit

Die Komplexität eines Systems wird wesentlich durch die Vernetztheit seiner Elemente bestimmt: Vernetztheit bedeutet, dass die Elemente oder Parameter einer Situation unmittelbar voneinander abhängen. Die Metapher des Netzes verdeutlicht, dass man in einer vernetzten Situation nicht genau weiß, welche Auswirkungen Handeln hat: zieht man an einer Stelle eines Netzes, »wackelt« es womöglich an einer weit entfernten Stelle. Vernetztheit bewirkt, dass eine Situation für Menschen schwer zu durchschauen und Auswirkungen einer Handlung noch schwieriger vorherzusagen sind. Handeln unter diesen Bedingungen führt möglicherweise zu unerwünschten Nebenwirkungen oder zu keinem erkennbaren Ergebnis. Der Blutdruckabfall aufgrund des Spannungspneumothorax und der Sättigungsabfall aufgrund der technischen Limitierung des Beatmungsgerätes sind das Ergebnis enger Vernetztheit.

Eigendynamik

Der klinische Zustand des Patienten oder eine Schadenslage verändert sich dynamisch, wodurch sich eine Situation auch ohne Zutun der Akteure weiterentwickelt: Während man noch über Problemlösungen nachdenkt, verändert sich bereits das Problem. Diese Eigendynamik einer Situation engt den Handlungsspielraum ein, da Abwarten Handlungsoptionen vernichtet. Eine Therapie, die dem Patienten noch vor 10 Minuten entscheidend geholfen hätte, ist durch eine weitere Verschlechterung des Gesundheitszustands obsolet geworden. Wie rasch Entscheidungen getroffen werden müssen, hängt in der Regel von externen Ereignissen ab. Das setzt Handelnde unter Zeitdruck. Gelegentlich ist dieser Zeitdruck die unvermeidbare Nebenwirkung einer notwendigen ärztlicher Maßnahme (z. B. wenn eine suffiziente Maskenbeatmung sichergestellt werden muss, nachdem eine Narkoseeinleitung erfolgt ist).

Zeitverzögerungen

Nicht alle Auswirkungen von Handlungen werden zeitnah und unmittelbar erlebt. Dadurch kann es schwierig werden, die weitere klinische Entwicklung eines Patienten zu prognostizieren. Die Wirkungen einzelner Handlungen können darüber hinaus dadurch verschleiert sein, dass sie von Resultaten anderer Handlungen überlagert werden. Ebenso können auch unerwünschte Nebenwirkungen mit Verzögerung auftreten und den Zusammenhang mit der auslösenden Handlung verschleiern: Die Anlage des Shaldon-Katheters im Fallbeispiel erfolgte noch im Schockraum; der Spannungspneumothorax hingegen zeigte sich erst Stunden später.

Irreversibilität

Pathophysiologische Veränderungen im Patienten sind bisweilen unumkehrbar, wodurch es für eine erfolgreiche Genesung der einzelnen Organsysteme ein »zu spät« geben kann. Auch die Folgen mancher Handlungen, beispielsweise der Gabe von Muskelrelaxantien, können unwiderruflich sein. Handelnde bekommen somit oft nur einen einzigen Versuch, das Richtige zu tun, und ein Handeln nach dem Prinzip von *Versuch und Irrtum* ist in diesen Situationen riskant.

2.1.2 Komplexität: Anforderungen an ärztliches Handeln

Die obige Aufzählung von *Situationsmerkmalen* beschreibt, wie der Handelnde die Komplexität einer Situation erlebt. Beschreibt man Komplexität jedoch aus der Perspektive derjenigen *Anforderungen*, die man *für ein erfolgreiches Handeln* benötigt, dann lassen sich weitere Merkmale komplexer Situationen benennen (z. B. Dörner 1989; von der Weth 2000).

Intransparenz und Unsicherheit

Viele akutmedizinische Probleme (beispielsweise ein Abfall der pulsoximetrisch gemessenen Sättigung) sind unspezifisch und vieldeutig. Wichtige Elemente der Notfallsituation sind für die Handelnden undurchschaubar, entscheidende Informationen unzugänglich. Anders als in Überwachungseinrichtungen der Industrie wurde das Objekt der Akutmedizin, der Mensch, nicht geschaffen, um »gemonitort« zu werden. Viele physiologische Daten werden daher über schwache externe Signale abgegriffen und sind unterspezifiziert. Es gibt keinen Monitor, der »ihr Patient hat ein beginnendes ARDS« oder »der arterielle Druck ist so hoch, weil der Druckabnehmer auf dem Fußboden liegt« anzeigen könnte. Auf diese Ereignisse muss aus vieldeutigen Mustern verschiedener Einzelvariablen geschlossen werden. Insbesondere hat man häufig eine unklare Ausgangslage und muss spezifische Randbedingungen beachten, die man nicht bis ins Detail kennt. Da sich der Patient oft wie eine *black box* verhält, bedeutet dies, dass man Entscheidungen unter Unsicherheit treffen muss. Die Hauptarbeit des Problemlösens besteht darin, diesen Schleier zu lüften und die Frage zu beantworten: Was genau ist eigentlich das Problem (Klein 1992)?

Einmaligkeit der Situation

Auch wenn sich eine kritische Situation oft einer klinischen Diagnose zuordnen lässt und der Akutmediziner möglicherweise ähnliche Fälle bereits erlebt hat, können in der konkreten Notfallsituation die Randbedingungen anders sein, so dass Regeln, die bisher galten, gerade hier nicht anwendbar sind. **Flexibilität** ist die Kernanforderung, damit sich das Handeln an den aktuellen Bedingungen orientiert und nicht ausschließlich durch Erfahrungen der Vergangenheit geleitet wird.

Informationsfülle und -mangel

Viele Informationen, die man bräuchte, sind unter den Bedingungen einer Notfallsituation nicht zu bekommen. Viele Informationen, deren Zuverlässigkeit und Relevanz nicht eindeutig sind, sind jedoch potenziell verfügbar oder drängen sich durch Auffälligkeit auf. Es muss also immer durch gezielte Auswahl und Integration von Daten ein problembezogenes **Informationsmanagement** geleistet werden. Wesentlicher Bestandteil eines guten Informationsmanagements ist die Fähigkeit, alle vorhandenen Teammitglieder zur Informationsgenerierung und -bewertung einzubeziehen (Salas et al 1992).

Zeitdruck

Die für eine Problemlösung zur Verfügung stehende Zeit begrenzt die Möglichkeiten der Analyse, des Planens und des Reflektierens. Ist die Sättigung bereits am Fallen, so bleibt nicht mehr viel Zeit, um die Ursache herauszufinden. Die Vollständigkeit des Informationsgewinns und die dafür zur Verfügung stehende Zeit sind dabei einander entgegengesetzte Größen: Es gibt in komplexen Situationen keine vollständige Informationsbeschaffung unter Zeitdruck.

Weil eine Entscheidung aber dringend notwendig ist, ersetzt häufig die *Übertragung von Vorwissen* ein problembezogenes Informationsmanagement.

Dann bestimmen Gewohnheiten der Vergangenheit die Entscheidungen mehr, als es in den aktuellen Umständen angebracht ist. Emotionen oder Intuition ersetzen als eine Form der Situationsbewertung unter Zeitdruck die Ergebnisse bewussten Nachdenkens als Entscheidungskriterium. Da Menschen jedoch nur selten wissen, worauf sich ihre augenblicklichen Emotionen beziehen, ist *Handeln aus Gefühlen heraus* ein gefährliches Unterfangen. Aus genannten Gründen sind Entscheidungen unter Zeitdruck also in vielfältiger Weise anfällig für Fehler.

Risiko

In kritischen Situationen der Akutmedizin geht es *für den Patienten* um die Wiederherstellung seiner Gesundheit und nicht selten auch um sein Leben. Da der Ausgang einer kritischen Situation nie mit Bestimmtheit prognostiziert werden kann, ist das Risiko eines bleibenden Schadens oder tödlichen Ausgangs für den Patienten ein unvermeidlicher Bestandteil eines Notfalls. *Für den Mediziner* bedroht eine erfolglose Behandlung ganz existentiell das Selbstwert- und Kompetenzgefühl. Fehlverhalten wird für den Akutmediziner zu einem persönlichen, menschlichen und ökonomischen Risiko. Das Wissen um diese Risiken kann zu einem Hauptstressor in einer Notfallsituation werden (▶ Kap 9) und die Kompetenz zum **Entscheiden unter Risiko** untergraben.

Zielpluralität

Ziele sollten »Leuchttürme des Handelns" sein (Strohschneider 1992). Sie dienen dazu, dem Akutmediziner die Kontrolle über eine kritische Situation zurück zu geben. Für die Anästhesistin wäre ein solches Ziel die Normalisierung der Oxygenierung. In komplexen Situationen wie dem vorliegenden Notfall ist es jedoch schwierig für sie, ihr Oberziel in kleinere Teilziele aufzugliedern und damit ihren Plan eindeutig und klar zu formulieren. Sie muss viele, zunächst vage und in sich widersprüchliche Ziele zeitgleich verfolgen, um ihre Probleme lösen zu können (z. B. zu hohen Beatmungsdruck vermeiden und dennoch Ventilation sicherstellen; mutmaßlichen Spannungspneumothorax entlasten, ohne gesunde Lunge zu schädigen). Für die Zielbildung unter Komplexität gilt daher: Man kann nie »nur eines« wollen. Bei Zielpluralität sind **Prioritätensetzung** und **Kompromissbildung** wesentliche Anforderungen.

2.1.3 Komplexität und Expertise

Komplexität ist keine statische, objektive Systemeigenschaft. Komplexität und besonders die Intransparenz eines Realitätsbereiches hängen immer vom *Wissen* und der klinischen Expertise der handelnden Person ab. Auch die anderen Komplexitätsmerkmale (z. B. die Vernetztheit und Menge der Elemente) sind nur als *wahrgenommene Eigenschaft der Situation* relevant. Komplexität kann aus dieser Perspektive auch als »**mentale Konstruktion**« der handelnden Personen beschrieben werden. Diese Konstruktion hängt von dem verfügbaren Wissen, den Wahrnehmungsmustern und den aktuellen Interessen ab.

Experten unterscheiden sich von Anfängern in ihrer Fähigkeit, Situationen in vorhandene Schemata einordnen zu können (▶ Kap. 6). Die behandelnde Anästhesistin kennt für die Symptomatik einer abfallenden Sättigung, verbunden mit einem Anstieg des Beatmungsdrucks, eine Reihe von Ursachen, die dafür in Frage kommen. Mit diesen Schemata überprüft sie die aktuelle Situation. Hat man als »alter Hase« genügend Schemata für ein Problem zur Verfügung, wird eine kritische Situation gar nicht mehr als Schwierigkeit wahrgenommen. Den Berufsanfänger hingegen würde die gleiche Situation mangels Wissen überfordern. Daneben wird der erfahrene Kliniker im Wissen um potenzielle Probleme gelegentlich mit mehr Unsicherheit und Umsicht handeln als ein Anfänger, der mangels Erfahrung gar keine Schwierigkeiten erwartet.

2.2 Fertigkeiten – Regeln – Wissen: Handlungsformen in kritischen Situationen

Kritische Situationen erfordern Handeln als Antwort. Menschliches Handeln ist jedoch nicht gleichförmig, sondern wird entscheidend von den Anforderungen geprägt, die eine Situation dem Handelnden auferlegt. Entscheidend ist dabei, ob eine Situation dem Handelnden bekannt ist und er folglich auf gespeicherte Handlungsmuster zurückgreifen kann, oder ob eine Situation gänzlich unbekannt

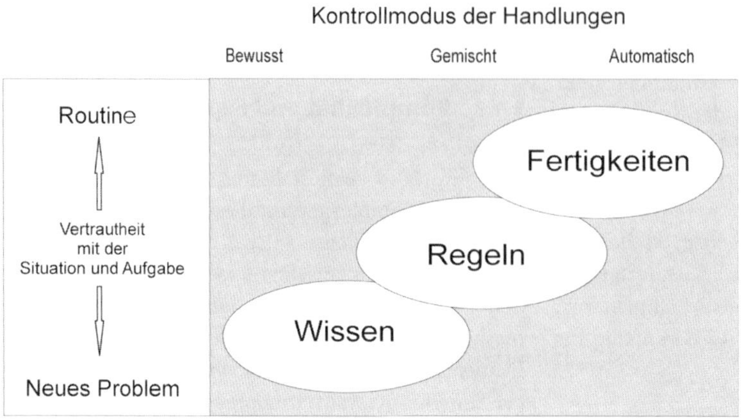

Abb. 2.2. Kontrollebenen des Handelns nach Rasmussen (1983)

ist und damit sowohl das Problem erst definiert werden muss als auch Lösungen aus dem vorhandenen Wissen neu entwickelt werden müssen.

Nach Rasmussen (1983, 1987) werden drei aufeinander aufbauende kognitive Kontrollmechanismen des Handelns unterschieden: »Fertigkeiten – Regeln – Wissen« (Abb. 2.2). Bekannte Aufgaben in bekannten Situationen werden weitgehend ohne bewusste Steuerung durch Automatismen, das sind »eingeschliffene« Fertigkeiten, erledigt. Reichen Automatismen nicht aus, werden *»wenn-dann«-Regeln* angewendet, die eine Situation mit gelernten Handlungsplänen verknüpfen. Nur wenn eine Problemsituation neu ist, wird durch *Wissen und problemlösendes Denken* eine neue Lösung gefunden.

In einer kritischen Situation wendet man selten nur Fähigkeiten, nur Regeln oder nur Wissen an. Notfallmanagement besteht vielmehr aus einem beständigen Wechsel zwischen den verschiedenen Handlungsformen.

Berufsanfänger unterscheiden sich von erfahrenen Klinikern hinsichtlich

- »eingeschliffener« Fertigkeiten,
- erlernter Regeln,
- Wissen und Problemlösestrategien.

Erfahrene Kliniker bilden den Problemraum auf abstrakterem Niveau ab als Anfänger, deren Aufmerksamkeit sich mehr auf die *Oberflächenmerkmale* einer Notfallsituation richtet. Darüber hinaus verfügen Experten über eine weitaus größere Sammlung an Problemlöseregeln, die ebenfalls auf einem abstrakteren Repräsentationsniveau formuliert wurden.

2.2.1 Fertigkeitsbasiertes Handeln

In kritischen Situationen werden wie beim Routinehandeln Fertigkeiten gebraucht, die so »überlernt« sind, dass sie mehr oder weniger automatisiert ausgeführt werden. Für den Akutmediziner gehören dazu Handlungen wie die Intubation, das Legen peripher- und zentralvenöser Zugänge oder das Einlegen einer Thoraxdrainage. Solche Handlungen werden meist geplant oder zumindest vorhersehbar durchgeführt. Sie werden in kritischen Situationen erst als wichtig bewusst, wenn die erforderlichen Fertigkeiten fehlen, falsch ausgeführt werden oder aus sonstigen Gründen nicht anwendbar sind. Es ist dennoch klar, was getan werden müsste. Dann steigen die Anforderungen: Das Problem muss erkannt und eingestanden, Alternativen gefunden und eventuell neu aufgetretene Probleme jetzt mitbearbeitet werden. Sind die Fähigkeiten vorhanden, ist die Anforderung vor allem das sorgfältige Ausführen und die stete Kontrolle auf Abweichungen.

2.2.2 Regelbasiertes Handeln

Es gibt Probleme, von denen man zwar weiß, dass sie prinzipiell auftreten können, aber nicht weiß, ob und wann dies der Fall sein wird. Für solche Situationen versucht man, *regelbasierte Handlungsfolgen vorherzuplanen*. In der Situation selbst muss diese Regelfolge, ein Algorithmus, nur noch abgerufen und umgesetzt werden (Horn u. Hofinger 2001). Für viele Probleme sind daher Algorithmen offiziell festgelegt worden, die dann nur noch abgearbeitet werden müssen (z. B. Algorithmus für den schwierigen Atemweg); andere Algorithmen (z. B. rasche Anwendung des intraossären Zugangswegs bei frustraner Venenpunktion beim Säugling) haben eher den Charakter von Empfehlungen.

Erfahrene Mediziner haben sich für eine Vielzahl von Problemen ihre persönlichen Algorithmen gebildet. Problematisch ist in Situationen, die vorrangig Regelwissen verlangen, nicht, eine richtige Handlung zu finden, sondern die *Diagnose des Problems* und die Umsetzung: Die Situation muss identifiziert werden (was bei selten auftretenden Ereignissen schwierig sein kann) und eine *Entscheidung* muss rasch getroffen werden. Pläne für die Behandlung sind in der Regel abgespeichert und brauchen dann »nur« abgerufen zu werden, wenn das Ereignis eintritt. Ein gutes Beispiel für eine solche kritische Situation ist das Auftreten eines Spannungspneumothorax. Sowohl das Krankheitsbild als auch die Therapie sind jedem Akutmediziner bekannt. Es gilt daher lediglich, unspezifische Parameter wie ein Sättigungsabfall, ein Anstieg der Beatmungsdrucke und ein Blutdruckabfall als Symptome dieser Pathophysiologie zu diagnostizieren. Die Therapie mittels Einlage einer Thoraxdrainage wird als Handlung dann nur noch abgerufen.

2.2.3 Wissensbasiertes Handeln und Problemlösen

Es gibt kritische Situationen, *auf die man so nicht vorbereitet ist*. Die Ursache dafür kann im momentanen Stand der klinischen Ausbildung einer Person liegen. Sie kann aber auch in der Ökonomie des menschlichen Gedächtnisses mit seinem Hang zum Vergessen selten gebrauchten Wissens liegen. Wesentlich häufiger liegt sie jedoch in der Komplexität des Geschehens – vor allem in Intransparenz, Vernetztheit und Zeitverzögerung. Durch eine unerwartete und unbekannte Kombination von Faktoren wird dem Akutmediziner eine »unangenehme Überraschung« mit vitaler Bedrohlichkeit beschert. Selbst wenn im Rahmen der Berufsausbildung verschiedene Typen von Notfällen und ein möglicher Umgang damit gelernt wurden, sind Situationen dieser Art im voraus ‚so' nicht bekannt oder zumindest nicht im Detail vorhersehbar gewesen. Es sind also immer Ereignisse, auf die man nicht mit dem Abruf von eingeübten Routinen antworten kann. Weil der Problemraum für den Handelnden ein weitgehend unerforschtes Gebiet ist, muss er, anstatt Regeln abzurufen oder Fertigkeiten anzuwenden, *Problemlösen*. Problemlösendes Denken ist jedoch ein relativ langsamer, mühsamer und in seinen Ressourcen begrenzter Verarbeitungsprozess, der unter Zeitdruck nicht optimal abläuft.

Da die Situationen darüber hinaus unerwartet eintreten, ist der *Überraschungseffekt* bedeutsam. Fehler im Management ergeben sich aus einer komplizierten Wechselwirkung zwischen der begrenzten Rationalität des Entscheiders (Tversky u. Kahnemann 1974, Kahnemann et al. 1982), seiner unvollständigen oder unzutreffenden mentalen Modelle der Situation und einer starken emotionalen Komponente: Die Gefährlichkeit einer Situation, in der einerseits ein schnelles Eingreifen erforderlich ist, andererseits aber keine bekannten sicheren Handlungsmöglichkeiten vorhanden sind, wird zum existentiellen Risiko.

Notfälle bestehen meist aus etlichen einzelnen kritischen Situationen, so dass alle Handlungsebenen benötigt werden. Das Management von Notfällen kann erleichtert werden, wenn möglichst viele Handlungen auf die Ebene der Fertigkeiten und Regeln ausgeführt werden. Durch gut eingeübtes Fachwissen, automatisierte Handgriffe, Pläne für verschiedene vorstellbare Zwischenfälle, Anwendung von Leitlinien etc. wird der Kopf frei zum Problemlösen.

2.3 Komplexität – Auf einen Blick

- Komplexität lässt sich als Eigenschaften von Situationen bzw. Systemen beschreiben: Kriterien sind Problemumfang, Vernetztheit, Dynamik, Zeitverzögerung und Irreversibilität.
- Komplexität kann auch als Bündel von Handlungsanforderung gesehen werden. Intransparenz, Einmaligkeit, Informationsfülle, Zeitdruck, Risiko, Zielpluralität und »Mitspieler«.
- Notfälle setzen sich meist aus einer Vielzahl kritischer Situationen zusammen.
- Kritische Situationen verlangen je nach Vorhersehbarkeit und Planbarkeit nach Fertigkeiten, Regelanwendung oder problemlösendem Denken.

Literatur

Badke-Schaub P (2002) Kritische Situationen als Analyseeinheit komplexer Handlungen. In: Trimpop R, Zimolong B, Kalveram A (Hrsg) Psychologie der Arbeitssicherheit und Gesundheit, Neue Welten – alte Welten. Asanger, Heidelberg, S 137–142

Cook R, Woods D (2001) Operating at the sharp end: the complexity of human error. In: Salas E, Bowers C, Edens E (eds) Improving teamwork in organizations: Applications of resource management training. Lawrence Erlbaum, Mahwah, pp 255–310

Dörner D (1989) Die Logik des Misslingens. Rowohlt, Reinbek bei Hamburg

Dörner D, Schaub H (1995) Handeln in Unbestimmtheit und Komplexität. Organisationsentwicklung, 14: 34–47

Dörner D, Kreuzig HW, Reither F, Stäudel T (1983) Lohhausen: Vom Umgang mit Unbestimmtheit und Komplexität. Huber, Bern

Hofinger G (2003) Fehler und Fallen beim Entscheiden in kritischen Situationen. In: Strohschneider S (Hrsg.) Entscheiden in Kritischen Situationen. Im Auftrag der Plattform Menschen in komplexen Arbeitswelten. Polizei und Wissenschaft, Frankfurt am Main, S 111–131

Horn G , Hofinger G (2001) Notfallplanung: Aufgaben, Anforderungen, Anregungen. In: Strohschneider S, von der Weth R (Hrsg.) Ja, mach nur einen Plan. Pannen und Fehlschläge - Ursachen, Beispiele, Lösungen. Huber, Bern, S 224 -239

Klein G (1992) A recognition–primed decision (RPD) model of rapid decision making In: Klein G, Orasanu J, Calderwood R, Zsamboka E (eds), Decision making in action: models and methods. New Jersey, Ablex Publishing, pp 138–47

Perrow C (1999) Normal accidents. Living with High–Risk Technologies. Princeton University Press, Princeton NJ

Rasmussen J (1983) Skills, rules, knowledge – signals, signs and symbols and other distinctions in human performance models. IEEE Transactions on Systems, Man and Cybernetics, Vol. SMC–13, No.3: 257–267

Rasmussen J (1987) Cognitive Control and Human Error Mechanisms. In: Rasmussen J, Duncan K, Leplat J (eds) New Technology and Human Error, pp 53–61

Reason J (1997) Managing the Risks of Organizational Accidents. Ashgate, Aldershot

Salas E, Dickinson TL, Converse SA, Tannenbaum SI (1992) Toward an understanding of Team Performance and Training. In: Swezey RW, Salas E (eds) Teams: Their training and performance. Ablex Publishing, New Yersey, pp 3–30

Strohschneider S (1992) Handlungsregulation unter Streß. Bericht über ein Experiment. Memorandum Nr. 3. Universität Bamberg, Lehrstuhl für Psychologie II, Bamberg

Tversky A, Kahneman D (1974) Judgement under uncertainty: heuristics and biases. Science 185: 1124–31

Kahneman D, Slovic P, Tversky A (1982) Judgement under uncertainty: Heuristics and biases. Cambridge University Press, Cambridge NY

Von der Weth R (2000) Management der Komplexität. Huber, Bern

Woods D (1988) Coping with complexity: the psychology of human behaviour in complex systems. In: Goodstein L, Andersen H, Olsen S (eds) Tasks, Errors and Mental Models. Taylor Francis, London New York, pp 128–47

Fehler und Fehlerursachen

Fallbeispiel

Ein anästhesiologischer Assistenzarzt im zweiten Jahr der Weiterbildung führt in der HNO-Klinik bei einem 76-jährigen Patienten, der eine Laryngektomie und beidseitige Neckdissektion erhält, eine Narkose durch. Aufgrund einer gleichzeitig bestehenden Leberzirrhose und Synthesestörung von Gerinnungsfaktoren erschweren diffuse Blutungen die Operation. Der Operateur wendet daher wiederholt Tupfer mit unverdünntem Suprarenin zur lokalen Blutstillung an. Aufgrund der systemischen Resorption von Suprarenin und einer gleichzeitig bestehenden Koronarinsuffizienz kommt es nach einer solchen »Lokalbehandlung« zu einer Sinustachykardie und vereinzelten polytopen ventrikulären Extrasystolen. Dem Assistenzarzt ist der medizinische Zusammenhang zwischen der Adrenalingabe und der Entstehung von Extrasystolen nicht klar. Deswegen fordert er nicht den Operateur auf, die Gabe von Adrenalin zu beenden, sondern möchte stattdessen die Arrhythmien mit Lidocain behandeln. In seiner Aufregung verwechselt er jedoch die Ampullen Lidocain 2% und Beloc 5 mg, die eine ähnliche Aufschrift tragen und nebeneinander im gleichen Fach des Maquet-Wagens liegen. Durch die Bolusgabe des β-Blockers erleidet der Patient einen Herzstillstand und wird reanimationspflichtig. Nachdem der Assistenzarzt den anästhesiologischen Oberarzt hinzugezogen hat, kann der Patient erfolgreich reanimiert werden. Dieser wird in der folgenden Woche ohne neurologische Residuen von der Intensivstation auf eine Normalstation weiterverlegt.

3.1 Was ist ein Felher?

Die Frage in der Überschrift beinhaltet unbestreitbar einen Fehler. Doch worin genau besteht der Fehler? Darin, dass das Wort orthographisch falsch da steht, oder darin, dass jemand sich beim Schreiben vertippt hat? Fest steht, dass die ursprüngliche Absicht, »Fehler« korrekt zu schreiben, nicht gelungen ist.

So banal dieses Beispiel anmutet, so geeignet ist es doch, zwei grundsätzlich verschiedene Betrachtungsmöglichkeiten von Fehlern aufzuzeigen:

Fehler können als das **unerwünschte Ergebnis** von Handlungen gesehen werden. Entscheidend ist, was das Resultat einer Handlung ist und welche Konsequenzen daraus folgen. Diese Sichtweise, Fehler lediglich als unerwünschte Folge von Handlungen zu sehen, ist in der Medizin weit verbreitet.

Fehler können jedoch auch als **falsche Handlung** oder als das **Fehlen einer richtigen Handlung** gesehen werden. Fragt man nach der Ursache dafür, warum eine Handlung so und nicht anders vollzogen wurde, so möchte man etwas über die möglichen psychologischen Vorgänge erfahren, die zu einer Fehlhandlung führten. Als Fehlerquellen werden Prozesse der Informationsverarbeitung (Wahrnehmung, Gedächtnis, Aufmerksamkeit), die Handlungsziele und Pläne, Teamarbeit und Kommunikation untersucht. ◘ Abbildung 3.1 fasst die Sichtweisen auf Fehler zusammen.

Im klinischen Alltag werden diese beiden Sichtweisen bei einfachen Handlungen häufig gleichgesetzt: »Es ist kein passender Tubus im Koffer.« scheint das gleiche zu sein wie »Du hast keinen passenden Tubus in den Koffer getan.«. Es gibt eine klare Zuordnung von Ursache und Wirkung, von falscher Handlung und unerwünschtem Ergebnis.

Die Unterscheidung bekommt jedoch dann Gewicht, wenn es sich um komplexere Handlungen handelt, bei denen Ursachen und Wirkungen nicht so eindeutig zu bestimmen sind und bei denen mehrere Personen an den Handlungen beteiligt sind: Das unerwünschte Ergebnis lässt sich einfach als falsch, als Fehler bestimmen. Sucht man nun die *eine* Ursache für das Ergebnis und findet *eine* falsche Handlung, wird diese *einer* Person zugeordnet. Die-

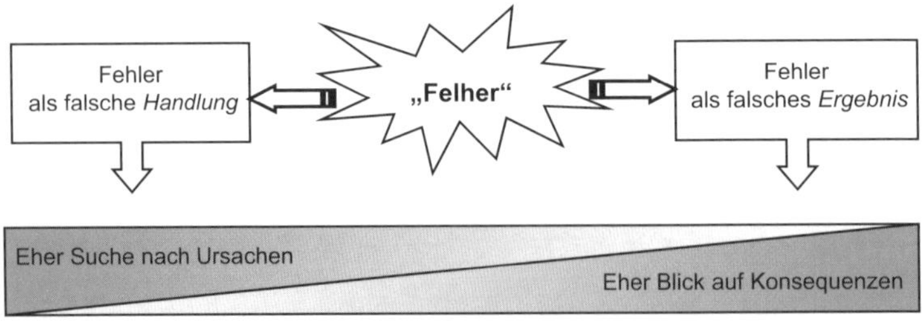

◘ **Abb. 3.1.** Sichtweisen auf Fehler

se **personenbezogene Perspektive** führt zu Schuldzuweisungen, die möglicherweise für alle anderen bequem und entlastend sind. Diese Perspektive des »naming, blaming and shaming« ist die in unserer Kultur und wohl insbesondere im medizinischen Bereich »normale« Haltung und wird zum Teil auch juristisch gefordert.

Von »Fehlern« und »Fehler machen« spricht man allerdings nur, wenn...

- eine Absicht zum Handeln bestand.
- ein Ziel verfolgt wurde.
- man es besser hätte machen können, indem man etwas anderes getan hätte.

Diese beiden Bedingungen, dass jemand etwas tun wollte und etwas anders hätte tun können, treffen meistens zu, wenn Fehlverhalten zu Schaden geführt hat; selten gibt es höhere Gewalt ohne eigenes Zutun. Für eine juristische Schuldzuweisung ist deshalb wichtig, ob die handelnde Person nicht nur hätte anders handeln können, sondern auch wusste, dass sie etwas Falsches tat oder die Folgen ihres Handelns absehen konnte. In der rein juristischen Aufarbeitung von Fehlern wird gefragt, welche Vorläufer eine Handlung hatte, welche guten Gründe eine Person gehabt hatte oder welche Faktoren ihre Urteilsfähigkeit verminderten. Diese Fragen führen dazu, eine falsche Handlung zu verstehen und möglicherweise zu relativieren.

Geht man noch weiter und nimmt eine **systemische Perspektive** ein, wird klar, dass selten *die eine* falsche Handlung zu einem falschen Ergebnis führt: Viele einzelne Handlungen auf vielen Ebenen in der Organisation führen zusammen dazu, dass Patienten zu Schaden kommen. Einerseits führen komplexe Zusammenhänge dazu, dass aus Handlungen, die einzeln gar nicht falsch sind, in Kombination mit anderen Faktoren Fehler hervorgehen. Andererseits zeigt die systemische Perspektive auch, dass einzelne Fehlhandlungen nicht zu falschen Ergebnissen führen müssen: Andere Faktoren wie Hilfe durch andere, Kontrollmechanismen, eigene Aufmerksamkeit oder auch Glück können das »Wirksamwerden« eines Fehlers verhindern.

In der Fehlerforschung wird die Perspektive auf unerwünschte Ergebnisse meist als Zwischenfall oder Unfall untersucht (Perrow 1999). Zwischenfälle sind Ereignisse, bei denen Fehler manifest geworden sind, aber kein größerer Schaden eintrat. Unfälle sind Ereignisse, die in gravierenden Konsequenzen, in der Akutmedizin mit Patientenschädigung enden (◘ Abb. 1.3.). Allerdings können sowohl Zwischenfälle wie Unfälle auch durch externe Auslöser entstehen, womit die Begriffe nicht eindeutig sind. Sie sind eher hilfreich bei der Untersuchung von Konsequenzen aus Ereignissen als bei der Ursachenforschung. In der Medizin wird für Unfälle, die durch ärztliche Fehler entstanden sind, häufig der Begriff »Behandlungsfehler« verwendet.

Möchte man aus Unfällen und Zwischenfällen etwas lernen, so sollte man die Frage »Wer war schuld daran?« verlassen und stattdessen drei andere Fragen stellen:

- Was genau wurde falsch gemacht? Wie können die Fehlhandlungen klassifiziert werden?
- Warum wurde etwas falsch gemacht? Welche psychischen Mechanismen haben bei der Fehlerproduktion eine Rolle gespielt?
- Welche Kontextfaktoren und Rahmenbedingungen waren wirksam (Team, Organisation, Technik)?

3.2 Klassifikation von Fehlern

Es gibt (seit Freuds »Psychopathologie des Alltagslebens«, 1901) viele Ansätze, Fehler zu klassifizieren. Allerdings gibt es bis heute keine Fehlertaxonomie, die, von allen Psychologen befürwortet, ein umfassendes Bild menschlichen Fehlverhaltens beschreiben würde. Allen Klassifikationen von Fehlern im Sinne von *falschen Handlungen* ist gemeinsam, dass sie unterscheiden, ob *etwas falsch gemacht* wurde (Ausführungsfehler) oder *etwas Falsches gemacht* wurde (Planungsfehler: regelbasierte Fehler, wissensbasierte Fehler). Die bekannteste Klassifikation stammt von dem englischen Kognitionspsychologen James Reason (1990), der Formen »unsicherer Handlungen« untersucht (◘ Abb. 3.2). An seine Darstellung angelehnt werden hier Fehler nach drei unterschiedlichen Perspektiven klassifiziert:

- Auf welcher Ebene der Handlungskontrolle (► Kap. 2.2) werden Fehler gemacht? (Fehler in der Ausführung vs. Fehler in der Planung)
- Wird eine Fehlhandlung absichtlich gemacht? (Fehler und Regelverstöße)
- Wie lange vor dem Unfall und auf welcher Ebene einer Organisation wurde ein Fehler gemacht? (Aktive und latente Fehler)

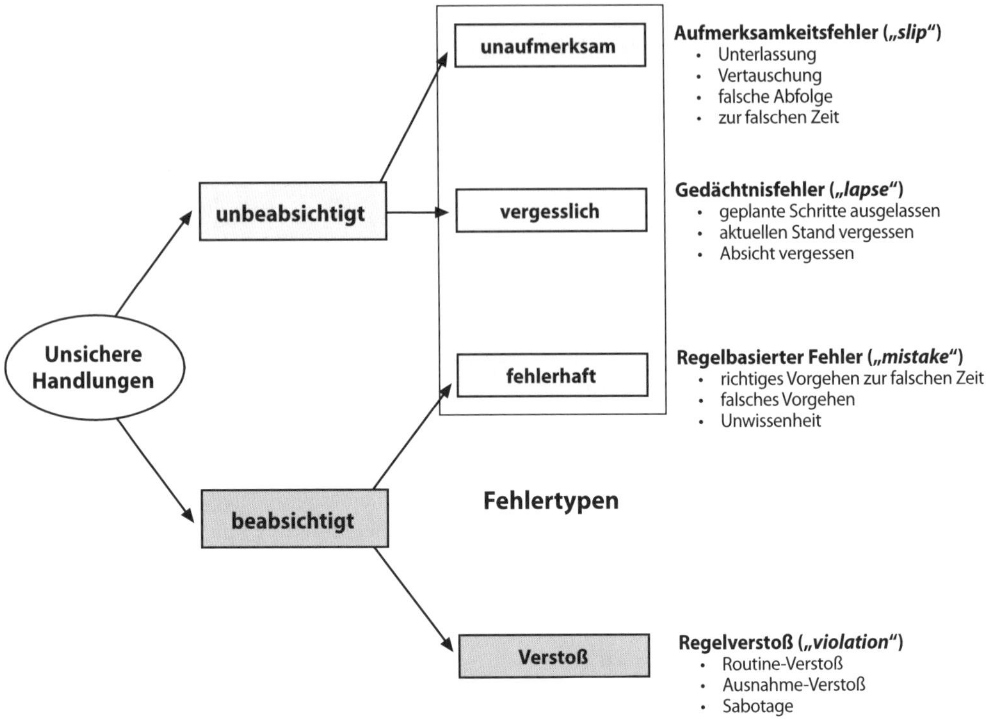

Abb. 3.2. Fehlerklassifikation (Mod. nach Reason 1990)

Neben diesen auf das Individuum bezogenen Fehlern sind viele akutmedizinische Behandlungsfehler in der Tatsache begründet, dass kritische Situationen mit Personen verschiedenster Berufsgruppen bewältigt werden müssen. Fehler entstehen durch die Art und Weise, wie miteinander kommuniziert, ein Problem gelöst und zur Verfügung stehende Ressourcen genützt werden. Somit kommen

- Fehler in der Teamarbeit

als Ursachen in der Akutmedizin dazu.

3.2.1 Fehler in Ausführung und Planung

Den Fehlerbegriff kann man nur auf intentionale Handlungen anwenden: Eine Handlung wird mit einer Absicht durchgeführt und erreicht doch nicht das angestrebte Ziel.

Daraus lässt sich die erste grundlegende Unterscheidung ableiten:

- **Fehler bei der Ausführung einer Handlung:** Ein Misserfolg tritt ein, weil Handlungen anders ausgeführt werden als sie ursprünglich geplant waren.
- **Fehler bei der Planung einer Handlung:** Die Handlung wird so durchgeführt, wie sie geplant war. Die beabsichtigte Folge des Handelns (z. B. dass sich der Zustand des Patienten verbessert) tritt jedoch nicht ein.

Planungsfehler können schwieriger zu entdecken sein und Patienten stärker gefährden als Fehler in der Ausführung. Menschen können Abweichungen einer Handlung von einer Handlungsabsicht erkennen; dass ein Plan unangemessen ist, kann jedoch lange unbemerkt bleiben. Planungsfehler werden oft erst relativ spät daran erkannt, dass das intendierte *Ziel* (und nicht etwa nur das Ergebnis einzelner Handlungen) nicht erreicht wurde.

Ausführungsfehler

Die geplante Handlung ist angemessen, jedoch weicht die ausgeführte Handlung vom beabsichtigten Verlauf ab. Dies ist bei der Medikamentenverwechselung des Eingangsbeispiels der Fall. Ausführungsfehler lassen sich nach ihrem Ursprung nochmals unterteilen in

- *Aufmerksamkeitsfehler*, die vor allem dann auftreten, wenn automatisierte Handlungen in vertrauter Umgebung durchgeführt werden,
- *Gedächtnisfehler*, bei denen Teile von Arbeitsabläufen nicht korrekt erinnert werden.

Planungsfehler

Hier liegt das Problem in der Angemessenheit des Plans, der je nach Handlungsanforderung anders ausfallen kann: Ist die Situation bekannt, besteht dieser »Plan« in der Anwendung einer Regel. Fehler in der Anwendung von Regeln können sein:
- Falsche Anwendung einer »guten« Regel (weil Kontraindikationen nicht beachtet wurden),
- Anwendung einer »falschen« Regel oder
- Nichtanwendung einer »guten« Regel.

Fehlt Wissen über die Situation, so muss man einen Plan aus dem vorhandenen Wissen generieren. Hier können Fehler entstehen, weil etwas Falsches gewusst wird oder Wissen im falschen Kontext angewendet wird. So gesehen, trägt neben dem Ausführungsfehler des Assistenzarztes auch ein Planungsfehler zu der kritischen Situation des Patienten bei. Anstatt sofort das Antiarrhythmikum Lidocain zu applizieren, hätte er den Operateur auffordern können, die Suprareninzufuhr zu unterbinden.

3.2.2 Fehler beim Problemlösen

Kritische Situationen, bei denen eine Lageeinschätzung und die erforderlichen Handlungen erst durch Nachdenken ermittelt werden müssen, erfordern ein *Problemlösen*. Erfolgreiches Problemlösen lässt sich in die folgenden Teilschritte zerlegen (► Kap. 10):

1. Vorbereitet sein
2. Situation analysieren
   - Informationsmanagement
   - Modellbildung
3. Pläne entwerfen
   - Zielbildung
   - Risikoabschätzung
   - Planen
   - Entscheiden
4. Strategien umsetzen
5. Ergebnis überprüfen
   - Ergebniskontrolle
   - Selbstreflexion

Unzureichendes *Problemlösen* kann durch Fehler auf jeder dieser Stufen entstehen. Analysiert man Problemlöseprozesse, so findet man bestimmte »Kardinalfehler« im Umgang mit komplexen Problemen immer wieder (Dörner 1989, 1999; Dörner u. Schaub 1995).

»Kardinalfehler« beim Umgang mit komplexen Problemen
- Es wird nicht damit gerechnet, dass es ein Problem geben könnte (»Planoptimismus«).
- Nur Information, die zu den eigenen Annahmen passt, wird zur Kenntnis genommen.
- Es wird ohne ausreichende Zielklärung und Planung ad hoc gehandelt.
- Zielkonflikte werden nicht beachtet.
- Bei der Planung werden Nebenwirkungen und Risiken vernachlässigt.
- Die Auswirkungen des Handelns werden nicht nachhaltig kontrolliert.

In den ► Kapiteln 6 und 7 werden Fehler auf den verschiedenen Stufen der äußeren, beobachtbaren Ordnung des Handelns (*Handlungsorganisation*) genauer besprochen.

3.2.3 Fehler und Regelverstöße

Die bisher aufgeführten Fehlerformen bewirken, dass eine Absicht nicht umgesetzt werden kann oder ein Ziel nicht erreicht wird. Sie werden auch von dem Handelnden als Fehler wahrgenommen. Es gibt jedoch auch Verhaltensweisen, die nicht von der Person, wohl aber von anderen als Fehler eingestuft werden: das Nicht-Beachten von Regeln und Handlungsvorschriften. Auch in der Akutmedizin gibt es Regeln, Empfehlungen und Leitlinien, die das richtige Handeln von Ärzten ermöglichen sollen. Ein absichtliches Abweichen von solchen Verfahrensvorschriften wird als *Verstoß* bezeichnet.

Verstöße gegen Sicherheitsregeln werden absichtlich begangen, aber haben (außer im Fall der Sabotage) nicht das Ziel, eine unsichere Handlung zu begehen oder gar den Patienten zu schädigen. Regelverstöße werden begangen, weil sie sinnvoll sind für die Ziele, denen sie dienen: Medizinische »Sacherfordernisse« kollidieren mit anderen Bedürfnissen. Die Entscheidung, die Nüchternheit für einen Elektiveingriff nicht abzuwarten, weil der Narkosebeginn erst in den Morgenstunden stattfinden würde, kann durch das Schlafbedürfnis bedingt sein. Die Entscheidung, trotz eines vorbeschriebenen schwierigen Atemwegs eine konventionelle Intubation zu versuchen, entspringt möglicherweise dem Bedürfnis, Kompetenz zu zeigen.

Regelverstöße entspringen also zum Teil der Konkurrenz der Sicherheitsziele zu Effektivität, Einfachheit etc. Eine weitere Ursache für Regelverstöße liegt im Prinzip des Lernens: Wenn Sicherheitsregeln mit viel »Puffer« ausgestattet sind, also eine Übertretung nicht sofort »bestraft« wird, lernen Menschen, dass sie solche Regeln gefahrlos übertreten können. Sie werden im Gegenteil noch für die Übertretung belohnt, da die anderen Ziele (schnelles, einfaches Handeln, Bequemlichkeit) erreicht werden. Solche Regelübertretungen erfolgen bald gewohnheitsmäßig (**Routineverstöße**) und gehören dann zum festen Verhaltensrepertoire sowie zur Unternehmenskultur (▶ Kap. 14). Sie gelten nach ihrer »Etablierung« als Gewohnheit erst dann als Fehler, wenn sie zu einer Patientenschädigung beigetragen haben.

Anhand von Regelverstößen und Planungsfehlern lässt sich eine *funktionale Sichtweise* von Handeln zeigen (▶ Kap. 4): Jede Handlung verfolgt ein Ziel und dient der Befriedigung von Bedürfnissen – auch Handlungen, die sich im Nachhinein als Fehler herausstellen! Die Motive, die das Handeln leiten, sind nicht immer bewusst. Das Sachziel (z. B. sichere Intubation) ist nicht unbedingt das handlungsleitende Ziel.

3.2.4 Aktive und latente Fehler

Eine dritte Unterscheidung nach Reason (1990) ist wichtig, um zu verstehen, wie Menschen zu Zwischenfällen und kritischen Situationen beitragen: Die Unterscheidung, ob unfallauslösende Fehler von den aktuell handelnden Personen *aktiv* begangen wurden oder im System *latent* verborgen »schlummerten«. Aktive und latente Fehler unterscheiden sich daher in den beiden Punkten:

- Von wem wurde der Fehler begangen?
- Wie viel Zeit ist verstrichen, bis die Fehlhandlung zu einem unerwünschten Ereignis geführt hat?

Aktive Fehler

Aktive Fehler werden von Menschen unmittelbar an der Mensch-System Schnittstelle (oder Arzt-Patienten Schnittstelle) begangen, am »scharfen Ende« einer Organisation. Aktive Fehler sind sichtbar, lösen Zwischenfälle oder Unfälle direkt aus und haben somit *unmittelbare Konsequenzen*. Weil aktive Fehler leicht identifizierbar sind, werden sie Gegenstand des öffentlichen Interesses und haben eine Sanktionierung der verursachenden Person zur Folge. Das Verwechseln von zwei Medikamenten wie der Ampullen Lidocain 2% und Beloc 5 mg ist ein solcher aktiver Fehler.

Latente Fehler

Sicherheitskritische Entscheidungen werden auch weitab vom Geschehen am Patienten getroffen, von Menschen, die mit Patienten weder räumlich noch zeitlich direkt zu tun haben. Beeinträchtigen Fehlentscheidungen die Sicherheit eines Systems, werden sie als latente Fehler bezeichnet. Latente Fehler sind also Entscheidungen »am stumpfen Ende« der Organisation, die auf allen Ebenen (von direkten Vorgesetzten bis zur Verwaltung) gemacht werden. Latente Fehler können in Strukturen (z. B. bauliche Gegebenheiten) oder Prozessen (Ausbildung, Dienstplangestaltung) akutmedizinischer Organisationen vorliegen. Sie haben *keine unmittelbaren Konsequenzen* und bleiben solange unbemerkt, bis sie in Kombination mit lokal auslösenden Faktoren (z. B. aktiven Fehlern von Personen) die »Schutzbarrieren« eines Systems durchbrechen. Analysen von Katastrophen aus Industrie und Raumfahrt zeigen, dass latente Fehler unter Umständen über ein Jahrzehnt zurückliegen können.

Jedes komplexe Arbeitssystem trägt zu jedem beliebigen Zeitpunkt eine bestimmte Anzahl latenter Fehler in sich. Doch es gilt auch für Organisationsentscheidungen: Was ein Fehler ist, kann nur vom Ziel aus bestimmt werden! Manchmal ist in Krankenhäusern nicht die Patientensicherheit das oberste Ziel, sondern (durch die Organisation implizit oder explizit vorgegebene) Ziele wie der reibungslose Ablauf im OP, die Schnelligkeit der Wechsel, Sparsamkeit und Ökonomie. Dann werden Vorkommnisse wie die Prämedikation durch einen anderen als den anästhesierenden Arzt als normal angesehen: Sie dienen der Erleichterung der Arbeitsorganisation. Für die Patientensicherheit sind es aber latente Fehler.

3.2.5 Fehler in der Teamarbeit

Teamarbeit ist bei der Bewältigung kritischer Situationen meist nötig. Sie erhöht aber auch für alle Beteiligten die Komplexität, da die sozialen Anforderungen zu den fachinhaltlichen hinzutreten. Die Mitglieder müssen zusätzlich zu allen genannten Aufgaben ein gemeinsames Problemverständnis herstellen, sich koordinieren, Aufgaben verteilen, Verantwortung und Führung regeln, etc. (► Kap. 11). Probleme, die bei Entscheidungen von Teams in kritischen Situationen auftreten können, sind Führungs- und Verantwortungsdiffusion, unklare Kommunikation und eine Verschiebung der Risikobereitschaft. Um Fehler in der Teamarbeit zu vermeiden, werden ganz eigene Fähigkeiten verlangt.

3.3 Fehlerketten, Zwischenfälle und Unfälle

Aus der Kombination von aktiven und latenten Fehlern lässt sich das Zustandekommen von Unfällen und Zwischenfällen erklären. Reason (1990, 2001) beschreibt dieses Aufeinandertreffen vieler Faktoren anhand des »Käsescheibenmodells« (◘ Abb. 3.3): Die Entstehung eines Unfalls ist dabei wie die Flugbahn eines Projektils gedacht, das normalerweise durch vielfältige Barrieren davon abgehalten wird, Schaden anzurichten.

Latente Fehler (hier als »Löcher« in den Barrierescheiben) ermöglichen es, dass aktive Fehler zu Patientenschädigungen führen, wenn sie nicht mehr korrigiert werden können. Dieses Modell ist auf die Arbeitswelt der Anästhesie übertragen worden (Gaba et al. 1987).

Bekannt geworden ist diese Idee unter dem Begriff der »Fehlerkette«; aktive Fehler stehen somit am Ende und nicht am Anfang dieser Kette. Menschen, die aktive Fehler begehen, tragen neben ihrer eigenen Verantwortlichkeit die »Erblast« von latenten Fehlern wie unzureichende Ausbildung, problematische Dienstplangestaltung, ökonomische Ressourcenbegrenzung und vielem mehr.

Genau genommen müsste man aber meistens von einem **Fehlernetz** sprechen: Ein Fehler führt nicht geradlinig zum nächsten Fehler, sondern die bei Reason genannten »lokalen Auslöser« und »ungewöhnlichen Umstände« treffen mit Fehlern

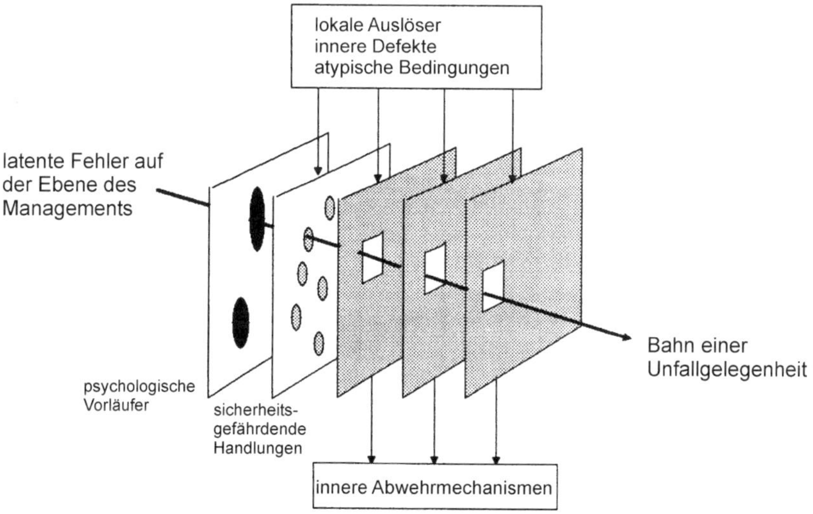

◘ **Abb. 3.3.** Die Dynamik der Unfallentstehung. Eine komplexe Wechselwirkung von latenten Fehlern und einer Vielzahl an lokalen Faktoren führt zu einem Unfall. Die Bahn einer Unfallgelegenheit durchdringt dabei mehrere Abwehrsysteme. (Nach Reason 1990)

zusammen und schlüpfen so durch das Sicherheitsnetz. Ob »Kette« oder »Netz« – das Ergebnis, der Unfall, ist nur aus der Verknüpfung der einzelnen Fehler und der Randbedingungen möglich. Schwerwiegende Ereignisse sind also nicht durch *einen* Fehler *einer* Person verursacht, auch wenn es auf den ersten Blick so aussieht.

Betrachten wir das Fallbeispiel vom Anfang des Kapitels, so scheint der Fall eindeutig zu sein: Ein Assistenzarzt verwechselt zwei Medikamente und führt damit eine Asystolie bei seinem Patienten herbei. Gibt man sich jedoch nicht damit zufrieden, den Schuldigen benannt zu haben, so stellen sich bei näherer Betrachtung dieses Falles viele Fragen: Welches Teamverständnis herrscht in einem Operationssaal, in dem ein Operateur Suprarenin in Reanimationsdosen lokal applizieren kann, ohne dass mit ihm die Folgen einer solchen Handlung besprochen werden (► Kap. 12)? Was ist der Grund dafür, dass ein unerfahrener Arzt Antiarrhytmika appliziert, ohne zuvor Rücksprache mit einem Fach- oder Oberarzt genommen zu haben (► Kap. 7.1.2)? Warum lagen zwei Medikamente mit zum Verwechseln ähnlicher Beschriftung nebeneinander in einem Medikamentenfach (► Kap. 5.3)? Warum hat die herstellende Firma nicht schon lange die Beschriftung der Medikamente geändert, obwohl dies ärztlicherseits wiederholt gefordert wurde? Jeder dieser Faktoren für sich genommen war noch keine hinreichende Bedingung für den Zwischenfall. Erst das Zusammentreffen aller Faktoren führte zu dem beinahe letalen Behandlungsfehler.

Dieser Gedanke lässt sich auch so formulieren: Fehler sind in komplexen Arbeitssystemen »normal« (Perrow 1999) und unvermeidlich. Unfälle jedoch kommen nur zustande, wenn alle Sicherheitsbarrieren versagen.

3.4 Fehler – Auf einen Blick

- Definition des Fehlers: Eine Handlung liefert nicht das intendierte Ergebnis.
- Der Begriff des Fehlers kann nur auf beabsichtigte Handlungen angewendet werden.
- Fehler können auf allen Ebenen der Handlungskontrolle begangen werden (Automatismen, Regelanwendung, Wissensanwendung).
- Handeln ist zielgeleitet und dient der Befriedigung von Bedürfnissen. Zugleich ist es auf Einfachheit und Sparsamkeit gerichtet.
- Bei jeder Handlung spielen Gedächtnis, Wissen, Emotionen und Motive zusammen und werden von dem sozialen Kontext beeinflusst.
- Fehler, die »vorne« am Patienten begangen werden, sind »aktive« Fehler. »Latente Fehler« sind Fehlentscheidungen ohne direkte Auswirkungen auf Patienten. Sie »schlummern« unter Umständen lange Zeit im System.
- Unfälle (Patientenschädigungen) entstehen, wenn Fehlentscheidungen auf vielen Ebenen zusammenwirken und die Sicherheitsbarrieren versagen.
- Fehler sind unvermeidbarer Teil menschlichen Handelns. Unfälle sind vermeidbar.

Literatur

Dörner D (1989) Die Logik des Misslingens. Rowohlt, Reinbek bei Hamburg

Dörner D, Schaub H (1995) Handeln in Unbestimmtheit und Komplexität. Organisationsentwicklung, 14: 34–47

Dörner D, Kreuzig HW, Reither F, Stäudel T (1983) Lohhausen: Vom Umgang mit Unbestimmtheit und Komplexität. Huber, Bern

Freud S (1901) Psychopatholgie des Alltagslebens. Reprint 1948. Fischer, Frankfurt am Main

Gaba DM, Maxwell M, DeAnda A (1987) Anesthetic mishaps: breaking the chain of accident evolution. Anesthesiology 66: 670–6

Perrow C (1999) Normal accidents. Living with High-Risk Technologies. Princeton University Press, Princeton NJ

Reason J (1990) Human Error. Cambridge University Press, Cambridge UK

Reason J (2001) Understanding adverse events: the human factor In: Vincent C (Hrsg) Clinical Risk Management. Enhancing patient safety. BMJ Books, London, 9–30

Die Psychologie menschlichen Handelns

Fallbeispiel

In einer Kleinstadt kommt es gegen 2 Uhr morgens zu einer Verkehrskontrolle, bei der ein PKW-Fahrer ohne Vorwarnung mehrere Schüsse auf die kontrollierende Polizistin abgibt. Das Feuer wird von dem zweiten Streifenbeamten sofort erwidert, der den Täter mit Schüssen in den Brustkorb und den Bauch trifft. Über die Rettungsleitstelle werden ein NEF, ein RTW und ein KTW alarmiert. Der 8 Minuten später eintreffende Notarzt findet eine 28-jährige bewusstseinsklare Polizeibeamtin vor, die nach einem Durchschuss des Oberarms aus der A. brachialis blutet und über eine komplette Gefühllosigkeit des Arms klagt. Weitere Verletzungen sind nicht vorhanden, da die Beamtin eine kugelsichere Weste trägt. Mit Hilfe eines Druckverbands kommt die Blutung zum Stillstand. Zu diesem Zeitpunkt liegt der nicht-invasiv gemessene Blutdruck bei 90/50 mmHg und die Herzfrequenz bei 95/min. Der Notarzt legt bei der Patientin einen periphervenösen Zugang und beauftragt einen Rettungsassistenten, sich um den verletzten Fahrer zu kümmern. Dieser findet einen bewusstseinsgetrübten, tachypnoeischen Patienten mit schwach tastbaren Pulsen neben dem PKW am Boden liegend vor.
Da sich die Venenpunktion bei der Polizistin schwieriger gestaltet, beauftragt der Notarzt die Besatzung des KTW, bei dem Täter einen iv-Zugang zu legen und mit der Infusion von Kolloidallösungen zu beginnen. Zeitgleich soll er 6 l Sauerstoff über eine Gesichtsmaske erhalten. Der Notarzt begleitet die Patientin in den RTW, wo er ihr einen zweiten periphervenösen Zugang legt und die klinische Untersuchung komplettiert. Diese ergibt außer einer Zerreißung der A. brachialis und einer Instabilität des Humerus keine weiteren Verletzungen. Erst jetzt, 15 Minuten nach Eintreffen am Einsatzort, widmet er sich der Behandlung des Täters, der inzwischen vollständig eingetrübt ist. Auf dem entkleideten Brustkorb und über dem Epigastrium sind mehrere Einschusswunden zu sehen, aus denen es blutet. Der Patient hat nur schwach tastbare Pulse der A.carotis. Der Notarzt legt zwei weitere periphervenöse Zugänge und intubiert den Patienten. Bei der Auskultation der Lunge stellt er ein deutlich abgeschwächtes Atemgeräusch rechts fest. Aufgrund eines beginnenden Hautemphysems legt er auf der rechten Seite eine Thoraxdrainage ein, aus der sich Luft und 600 ml Blut entleeren. Der arterielle Blutdruck kann trotz 2000 ml Flüssigkeit nur mit der Bolusgabe von Suprarenin aufrecht erhalten werden. Der Notarzt entschließt sich, die Patientin aus dem RTW in den KTW zu verladen und den Patienten mit der Diagnose eines perforierten Thorax- und Abdominaltraumas mit dem RTW in das 20 Minuten entfernte Krankenhaus der Maximalversorgung zu transportieren. Der Patient hat während des gesamten Transports einen instabilen Kreislauf und verliert laufend Blut über die Thoraxdrainagen. Der Erstbefund im Schockraum ergibt als Grund für die hämodynamische Instabilität einen Hämatopneumothorax und massiv freie Flüssigkeit im Bauchraum. Trotz sofortiger operativer Intervention verstirbt der Patient wenig später noch auf dem Operationstisch. Die Polizistin wird ebenfalls in der gleichen Nacht operiert und behält eine Restschwäche des rechten Arms.

Ein Notarzt hat nach einem Schusswechsel eine leicht- und eine schwerverletzte Person zu versorgen: Auf der einen Seite eine kreislaufstabile weibliche Polizeibeamtin mit einer arteriellen Blutung nach perforierender Gefäßverletzung, auf der anderen Seite einen männlichen Angreifer im Volumenmangelschock aufgrund perforierender Verletzungen des Thorax und Abdomens. Entgegen der medizinischen Dringlichkeit beginnt der Notarzt mit der Versorgung der leichter verletzten Person. Er belegt das wirksamere Rettungsmittel (RTW) mit der leichter verletzten Patientin und widmet sich anschließend ausführlich ihrer Versorgung. Dies geschieht zu einem Zeitpunkt, an dem der Akutmediziner über das Verletzungsmuster des Täters und die damit verbundene vitale Bedrohung informiert ist. Die notärztliche Behandlung des polytraumatisierten Patienten beginnt sehr spät und wird durch die notwendige Umbelegung der Rettungsfahrzeuge weiter verzögert. Perforierende Thoraxverletzungen sind eines der wenigen Verletzungsmuster, bei denen ein rascher Transport in die nächste geeignete Klinik (*scoop-and-run*) möglicherweise eine bessere Prognose für Patienten erbringt als eine längere Versorgung vor Ort (*stay-and-play*).

4.1 Die »Psycho-Logik« von Denken, Wollen und Fühlen

Gutes Handeln ist das Ziel allen ärztlichen Bemühens. Seit den Anfängen der modernen Medizin

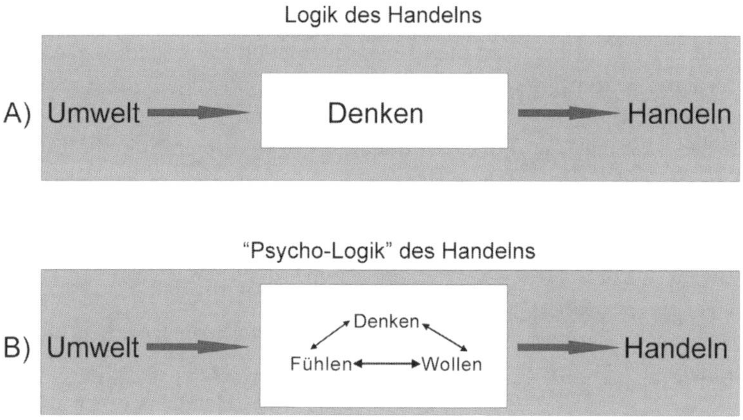

Abb. 4.1. Anstelle des oft angenommenen, rein rationalen Handelns in Antwort auf Probleme der Umwelt (A) spielen bei der Antwort auf Umwelteinflüsse Denken, Wollen und Fühlen eine Rolle (B)

hat ärztliches Handeln für sich in Anspruch genommen, jederzeit eine rational begründbare Therapie durchführen zu können. Ein solches, grob vereinfachendes Modell einer **Logik des Handelns** impliziert, dass menschliches Handeln seinen Ursprung *ausschließlich in kognitiven* Prozessen hat, die als Reaktion auf Umweltreize entstehen. Handeln wird demnach allein durch die Vernunft reguliert (Abb. 4.1A). Das Handeln des Notarztes folgt jedoch nicht diesem Modell: Entgegen der medizinischen Notwendigkeit widmet er seine Aufmerksamkeit der leichtverletzten Person. Über die Gründe kann man spekulieren: Möglicherweise hat es eine Rolle gespielt, dass die Patientin Opfer eines Gewaltverbrechens ist, dass sie eine Uniform trägt und von einem besorgten Polizeibeamten begleitet wird oder dass es sich um eine junge Frau handelt. Welcher Grund auch immer zutreffen mag, man hat als unbeteiligter Beobachter den Eindruck, dass eine Reihe »un-logischer« Faktoren das Handeln geleitet haben. Und dieser Eindruck trifft in der Tat zu: Es gibt kein Handeln, das nur durch Vernunft gesteuert wird; Handeln entspringt immer einer komplexen Interaktion von Denken, Wollen und Fühlen. Daher ist es angemessener, von einer **Psycho-Logik menschlichen Handelns** zu sprechen (Abb. 4.1B).

Die »Psycho-Logik« der Interaktion von Denken, Motivation und Emotion befähigt Menschen, die komplexen und dynamischen Anforderungen der Akutmedizin zu bewältigen. Sie erklärt darüber hinaus, warum der Notarzt sein Handeln nicht an medizinischen Leitlinien ausgerichtet hat: Er war von Gefühlen, Bedürfnissen und Denken gleichermaßen geleitet. Die Entscheidungen des Notarztes im Nachhinein als »unlogisch« und »irrational« zu bewerten, trifft deshalb nicht den Kern.

4.2 Grundlagen menschlichen Handelns

Um die in diesem Kapitel skizzierte »Psycho-Logik« besser verstehen zu können, werden einige grundlegende Annahmen und Definitionen vorausgeschickt. Diese orientieren sich an der Handlungspsychologie von Hacker (1986) und Dörner (1999).

4.2.1 Bio-psycho-soziale Voraussetzungen des Handelns

Menschen sind *biologische Wesen,* die zur Befriedigung biologischer Bedürfnisse ihren Geist und ihren Körper einsetzen. Durch ihre geistigen Kapazitäten sind Menschen auch »*psychologische Wesen*«. Sie nehmen ihre Welt subjektiv wahr und wollen subjektive psychische Bedürfnisse befriedigen. Darüber hinaus leben Menschen in Gemeinschaften und sind damit »*soziale Wesen*«, die zum Überleben auf Kooperation angewiesen sind. Aus der entwicklungsgeschichtlich parallelen Entwicklung biologischer, psychologischer und sozialer Prozesse entsteht die für die »bio-psycho-soziale Einheit« Mensch (Kleinhempel et al. 1996; Brenner 2002) charakteristische Art, wie Denken und Handeln bestimmt wird (**Handlungsregulation**).

- *Biologisch* sind das menschliche Gehirn, das periphere Nervensystem und der menschliche

Körper insgesamt Träger von Handlungsprozessen. Menschliches Handeln basiert auf der phylogenetisch geprägten Struktur neuronaler Prozesse; dies wird beispielsweise in der Wahrnehmung (▶ Kap. 5) und in der Stressreaktion (▶ Kap. 9) deutlich.
- ***Psychologisch*** stehen Denken und Sprache als Handlungsinstrumente im Vordergrund, wobei sprachliches Handeln sowohl Ergebnis von als auch wichtigstes Instrument zur Regulation sozialer Beziehungen ist. Denken ist darüber hinaus untrennbar mit Gefühlen und Motiven verbunden.
- Die individuelle psychische Entwicklung ist untrennbar mit der ***sozialen*** Entwicklung, der Soziogenese verbunden. Menschen sind Gruppenwesen, die biologisch auf Fürsorge und Kooperation, psychologisch auf sprachlich-kommunikative Informationsverarbeitung und sozial auf die Einbindung in eine stabile soziale Gemeinschaft ausgerichtet sind.

4.2.2 Handeln

Handeln ist bedingt durch Umweltanforderungen und psychische Prozesse

Welche Handlungsmöglichkeiten der eingangs beschriebene Notarzt hat, wird durch die *Eigenschaften der Notfallsituation* bestimmt: Der Ort des Notfallgeschehens, die Art der Schädigung, der klinische Zustand seiner Patienten und die verfügbaren technischen und personellen Ressourcen. Zugleich wird sein Handeln aber auch von seinem *Wissen* und den *Gedanken, Gefühlen und Absichten* bestimmt, mit denen er am Notfallort eintrifft oder die er nach einer ersten Situationseinschätzung dort entwickelt. Da die Interaktion von Denken, Wollen und Fühlen mit einer Situation als Ergebnis menschliches Handeln hervorbringt, sprechen wir auch von der »*Psycho-Logik*« *des Handelns*.

Handeln ist bewusst und zielgerichtet

In der Psychologie versteht man unter Handeln eine Abfolge von Aktionen, die auf ein Ziel ausgerichtet sind. Eine Handlung im psychologischen Sinne ist »die kleinste abgrenzbare Einheit bewusst gesteuerter Tätigkeit« (Hacker 1986). Handlungen sind zielgerichtete geistige Prozesse, die durch Bedürfnisse veranlasst und aufrecht erhalten werden. Handeln ist nicht zwingend an die verhaltensseitige, motorische Ausführung oder einen Sprechakt gebunden, mit der wir die Umwelt in unserem Sinne beeinflussen oder verändern wollen. Auch rein gedankliche Operationen, wie das Planen oder die Erzeugung einer Vorstellung von Objekten sind Handlungen, sofern sie mit einem Ziel verbunden sind.

Handeln kann als Regelkreis beschrieben werden

Theoretische Modelle des Handelns gehen davon aus, dass geistige Prozesse als Regelkreise beschrieben werden können (Miller et al. 1960). Demnach regulieren sich Handlungsprozesse an den gedanklich vorweggenommenen Ziel- oder Soll-Zuständen: Man tut etwas so lange, bis ein jeweils übergeordnetes Ziel erreicht ist. Die Denkprozesse laufen zwischen hierarchisch geordneten Zielen (▶ Kap. 7) »auf und ab«. Die gedankliche Struktur, die beispielsweise in der Auseinandersetzung des Notarztes mit dem schwerverletzten Gewalttäter entsteht, weist ein Oberziel auf (den Patienten am Leben zu erhalten), das wiederum in etliche Teil- und Zwischenziele (Anlegen venöser Zugänge, Intubation, Einbringen einer Thoraxdrainage) zerfällt. Auf diese Weise entsteht eine hierarchische und sequentielle gedankliche Ordnung, die so lange aufrecht erhalten bleibt, bis das Oberziel erreicht ist (Hacker 1986).

Handeln ist Informationsverarbeitung

Menschliche Handlungsregulation kann als Informationsverarbeitung aufgefasst werden (Klix 1971; Dörner 1976). In psychologischen Handlungstheorien sind Motivation, Emotion und Denken Prozesse der Informationsverarbeitung, die Mensch-Umwelt-Beziehungen aufrecht erhalten.

Die psychischen Instanzen Wollen, Fühlen und Denken bilden ein autonomes System

Ohne dass sich der Notarzt dessen bewusst ist, beeinflusst sein Wollen, Fühlen und Denken die Beziehungen zwischen ihm selbst und seiner Umwelt. Weil dieser Einfluss auf das eigene Handeln für ihn verborgen geschieht, spricht man auch von *autonomer Handlungsregulation*.

Handeln ist in einen sozialen Zusammenhang eingebettet

Für den psychologischen Handlungsbegriff ist wichtig, dass individuelles Handeln sozial »eingebettet« ist. Die Ziele individueller Tätigkeiten stehen in Zusammenhang mit Zielen einer sozialen Gemeinschaft. Unser Denken und Tun dient immer sowohl der individuellen Bedürfnisbefriedigung als auch der Aufrechterhaltung von produktiven Gruppenbeziehungen. Möglicherweise entspringt die bevorzugende Behandlung der Polizistin eben diesem Wunsch, eine produktive Gruppenbeziehung zu staatlich ausführenden Organen aufrecht zu erhalten.

Handeln lässt sich (nur) auf der Ebene beobachtbaren Tuns beschreiben

Das Handeln des Notarztes ist beobachtbar und beschreibbar. Die Prozesse, die es bestimmen, bleiben hingegen verborgen und müssen erschlossen werden. Die äußere, beobachtbare Ordnung des Handelns nennen wir **Handlung*sorganisation***, die innere Ordnung **Handlungs*regulation*.**

Aus den vorgestellten Grundlagen lassen sich einige Postulate ableiten, die für das Verständnis von Fehlern in der Akutmedizin bedeutsam sind:

Auch Handlungsfehler folgen der Psycho-Logik der Handlungsregulation

Auch *Handeln, das zu Fehlern führt, wird absichtsvoll begangen.* Medizinisch gesehen hat der Notarzt einen Fehler begangen, indem er die leichtverletzte Polizistin und nicht den schwerer verletzten PKW-Fahrer zuerst versorgt hat. Dies heißt aber nicht, dass der Notarzt den polytraumatisierten Patienten bewusst schädigen wollte. Der späte Versorgungsbeginn war davon verursacht, dass andere Absichten des Notarztes stärker waren. Die handlungsleitende Absicht war in diesem Fall nicht die Sicherheit des schwerverletzten Patienten (▶ Kap. 3). Der medizinische Fehler wird also durch reguläre psychische Prozesse erzeugt. Dies kann man dahingehend verallgemeinern, dass Handlungsfehler nicht irrationalen oder anpassungsgestörten psychischen Mechanismen entspringen. Vielmehr nehmen sie ihren Ursprung in nützlichen psychologischen Prozessen. Handlungsfehler folgen, genau wie richtige Handlungen, der Psycho-Logik des menschlichen Handelns.

Handlungsfehler sind nicht schicksalhaft

Trotz ihrer Bedingtheit durch psychische Prozesse sind Handlungsfehler kein unvermeidbares und damit »schicksalhaftes« Ereignis, das man machtlos hinnehmen müsste. Umstände, die Handlungsfehler begünstigen, können im Vorfeld analysiert werden (Reason 1997; ▶ Kap. 3); Arbeitsplätze sowie Organisationsstrukturen können langfristig fehlervermeidend gestaltet werden. Die Psycho-Logik des individuellen Handlungsfehlers kann häufig durch bewusste Anstrengung und gute Teamarbeit durchbrochen werden.

Menschen können unter sehr verschiedenen Umweltbedingungen erfolgreich handeln, weil sie eine große Flexibilität besitzen, sich an die Anforderungen ihrer Umwelt anzupassen. Merkmale der »Umwelt« Akutmedizin (Unbestimmtheit, Intransparenz und Dynamik; ▶ Kap. 2) werden als zu bewältigende Einflüsse auf menschliches Handeln, als *psychische Regulationsanforderungen* wirksam. Handeln wird durch die im Folgenden genannten Voraussetzungen bestimmt.

- Handeln ist nur aus der »Psycho-Logik« der Handlungsregulation zu verstehen
- Menschliches Handeln vereint biologische, psychologische und soziale Prozesse
- Es ist von Entwickungsgeschichte des Menschen (Phylogenese), der individuellen Geschichte (Ontogenese) und dem »kulturellen Erbe« beeinflusst
- Handeln ist bewusst und zielgerichtet
- Handeln ist als Tun beobachtbar, die zugrunde liegenden »autonomen« Prozesse (Motivation, Emotion, Kognition) nicht
- Handeln ist als Informationsverarbeitung verstehbar
- Handeln dient individuellen und sozialen Bedürfnissen
- Auch Fehlentscheidungen dienen der Befriedigung von Bedürfnissen, sind also kein irrationales Verhalten

Die im Folgenden näher beschriebenen psychischen Prozesse sind für die Handlungsregulation von Bedeutung.

4.3 Motivation

4.3.1 Vom Bedarf zur Absicht

Bedarf, Bedürfnis, Motiv

Jeder menschliche Organismus hat bestimmte *physiologische Ist-Soll-Differenzen* auszugleichen. Der physiologische **Bedarf** wird vom Menschen als **Bedürfnis** wahrgenommen (Bischof 1985), wenn die körpereigenen Regulationen nicht mehr ausreichen. Hunger ist ein solches Bedürfnis, das auf einem Bedarf an Nährstoffen beruht, der nicht mehr aus den Körperspeichern gedeckt werden kann.

Analog zu physiologischen Bedürfnissen haben Menschen soziale und »informationelle« Bedürfnisse (z. B. Wissen, Sicherheit, Nähe; Dörner 1999). Diese beruhen auf Bedarf an Informationen über die Handlungsumwelt, an sozialen Beziehungssignalen und an Handlungsfähigkeit. Die Wahrnehmung eines Bedürfnisses (»Ich habe Hunger«) veranlasst zum Handeln.

Als **Motiv** bezeichnet man ein Bedürfnis, das mit einem Zielzustand verbunden ist, der zur Bedürfnisbefriedigung geeignet ist (Bischof 1985). Ein Motiv ist also ein Bedürfnis, das ein geeignetes Ziel kennt. Für jedes Bedürfnis gibt es in der Regel mehrere mögliche Zielzustände, unter denen je nach situativen Umständen ausgewählt wird. Hunger kann durch den Gang in die Kantine oder durch einen Apfel aus der Kitteltasche befriedigt werden.

Absichten als Motivamalgame

Sieht man sich die Bedürfnisbefriedigung näher an, so fällt auf, dass Menschen meist mehrere Bedürfnisse zugleich befriedigen und damit mehrere Motive zugleich aktiv sind. Geht man beispielsweise in die Kantine, so tut man das sowohl zur Befriedigung des Hungers als auch um möglicherweise Kollegen zu treffen, Neuigkeiten zu hören oder Informationen miteinander auszutauschen. Solche mehrfach determinierten Handlungsziele wie »in die Kantine essen gehen« bezeichnet man als Absichten: Eine **Absicht** ist ein »Motivamalgam«, das aus verschiedenen Motiven gebildet wird (◘ Abb. 4.2). Absichten entstehen permanent neu – je nach Veränderungen der physiologischen und psychologischen Bedarfslage des Organismus – und treten in Konkurrenz zu anderen Absichten (Dörner 1999).

- Menschen haben physiologische und psychologische **Bedürfnisse**.
- Bedürfnisse, die ein geeignetes Ziel kennen, nennen wir **Motive**.
- Handlungsziele, die durch mehrere Motive gekennzeichnet sind, nennen wir **Absichten**.

Lösung der Absichtskonkurrenz

Abraham Maslow (1943) vertrat die bekannt gewordene Theorie, dass Bedürfnisse hierarchisch gegliedert seien und unterschied fünf aufeinander aufbauende Arten von Bedürfnissen. Bei dieser, als Pyramide darstellbaren, Hierarchie befinden sich an der Basis die grundlegenden *physiologischen* Bedürfnisse, die *psychologischen* Bedürfnisse (Selbstverwirklichung) an der Spitze. »Höhere« Bedürfnisse können nach Maslow erst auftreten, wenn denen

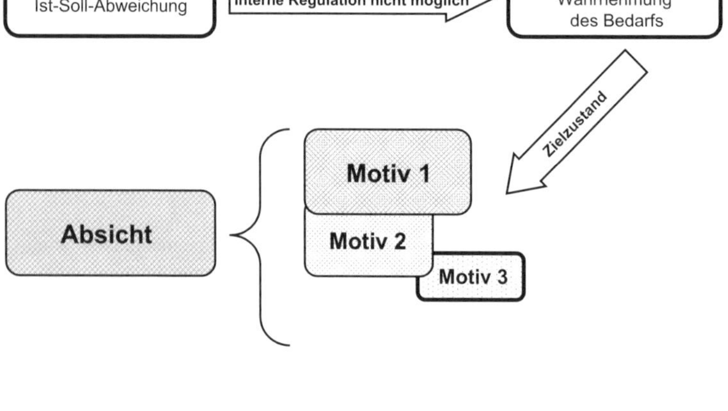

◘ **Abb. 4.2.** Vom Bedarf zur Absicht

der jeweils darunter liegenden Stufe Genüge getan wurde. Ist dies nicht der Fall, so kann beispielsweise ein ausgeprägtes Bedürfnis nach Schlaf Entscheidungen stärker beeinflussen als Gedanken um die Patientensicherheit. Dass gerade in den Nachtstunden Eingriffe ohne Abwarten der Nüchternheitsgrenze durchgeführt werden, weil alle Beteiligten sich gerne schlafen legen möchten, ist kein seltenes Phänomen in der operativen Medizin. Die Hierarchie der Bedürfnisse ist aber nicht durchgängig plausibel – jeder Arzt kennt Situationen, in denen man über Stunden weder essen noch auf die Toilette gehen muss, weil ein Patient die volle Aufmerksamkeit beansprucht.

Wenn Bedürfnisse in Konkurrenz zueinander stehen können, es aber keine eindeutige Hierarchie gibt, muss es einen anderen Auswahlmechanismus geben. Hier wird

- die Auswahl nach Wichtigkeit und Erfolgserwartung und
- die Idee der Abschirmung der aktuellen Absicht

vertreten (Dörner 1999; Kuhl 1983): Jede Absicht erhält ein »Aktualitätsgewicht«, das sich (multiplikativ) aus der aktuellen Wichtigkeit und der Erfolgserwartung bestimmt. Wenn etwas komplett unwichtig ist oder wenn man keine Hoffnung auf Erfolg hat, wird es nicht getan (Gewicht=0). Diejenige Absicht mit dem gerade höchsten Gewicht wird ausgeführt. Somit gewinnt jeweils *eine* Absicht die Oberhand und verdrängt weniger wichtige Absichten. Besteht nur ein bestimmtes Zeitfenster zur Erledigung einer Absicht, nimmt mit der Zeit – wenn sie dringlich wird – das Gewicht dieser Absicht zu. Dringlichkeit »setzt« den Wichtigkeitsfaktor »hoch«. Weniger wichtige Absichten erhalten dadurch zu bestimmten Zeiten eine Chance auf Erledigung, sie können aber auch permanent ins Hintertreffen geraten (Dörner 1999). Dass scheinbar unwichtige Vorhaben wie Telefonanrufe, Dokumentation und andere »Kleinigkeiten« entfallen, hat weniger mit Vergessen als mit der Absichtsdynamik zu tun: Es gibt eben ständig wichtigere Absichten.

Sind die Konsequenzen der unbewussten Absichtskonkurrenz im Alltag oftmals nur ärgerlich (indem man beispielsweise Mahnungen über unbezahlte Rechnungen erhält), können sie sich in kritischen Situationen verhängnisvoll auswirken. Wie im Folgenden ersichtlich wird, können nicht sachbezogene Absichten wie die Aufrechterhaltung des Kompetenzempfindens statt der Absicht zur Lösung eines akuten medizinischen Problems handlungsleitend werden.

4.3.2 Kompetenzempfinden und Kontrollmotivation

Bei jeder Erledigung von Absichten werden *spezifische* Motive befriedigt. Parallel dazu, in jede Absicht amalgamiert, findet sich bei Menschen ein sehr starkes und *unabhängiges* Bedürfnis nach **Kompetenz.** Psychologen sprechen hier auch von der **»Kontrollmotivation«**. Damit ist gemeint, dass jeder Mensch ein existentielles Bedürfnis danach hat, seine Umwelt im Sinne der eigenen Ziele beeinflussen zu können (z. B. Bandura 1977; Flammer 1990; Dörner 1999). Menschen wollen mit Bestimmtheit wissen, was um sie herum geschieht, sie wollen Klarheit über Fakten und Gewissheit über zukünftige Entwicklungen. »Hilflosigkeit« als subjektiv empfundene Unmöglichkeit, seine Umwelt in irgendeiner Weise beeinflussen zu können, ist für die menschliche Psyche existentiell bedrohlich (Seligman 1980).

Der jeweilige Zustand der Kompetenz wird als **Kompetenzgefühl** wahrgenommen. Sinkt es ab, fühlt man sich also inkompetent, unsicher und nicht mehr handlungsfähig, wird das Kontrollmotiv aktiv. Aufgrund seiner Stärke »gewinnt« es häufig gegen andere Motive – das konkrete Handeln wird eher (unbewusst) durch die Wiedererlangung des Kompetenzgefühls bestimmt als von den (bewussten) Sachzielen.

- **Kontrollmotivation und Kompetenzbedürfnis** beschreiben das existentielle Bedürfnis jedes Menschen, Sicherheit über den Zustand der gegenwärtigen Situation, Gewissheit über zukünftige Entwicklungen und Einflussmöglichkeiten auf die Umwelt im Sinne der eigenen Ziele zu haben.
- Das **Kompetenzgefühl** ist die Wahrnehmung der eigenen Kontrollmöglichkeiten.
- Das **Kompetenzbedürfnis** wird handlungsleitend, wenn das Kompetenzgefühl bedroht ist.

Notfälle in der Akutmedizin sind ein Beispiel für hochgradig dynamische und schwer durchschaubare Situationen, in denen Menschen es schwer haben, ihre Umwelt erfolgreich zu beeinflussen. Die Kontrollmöglichkeit ist oftmals gering. Weil geringe Kontrollierbarkeit einer Situation das Kompetenzgefühl stark beeinträchtigt, gilt für das Handeln unter komplexen und dynamischen Umweltbedingungen grundsätzlich, dass es (auch) auf eine Verringerung von Unbestimmtheit durch die Kontrolle der Handlungsumwelt gerichtet ist. Wie erfolgreich jemand darin ist, hängt von Wissen, Fähigkeiten und Fertigkeiten und dem Zutrauen in die eigenen Fähigkeiten ab.

✔ **Handeln unter komplexen und dynamischen Umweltbedingungen ist immer auch auf eine Verringerung von Unbestimmtheit durch die Kontrolle der Handlungsumwelt gerichtet.**

Fehleinschätzungen der Kompetenz

Das Zutrauen in die eigenen Fähigkeiten unterliegt jedoch Fehleinschätzungen. Gerade in komplexen Situationen können die Einschätzung der eigenen Kompetenz und die tatsächlichen Handlungsfähigkeiten deutlich voneinander abweichen.

- Im Falle der *Überschätzung* fühlt man sich in der Lage, etwas zu tun, obwohl die tatsächlichen Fähigkeiten hinter der Einschätzung zurück bleiben und plant daher tendenziell riskantere Handlungen.
- Im Falle einer *Unterschätzung* der eigenen Kompetenz agiert man defensiv und unterlässt möglicherweise hilfreiche Handlungen.

Kompetenzschutzbezogene Rationalität

Komplexität in Verbindung mit geringen Erfolgsaussichten des eigenen Tuns können zum Absinken des Kompetenzgefühls und der Aktivierung des Kontrollmotivs führen. Das Handeln wird darauf gerichtet, das Kompetenzmotiv schnell zu befriedigen. Man tut dann das, was man sicher kann und was sonst unter vergleichbaren Bedingungen erfolgreich war. Möglicherweise ist man dann jedoch mehr damit beschäftigt, das Gefühl der Handlungskompetenz zurückzuerobern als damit, die tatsächlichen Probleme zu lösen. Menschen möchten dann nur noch Information erhalten, die ihr augenblickliches Situationsverständnis nicht erschüttern. Sie berücksichtigen dann z. B. nur noch solche Informationen, die ihre momentane Vorstellung über die Realität und das zugrunde liegende Problem bestätigen (*confirmation bias,* ► Kap. 6).

Kommen zur hohen Unbestimmtheit noch objektive Misserfolge und Bedrohungserlebnisse dazu, wird die Sicherung des Kompetenzempfindens zur dominanten Motivation. Eine sachbezogene Auseinandersetzung mit der kritischen Situation wird dann unmöglich. Dadurch entstehen Handlungsweisen, die aus der Perspektive der Patientensicherheit (oder anderer Sachziele) Fehler sind. Sie finden ihre psychologische Begründung in der *kompetenzschutzbezogenen Rationalität* (Strohschneider 1999).

✔ **Kompetenzschutzbezogene Rationalität: Menschen versuchen, durch Handeln das Gefühl der Handlungskompetenz zurückzugewinnen, wenn die Sachprobleme unlösbar scheinen. Sie nehmen beispielsweise selektiv diejenige Information wahr, die sie in ihrem Bild der Situation bestätigt.**

4.4 Emotionen

Neben den Motiven spielen Emotionen eine wichtige Rolle in der Regulation des menschlichen Handelns.

4.4.1 Was sind Emotionen?

Gefühle werden oft als etwas Eigenständiges erlebt, etwas vom Denken Getrenntes, aus dem »Bauch« Kommendes. Man kann sie aber auch als eine andere Art von Informationsverarbeitung auffassen, ein »Denken neben dem bewussten Denken«. In dieser Perspektive sind Emotionen eine **unbewusste, schnelle, ganzheitliche Bewertung** der aktuellen Situation oder eines Ereignisses. Diese Bewertung verläuft schnell und automatisch, sie verarbeitet viel mehr Informationen, als der bewussten Wahrnehmung zugänglich sind (► Kap. 5). Diese »zusammenfassende Situationsbewertung« hat immer eine Lust/Unlust-Komponente und wird von physiologischer Aktivierung begleitet (z. B. Scherer & Ekman, 1984; Dörner, 1999; ◘ Abb. 4.3).

Das Erleben dieser Situationsbewertung (mit Aktivierung und Lust/Unlust) bezeichnet man als

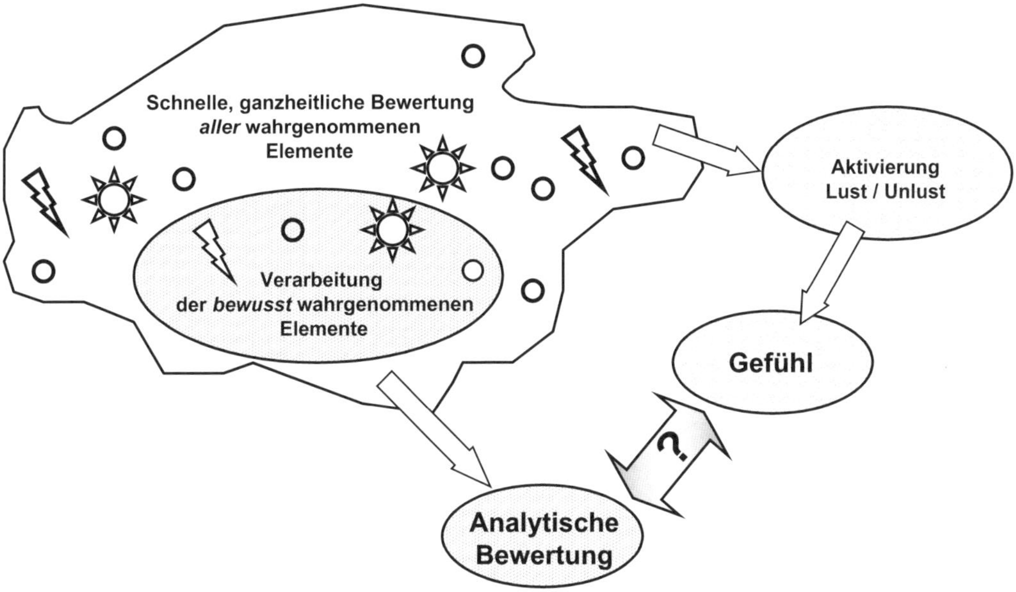

Abb. 4.3. Emotionen als ganzheitliche Situationsbewertung

Gefühl. Wenn sich die Bewertung einer Situation über das Gefühl und über das bewusste Denken unterscheiden, kann das daran liegen, dass unterschiedliche Informationen verwendet wurden.

Wenn sie erlebt werden, können Gefühle wie Wahrnehmungsinhalte weiter verarbeitet werden. Der Ursprung eines Gefühls kann analysiert werden, die Intensität des Erlebens durch Selbstinstruktionen verändert werden etc.

Gefühle begleiten nicht nur das Handeln, sie können selber auch zum Handlungsziel werden. So kann man Entscheidungen verzögern, weil man die Unlustgefühle eines erwarteten Misserfolgs vermeiden möchte oder Handlungen herbeiführen, weil man sich durch Erfolgsgefühle beflügelt fühlt.

In Situationen, in denen die kognitiven Ressourcen überlastet sind, schalten Menschen auf einen emotionalen Handlungsstil um (z. B. Lantermann 1995). Dieser ist dadurch gekennzeichnet, dass die emotionale Bewertung nicht mehr durch eine bewusste Analyse der Sachlage ergänzt wird. Schnelle und einfache Lösungen werden bevorzugt und eine Reflexion findet nicht mehr statt. Die Problemsicht wird vereinfacht und Lösungen werden danach beurteilt, ob sie »emotional stimmig« sind. Dies führt besonders dann zu sachlich inadäquaten Entscheidungen, wenn das Handlungsziel (unbewusst) vor allem die Aufrechterhaltung des eigenen Kompetenzgefühls ist oder in der Vermeidung weiterer negativer Emotionen liegt.

4.4.2 Emotionen und Handlungsregulation

Emotionen kann man als Parameter des psychischen Systems auffassen, welche die Auswahl von Handlungen beeinflussen und deren Durchführung modulieren. Unter Modulation versteht man situationsspezifische »Einfärbungen« des jeweiligen Denkens und Handelns. Emotionen und Denken können mit Farbe und Form von Gegenständen verglichen werden; jeder Gegenstand wird sowohl durch Farbe als auch durch Form gebildet (Dörner 1999). Jede Handlung wird somit »online« durch emotionale Einflüsse geprägt.

Gefühle können »kognitiven Gegenständen« wie beispielsweise einem Plan die spezifische »Farbe« verleihen, indem sie verschiedene Parameter der Wahrnehmung, des Denkens und Handelns verändern. Beispielsweise werden sich Planungsprozesse, die im Zustand von Ärger ablaufen, durch starke »Macher-Tendenz«, geringe Vorausschau und großzügige Annahmen bezüglich der Ausführbarkeit des Plans auszeichnen. Bei einem »ärgerlichen« Planer beeinflussen Emotionen die Art und Weise des Planens in anderer Weise, als es bei einem ruhig-konzentriert vorgehenden Menschen der Fall sein wird. Die betroffenen »psychischen Einstellgrößen« sind

- Auflösungsgrad
- Selektionsschwelle
- Aktivierung
- Externalisierung

Aktivierung

Manche Gefühle (z. B. Ärger, Freude, Angst) verleihen Menschen einen »Energieschub«. Dieses als *unspezifisches Sympathikussyndrom* bekannte Phänomen führt zu einer erhöhten Wahrnehmungs- und Handlungsbereitschaft, Sensibilisierung der Sinnesorgane, muskulärer Vorspannung und zu höherer Herz- und Atemfrequenz (▶ Kap. 9). Andere Gefühle, wie Trauer, verringern die Aktivierung. Die Aufregung einer Notfallsituation ist meistens mit erhöhter Aktivierung verbunden.

Auflösungsgrad

Je nach emotionaler Situation wird ein Wahrnehmungs- oder Denkprozess mit einem anderen Auflösungsgrad und folglich unterschiedlich genau ablaufen. Für den Akutmediziner bedeutet dies, dass ihm der Einfluss der Gefühle ein unterschiedlich grobes oder detailreiches Bild der Situation liefert. Widerwillen gegenüber einer Aufgabe wird beispielsweise von einem geringeren Auflösungsgrad begleitet, die Beschäftigung mit dieser Aufgabe ist dann eher oberflächlich und »grobkörnig«.

Selektionsschwelle: Konzentration

Gefühle beeinflussen die Häufigkeit von Absichtswechsel und damit die Intensität des Handelns: Starke Aktivierung *erhöht* die Auswahlschwelle (Selektionsschwelle), ab der ein Motiv das handlungsleitende »verdrängen« kann. Wenn die Auswahlschwelle hoch ist, ist man ganz und gar bei einer Sache, ohne ständig abgelenkt zu sein. Ist sie zu hoch, ist man nicht mehr ansprechbar (▶ Kap. 8). Solange die Sorge um die verletzte Beamtin groß war, hat der Notarzt des Eingangsbeispiels möglicherweise nur an ihre Versorgung und nicht an den zweiten Patienten gedacht. Hilflosigkeit hingegen *senkt* die Auswahlschwelle, man tut dies und das in der Hoffnung, irgendetwas zu bewirken: Man beginnt »herumzuwurschteln«.

Externalisierung des Handelns

Gefühle beeinflussen das Ausmaß, mit der sich die Aufmerksamkeit nach außen auf die Situation oder nach innen auf Denken, Planen und Reflexion richtet. Dies wiederum entscheidet darüber, wie sehr man von einer Situation »getrieben« wird.

Eine Veränderungen dieser Parameter wird immer mit Empfindungen auf der Dimension **Lust/Unlust** begleitet.

4.5 Denken

Denken im engeren Sinne bezeichnet alle höheren kognitiven Funktionen, die menschliches Handeln beim Planen, bei der Erwartungsbildung und beim Entscheiden steuern. Denken ist eine begrenzte Ressource, weil es sprachlich gebunden ist und sequentiell abläuft: Es kann immer nur ein Gedanke gedacht werden.

4.5.1 Wissen und Schemata

Das »Material«, mit dem Menschen denken können, ist ihr Wissen. Wissen ist nicht in Form von ungeordneten Einzelinformationen, sondern in kleinen sinnvollen Einheiten, sog. **Schemata** (Selt 1913; Bartlett 1932) gespeichert. Schemata sind in neuronalen Netzen vorliegende Datenstrukturen, in denen die Regelmäßigkeiten in der Welt und persönliche Erfahrungen mit der Umwelt abgespeichert sind (Cohen 1989). Schemata liegen allen Aspekten des menschlichen Wissens und Könnens zugrunde und verleihen aller Wahrnehmung ihre Struktur (▶ Kap. 6): Sie beinhalten die Bedeutung sensorischer Eindrücke (*sensorisches Wissen*), das Wissen darüber wie etwas gemacht wird (»know how«, *Prozesswissen*) und das Wissen, mit welchen Begriffen Objekte, Tätigkeiten und Fakten beschrieben werden können (»know what«; *Begriffswissen*). Darüber hinaus können Schemata auch Erwartungen bezüglich der Umwelt beinhalten (*Erwartungsschema*): Das kognitive System des Menschen reagiert auf jede Situation mit Wissensstrukturen, die vieles von dem, was wohl erscheinen wird, vorwegnehmen (Erwartungshorizont, ▶ Kap. 8). Dadurch haben Schemata auch eine interpretative und schlussfolgernde Funktion, die aus den zugrunde liegenden Informationen »mehr macht« als »eigentlich« vorhanden ist. Fehlende Daten werden durch Erwartungswerte »aufgefüllt«. Diese Eigenschaften der Schemata spielen bei der Wahrnehmung (▶ Kap. 5) eine entscheidende Rolle.

Als Schema bezeichnet man das allgemeine Wissen über ein Ereignis oder einen Gegenstand, das auf der Grundlage vorausgegangener Erfahrung entstanden ist

Das in Schemata gespeicherte Prozesswissen bildet die Grundlage für menschliches Handeln. Es besteht aus »Wenn-Dann«-Abläufen, die anhand der Erwartungen überprüft werden (*Aktionsschema*): Ist ein bestimmter Sachverhalt gegeben, dann soll etwas Bestimmtes getan werden und etwas Erwartbares o Ä. wird eintreten.

Werden mehrere Aktionsschemata aneinandergereiht, so erhält man ein **Verhaltensprogramm** oder **Skript** (Schank u. Abelson 1977). Verhaltensprogramme sind Folgen von Wahrnehmungs-, Klassifizierungs-, Bewertungs- und Entscheidungsschritten, in denen Menschen für ähnliche Umweltanforderungen eine Reihe von erfolgreichen Denk- und Handlungsroutinen abgelegt haben. Verhaltensprogramme können einerseits ohne großen Aufwand in den entsprechenden Situationen »abgefeuert«, andererseits aber auch situativ angepasst und verändert werden. Verhaltensprogramme von Akutmedizinern sind das Legen periphervenöser Zugänge oder die Intubation. Beide Skripten bestehen aus vielen Einzelschritten und können je nach den Besonderheiten des Patienten modifiziert werden.

4.5.2 Gedächtnis

Mit dem Gesagten ist auch schon eine einfache Struktur des menschlichen *Gedächtnisses* beschrieben (Überblick in Dörner u. van der Meer 1994; Dörner 1999): Wissen liegt in neuronalen Netzwerken als Schemata zusammengesetzt vor und wird durch die Verbindung der Sensorik mit Motorik und Motivation in Verhaltensprogrammen wirksam. Die einzelnen Inhalte des Gedächtnisses sind assoziativ miteinander verknüpft, was einen ungemein schnellen Aufruf relevanter Information erlaubt.

Das Gedächtnis ist aufgrund dieser Struktur *aktiv* und damit kein Computer, bei dem Information als Wissen auf eine Festplatte kopiert wurde, um bei Bedarf vollständig reproduziert zu werden. Die im Gedächtnis »abgelegten« Inhalte werden kontinuierlich verändert und umorganisiert, so wie es den aktuellen Bedürfnissen und der Lebenssituation am besten entspricht. Erinnerungen sind eher Rekonstruktionen als Abrufe. Welche Informationen wann und in welcher Form ins Gedächtnis übernommen und wieder abgerufen werden, ist abhängig von Vorerfahrungen, Gefühlen, der Situation oder der Tagesform. Auch *Gewohnheiten* beeinflussen das Gedächtnis. Schemata, die häufig aktiviert werden, können leichter und schneller wieder aufgerufen werden.

Da Denken nur dann funktionieren kann, wenn Menschen ihr momentanes Erleben mit vorhergehender Erfahrung vergleichen können, müssen sie in der Lage sein, sowohl auf die überdauernden Informationen im »*Langzeitgedächtnis*« als auch auf die kurzfristig verfügbaren Gedächtnisinhalte der Wahrnehmung zuzugreifen. Die Gedächtnisinhalte, die in einem Moment aktiviert sind, und mit denen das Denken arbeitet, werden als Arbeitsgedächtnis bezeichnet (früher Kurzzeitgedächtnis). Das Arbeitsgedächtnis ist kein eigener Speicher, sondern eine Benennung der aktuell aktiven Schemata. Um das eben Erlebte in das Gedächtnis aufnehmen zu können, verfügen Menschen über einen Art »Protokoll« des Geschehens.

Dieses *Protokollgedächtnis* hält die aktuellen gedanklichen Operationen fest und filtert Einheiten heraus, die wichtig und relevant sind. Wichtig und relevant ist, was zielführend und lustvoll oder im Gegenteil erfolglos und schmerzhaft war. Damit funktioniert auch das Gedächtnis nicht logisch, sondern »psycho-logisch«: Es werden diejenigen Geschehnisse aus dem Protokollgedächtnis langfristig gespeichert, die etwas mit der erfolgreichen Befriedigung oder dem starken Ansteigen von Bedürfnissen zu tun haben. Der Auswahlprozess anhand dieser wenigen Kriterien genügt, um das menschliche Erfahrungs- und Handlungsrepertoire erheblich auszuweiten. Der irrelevante Rest fällt schnell dem Vergessen anheim.

4.5.3 Denken als Prozess

Denken ist die interpretierende und *ordnungsstiftende* Verarbeitung von Informationen (z. B. Selz 1913/22; Guilford 1964; Klix 1971; Dörner 1976, 1999). Das zeigt sich in basalen Funktionen wie

Erkennen und Identifizieren (▶ Kap. 5), Bewertung oder Begriffsbildung ebenso wie beim Schlussfolgern, Planen und Entscheiden oder allgemeiner: Problemlösen. Diese Denkoperationen werden über Gedächtnisschemata ausgeführt, die gebildet, umorganisiert, ergänzt und in Zusammenhang gebracht werden.

Nicht-sprachliches Denken kann in *assoziativem* Verknüpfen von Schemata nach gefühlsmäßiger Zusammengehörigkeit bestehen. *Analytisches* Denken ist an Sprache gebunden. Da nur ein Gedanke zur selben Zeit sprachlich gedacht werden kann (sequentiell), ist das Denken relativ langsam (▶ Kap. 6). Es erfordert Aufmerksamkeit (▶ Kap. 8). Häufig wirken assoziatives und analytisches Denken zusammen, wie beispielsweise beim Finden von Analogieschlüssen. Sprachliches Denken operiert mit Begriffen. Die Ordnung von Wissen in Oberbegriffe, Unterbegriffe und Nebenordnung (Klix 1971) ist für die Organisation des Wissens wichtig.

Selbstreflexion: Denken über Denken

Denken kann auf sich selber angewendet werden: Man kann die eigenen Denkprozesse analysieren und bewerten. Wenn der Notarzt des Eingangsbeispiels sich nach dem Einsatz fragt »Wie habe ich meine Entscheidungen getroffen?«, hat er eine Chance, einen Teil seiner *Beweggründe* aufzuklären. Ganz kann man sich selber nie durchschauen. Wenn er sich nach der initial erfolgreichen Versorgung des Polytraumas überlegt, mit welcher Strategie er die Notfallsituation eigentlich strukturiert hat, kann er das *erfolgreiche Handlungsmuster* identifizieren. Diese Art des Denkens, Selbstreflexion (»Zurückbiegung« des Denkens auf sich selbst), ist als Lernmöglichkeit für komplexe Arbeitsbereiche, in denen Lernen über Versuch und Irrtum zu riskant ist, sehr wichtig. Selbstreflexion (**Metakognition**) hilft, schlechte und gute Entscheidungen zu verstehen und Ansatzpunkte für Veränderungen zu finden.

4.6 Sicherheitsgefährdende Einstellungen

Ein Phänomen, das Handlungsfehlern häufig vorausgeht, sind inadäquate Haltungen bzw. Einstellungen zu Sicherheit und Risiko.

Einstellungen zeigen exemplarisch die Interaktion von Denken, Emotion und Motivation: Sie bestehen (Hovland u. Rosenberg 1960) aus Bewertungen (Denken), Gefühlen und Handlungsimpulsen (Motiven). Die Bewertungen sind stark gefühlsbetont, häufig kaum sprachlich gefasst und damit dem Bewusstsein und der Reflexion schwer zugänglich. Sie werden von Motiven geleitet – man hat bestimmte Haltungen nicht von ungefähr, sondern weil sie zur eigenen Motivlage passen.

Man unterscheidet fünf riskante Haltungen, die dazu beitragen, dass Sicherheit nicht das handlungsleitende Motiv wird (Jensen 1995). Es steht jeweils ein anderes Motiv im Vordergrund:

- **Die Macho**-Haltung: bravouröse Handlungen, die von anderen wahrgenommen werden, sollen das Kompetenzgefühl stärken.
- Wer eine **anti-autoritäre** Haltung einnimmt, setzt sich über Regularien hinweg, da er das Gefühl vermeiden möchte, von anderen Menschen kontrolliert zu werden.
- **Impulsivität** als Haltung bedeutet, dass es schwer fällt, mehrere Handlungsoptionen zu generieren, bevor man zur Tat schreitet. Jemand meint, dass »schnell etwas tun« immer besser ist als erst einmal nichts zu tun und nachzudenken.
- Wer sich mangels Unfallerfahrung für **unverletzlich hält,** zeigt eine ausgeprägte Tendenz zum risikoreichen Handeln.

Tabelle 4.1. Sicherheitsgefährdende Einstellungen und die dazugehörigen »Antidot-Gedanken«

Einstellung	Gedanke in Notfallsituation	»Antidot-Gedanke«
Macho	Ich kann alles	Sich auf das Glück zu verlassen ist dumm
Anti-Autoritär	Erzähl du mir nicht, was ich tun soll	Halte dich an die Regeln, sie sind normalerweise richtig
Impulsiv	Tu irgendetwas – schnell	Nicht so schnell – erst nachdenken
Unverletzlich	Mir passiert so etwas nicht	Es kann auch mir passieren
Resigniert	Was kann ich schon tun?	Ich bin nicht hilflos. Ich kann etwas bewirken

- Eine **resignierte Haltung bedeutet,** bei Schwierigkeiten rasch aufzugeben. Das Kompetenzgefühl ist so niedrig, dass man nur noch auf Hilfe von anderen wartet.

Tabelle 4.1 zeigt für die Patientensicherheit gefährliche Gedanken und »Gegengedanken« (»Antidot«). Diese können nur über Selbstreflexion wirksam werden. Es wird empfohlen, sich immer dann einen Gegengedanken laut vorzusprechen, wenn man eine der riskanten Haltungen bei sich feststellt (Jensen 1995). Allerdings entstehen solche Haltungen gerade aus einem Mangel an Reflexion, so dass die betreffende Person selten ohne äußeren Anlass ihre Haltung ändern wird. Hier spielen das Team (▶ Kap. 11) und die Unternehmenskultur (▶ Kap. 15) eine wichtige Rolle bei der Veränderung.

4.7 Grundlagen des Handelns – Auf einen Blick

- Handeln folgt nicht allein sachlogischen Argumenten, sondern einer »Psycho-Logik«.
- Psycho-Logik bedeutet, dass die Interaktion mit der Umwelt nur aus dem Zusammenspiel von Kognition, Motivation und Emotion zu erklären ist.
- Diese Handlungsregulation erfolgt teilweise autonom, d. h. ohne bewusste Entscheidung des Handelnden.
- Jedes Handeln ist motiviert, es dient der Befriedigung von Bedürfnissen. Neben den existenzsichernden Bedürfnissen (physiologische, Sicherheit) gibt es soziale (Nähe, Legitimität) und informationelle (Kompetenz, Neugier, Ästhetik) Bedürfnisse.
- Emotionen sind ganzheitliche, schnelle Situationsbewertungen. Sie werden als Gefühl bewusst. Emotionen sind als Veränderung der Parameter der Handlungsregulation (Auflösungsgrad, Auswahlschwelle, Aktivierung, Externalisierung) beschreibbar.
- Denken ist wesentlich das sprachliche Operieren mit Gedächtnisinhalten, die in Schemata organisiert sind.
- Sicherheitsrelevante Einstellungen entstehen aus der Interaktion von Denken, Motivation und Emotion.

Literatur

Bandura A (1977) Self-efficacy mechanisms in human agency. American Psychologist 37: 122–147

Bartlett FC (1932) Remembering. Cambridge University Press, Cambridge UK

Bischof N (1985). Das Rätsel Ödipus. Piper, München

Brenner HP (2002) Marxistische Persönlichkeitstheorie und die ‚bio-psychosoziale Einheit Mensch'. Pahl-Rugenstein Nachfolger, Köln

Cohen G (1989) Memory in the real world. Erlbaum, London

Dörner D (1976) Problemlösen als Informationsverarbeitung. Kohlhammer, Stuttgart

Dörner D (1999) Bauplan für eine Seele. Rowohlt, Reinbek

Dörner D, van der Meer E (Hrsg.) (1994) Das Gedächtnis. Probleme – Trends – Perspektiven. Hogrefe, Göttingen

Flammer A (1990) Erfahrung der eigenen Wirksamkeit. Einführung in die Psychologie der Kontrolle. Huber, Bern u.a.

Guilford (1967) The nature of human intelligence. McGraw-Hill, New York

Hacker W (1986) Arbeitspsychologie: Psychische Regulation von Arbeitstätigkeiten. Huber, Bern

Hovland CI, Rosenberg MJ (Hrsg.) (1960) Attitude, Organization and Change: an analysis of consistency among attitude components. Yale University Press, New Haven CT

Jensen RS (1995) Pilot judgement and crew resource management. Ashgate Publishing Vermont USA

Kleinhempel F, Möbius A, Soschinka HU, Waßermann M (Hrsg.) (1996) Die biopsychosoziale Einheit Mensch. Festschrift für Karl-Friedrich Wessel. Kleine Verlag, Bielefeld

Klix F (1971) Information und Verhalten. Kybernetische Aspekte der organismischen Informationsverarbeitung. Hans Huber, Bern u. a.

Kuhl J (1983) Motivation, Konflikt und Handlungskontrolle. Springer, Berlin

Lantermann ED (1985) Emotion und Reflexivität. Urban & Schwarzenberg, München

Maslow AH (1943) A theory of human motivation. Psychological Review 50: 370–396

Miller GA, Galanter E, Pribram KH (1960). Plans and the structure of behavior. Holt, New York

Schank RC, Abelson R (1977) Scripts, plans, goals, and understanding. Erlbaum, Hillsdale NJ

Scherer K, Ekman P (Hrsg.) (1984) Approaches to Emotion. Lawrence Erlbaum, Hillsdale, NJ

Seligman ME (1980) Erlernte Hilflosigkeit. Urban & Schwarzenberg, München

Selz Otto (1912/13) Über die Gesetze des geordneten Denkverlaufs. Spaemann, Stuttgart

Strohschneider S (1999) Human Behavior and complex systems: Some aspects of the regulation of emotions and cognitive information processing related to planning. In: Stuhler EA, deTombe DJ (eds) Complex problem solving: Cognitve psychological issues and environmental policy applications. Hampp, München, pp 61–73

II Individuelle Faktoren des Handelns

Problemsituationen erfordern in unterschiedlichem Ausmaß bewusstes Denken, Planen und Entscheiden. Ob man Handlungsroutinen anwenden kann oder ob man neue Problemlösungen finden muss, hängt von zwei Faktoren ab:

- Wie *komplex* ist eine Notfallsituation?
- Konnte der Akutmediziner mit vergleichbaren Situationen *Erfahrung sammeln*?

Je weniger Erfahrung ein Mediziner mit einer kritischen Situation hat und je mehr Komplexität und Dynamik zunehmen, desto notwendiger wird es, von einer Regelanwendung zur kreativen Problemlösung überzugehen. Bewusstes, problemlösendes Handeln in der Akutmedizin lässt sich nach der Art der notwendigen Denktätigkeit in einzelne Schritte der Handlungsorganisation gliedern. Auf dem Hintergrund der »Psycho-Logik« von Denken, Wollen und Fühlen und des Wissens um Fehler werden diese Schritte in Teil II näher betrachtet. Die Darstellung konzentriert sich hier auf Einzelpersonen. Entscheidungsprozesse und das Handeln von Teams werden in Teil III betrachtet:

- Stufen der Handlungsorganisation (Dörner 1989)
- Informationsverarbeitung und Modellbildung
- Zielbildung
- Planen
- Entscheiden

Die jeweiligen Kapitel zu diesen »Stufen« der Handlungsorganisation werden von Kapiteln über die unbewussten Prozesse, die das Handeln mitbestimmen und beeinträchtigen können, eingerahmt. Diese sind:

- Wahrnehmung
- Aufmerksamkeitssteuerung
- Stress

Menschliche Wahrnehmung: Die Sicht der Dinge

Fallbeispiel

Gegen Ende einer total intravenösen Anästhesie (TIVA) beginnt ein Patient, gegen seinen Tubus zu husten. Der Anästhesist stellt daraufhin das Beatmungsgerät von einem kontrollierten Beatmungsmodus auf einen Spontanatmungsmodus um, indem er den entsprechenden Funktionsschalter drückt und mit einem Druckknopf bestätigt. Die Aufmerksamkeit des Anästhesisten wird für kurze Zeit von einem anderen Problem in Beschlag genommen. Als er sich wieder dem Patienten zuwendet, zeigt dieser alle Zeichen einer ausreichenden Spontanatmung: Bei gleichmäßigen Thoraxexkursionen und einer regelmäßigen CO_2-Atemkurve auf dem Monitor hat der Patient ein ausreichendes Atemminutenvolumen. Weil der Patient erneut gegen den Tubus hustet, entschließt sich der Anästhesist, ihn zu extubieren. Kurz nach der Extubation beginnt die pulsoxymetrisch gemessene Sättigung zu fallen und der Patient wird zyanotisch. Jetzt erst bemerkt der Anästhesist, dass sein Beatmungsgerät immer noch volumenkontrollierte Atemhübe abgibt, weil es nicht wie beabsichtigt in den Spontanatmungsmodus umgesprungen war. Der Patient wird daraufhin mit der Maske kontrolliert beatmet, bis die Spontanatmung wenige Minuten später einsetzt.

Ein Anästhesist möchte seinen Patienten extubieren und überprüft zu diesem Zweck dessen Fähigkeit zur Spontanatmung. Aufgrund eines Bedienungsfehlers wird das Beatmungsgerät jedoch nicht wie beabsichtigt in einen Modus umgeschaltet, der dem Patienten eine eigene Atemtätigkeit erlaubt. Stattdessen wird der Patient weiterhin kontrolliert beatmet. Alles, was der Anästhesist sowohl am Monitor als auch beim Patienten wahrnimmt, bestätigt ihn in seiner Meinung, dass sein Gerät dem Patienten die Eigenatmung erlaubt: Thoraxexkursionen, eine regelmäßige CO_2-Atemkurve und ein adäquates Atemminutenvolumen sprechen für eine ausreichende Spontanatmung. Widersprüchliche Parameter wie die Druck/Zeit-Kurve und die Flow/Zeit-Kurve, die eindeutig eine volumenkontrollierte Beatmung anzeigen, werden von dem Anästhesisten zu diesem Zeitpunkt nicht beachtet. Da er seine Wahrnehmung ohne Konflikt als Spontanatmung deutet, entfällt jede weitere kritische Überprüfung.

Wahrnehmung dient dazu, den Menschen effizient mit Informationen aus demjenigen Bereich der Wirklichkeit zu versorgen, der für sein Überleben notwendig ist. Mit dieser Information kann er sich in seiner Umwelt *orientieren* und durch Handeln seine *Bedürfnisse befriedigen*. Es ist *kein* Ziel von Wahrnehmung, ein exaktes Abbild der Welt wiederzugeben. Die verbreitete Analogie der menschlichen Wahrnehmung und Informationsverarbeitung mit einem Computer ist daher falsch: Die Augen sind keine Kameras, die Reizvorlagen abscannen und die daraus gewonnenen Bilder im Gedächtnis auf eine Festplatte brennen. Das Gegenteil ist der Fall: Die Reizvorlage wird gar nicht erst vollständig abgetastet, und das, was menschliche Sinneszellen von »draußen«oder aus dem Körperinneren melden, wird bei jedem Schritt der Weiterleitung gefiltert, bewertet und umorganisiert. Sinnesinformationen sind akustisch (hören), visuell (sehen), olfaktorisch (riechen), gustatorisch (schmecken), haptisch (fühlen), nozizeptiv (Schmerz), kinästhetisch (Bewegung spüren) und propriozeptiv (Wahrnehmung der Körperlage). Wenn Wahrnehmung im Folgenden vor allem anhand des visuellen und akustischen Systems besprochen wird, so dient dies der Vereinfachung und Veranschaulichung. Die genannten Mechanismen treffen auch auf andere Sinnesmodalitäten zu.

Wahrnehmung, beispielsweise der Weg von einer Kapnografiekurve am Beatmungsmonitor zu dem Gedanken »der Patient hat eine ausreichende Spontanatmung« verläuft in drei, allerdings nicht scharf zu trennenden Schritten (■ Abb. 5.1):

5.1 Vom Reiz zum Neuron: Sinnesphysiologie

Umweltreize, die auf unseren Organismus treffen (z. B. Schallwellen, Lichtwellen, Wärme, Duftstoffe, taktile Reize) werden von den verschiedenen Sinneszellen verarbeitet. Die Gesamtheit der menschlichen Sinnesorgane verhält sich dabei wie ein evolutionär entstandener **Filter**: Sie reduzieren die Fülle möglicher Sinneseindrücke und ermöglichen dem Menschen den Zugang zu dem für ihn relevanten Ausschnitt der Welt. Deshalb können Menschen kein ultraviolettes Licht sehen, sich nicht anhand der Magnetfelder der Erde orientieren und auch nicht auf 100 Meter Entfernung eine Maus im Acker

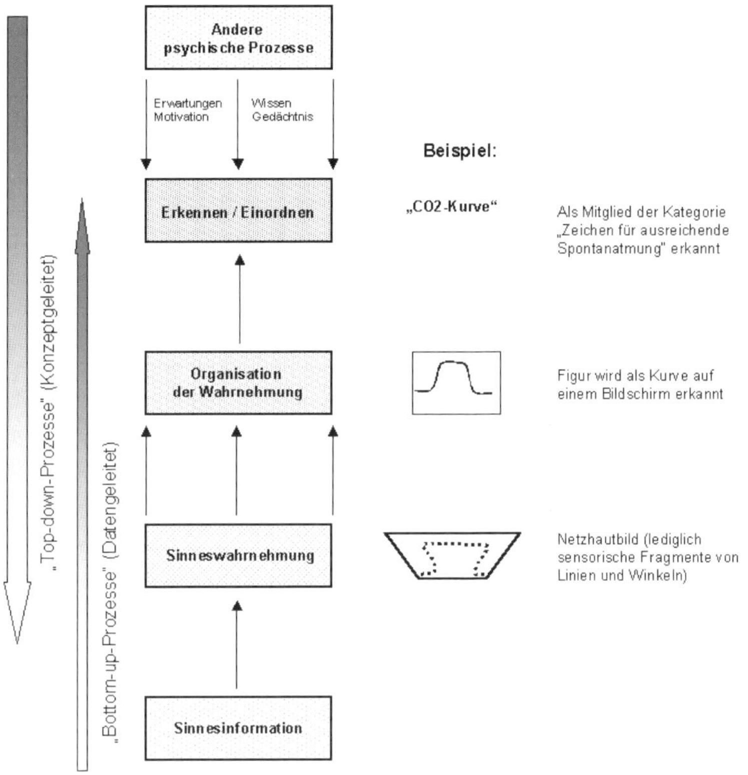

Abb. 5.1. Mehrstufiger Prozess der Wahrnehmung (nach Zimbardo u. Gerrig 1999). Top-down (konzeptgeleitete) und bottom-up (datengesteuerte) Prozesse wirken vielfach verschränkt (und noch gutteils unverstanden) ineinander

erspähen. Dafür sind die menschlichen Sinnesorgane und die Weiterverarbeitung des sensorischen Inputs jedoch bestens geeignet, Menschen am Leben zu halten und ihnen eine effektive Erkundung der Welt zu gestatten (Klix 1971; Ramachandran u. Blakeslee 2001). Der Verarbeitungsprozess von Sinneszellen kann hier nicht besprochen werden (zur Sinnesphysiologie z. B. Birbaumer u. Schmidt 1991; Goldstein 1997).

Alle Sinnesorgane sind in ihrer Ansprechbarkeit durch relative und absolute **Schwellen** begrenzt. Aufeinanderfolgende Reize müssen sich deutlich genug voneinander unterscheiden, um als getrennt wahrgenommen zu werden (*relative Schwelle*). Hier gilt, dass der Unterschied umso größer sein muss, je stärker der schon vorhandene Reiz ist (*Webersches Gesetz*, nach Zimbardo). Im Lärm des Schockraums wird ein Alarm, der im OP mühelos gehört werden kann, diese Unterschiedsschwelle vielleicht nicht überwinden und ungehört bleiben.

Absolute Schwellen legen fest, ab welcher und bis zu welcher Stärke (z. B. Helligkeit, Lautstärke) Reize überhaupt wahrgenommen werden können. Wahrnehmungsschwellen können *dauerhaft* durch Schädigung der Nerven verändert werden (durch Traumatisierung oder Alterungsprozesse). *Kurzfristig* verändern sich Schwellen sowohl durch den Prozess der Adaptation als auch durch motivationale Prozesse, die die Aufmerksamkeit regulieren (► Kap. 4.4; Kap. 8). Für die Entstehung von Wahrnehmungsfehlern auf Ebene der Sinneszellen sind die neurophysiologischen Mechanismen der *Adaptation* und *Ermüdung* relevant: Dauertöne werden zunehmend leiser und gleichbleibende Gerüche innerhalb von Minuten immer weniger intensiv wahrgenommen. Adaptationsprozesse dienen teilweise der Feineinstellung der Wahrnehmung (wie beispielsweise die Hell-Dunkel-Adaptation des Auges), teilweise verschwindet ein Sinnesreiz (wie Gerüche), wenn er seine Alarmierungsfunktion ausgeübt hat.

5.2 Gestalten und Muster: Organisation der Wahrnehmung

Die erste Ebene der Wahrnehmung erfolgt *unbewusst* auf der Ebene der Sinneszellen als eine Umwandlung von chemischen und physikalischen Umweltreizen in neuronale Aktivität. Diese neuronale Aktivität wird über die verschiedenen Nervenbahnen an übergeordnete Zentren weitergeleitet. Auf der nächsten Stufe werden in unterschiedlichen Gehirnzentren aus dem sensorischen Input die relevanten Eindrücke herausgefiltert und durch Zusammenfassung, Ergänzung und Vereinfachung zu einem sinnvollen Ganzen, der sog. **Gestalt**, organisiert (zur Gestaltpsychologie Wertheimer 1923, 1925; Metzger 1936, 1982; Eysenck 1942; Köhler 1971). Was für Menschen *relevante* Eindrücke sind, ist teils evolutionär gegeben, teils wird es im Laufe des Lebens erlernt. Als Folge dieses Organisationsprozesses sehen Menschen immer mehr als das, was ihre Sinnesorgane an Daten liefern: Sie nehmen nicht Sinneseindrücke wahr, sondern eine Gestalt, die für sie Sinn ergibt. Diese Gestalt ist immer mehr als die Summe ihrer Teile. Gestalten sind »transponierbar«, d.h. sie werden erkannt, auch wenn sich die Teile verändern, aus denen sie bestehen (v. Ehrenfels 1890 nach Vulkovich 2000). Dass ein Herz schlägt, wird daran erkannt, dass ein Narkosemonitor rhythmische Töne von sich gibt; ein EKG wird auf einem Rhythmusstreifen auch dann noch als solches erkannt, wenn die Linie auf dem Papier mangels Farbe nur gestrichelt ist.

An diesem Fundamentalprinzip menschlicher Wahrnehmung wird offensichtlich, dass es unsere Umwelt nicht einfach »gibt«, sondern dass das, was Menschen als ihre Welt erleben, im Zusammenspiel von angeborenen neuronalen Mechanismen und erlernten Mustererkennungsprozessen durch das Gehirns konstruiert wird. Diese Konstruktion erfolgt bereits anhand einiger weniger Inputs, so dass ein Objekt keineswegs vollständig sensorisch erfasst sein muss, bevor es erkannt wird. **Gestaltwahrnehmung** bezeichnet daher das Phänomen, dass auch eine unvollständige Reizvorlage schnell und eindeutig erkannt werden kann. Die Gestaltwahrnehmung folgt Regeln, den sog. Gestaltgesetzen, nach denen das Wahrnehmungssystem entscheidet, welche sensorischen Eindrücke zusammengehören und eine Gestalt bilden: Gestaltgesetze beschreiben zwei allgemeine Wahrnehmungsprinzipien, anhand derer Informationen so organisiert werden, dass sie z. B. die *Orientierung im Raum* ermöglichen, *Figuren vor Grund* erkennbar machen und *sinnvolle Gestalten* erkennen lassen:

- Die *Auswahl* einiger weniger möglicher Gestalten aus der Vielzahl theoretisch möglicher Interpretationen einer Reizkonfiguration
- Die *Ordnungsbildung* durch das »Bevorzugen« von »guten« Gestalten

Dieses zweite Prinzip, das in verschiedenen Einzelgesetzen konkretisiert wird, ist die **Tendenz zur guten Gestalt,** auch **Prägnanzprinzip** genannt: Wenn eine Reizkonfiguration, also die augenblickliche Summe aller sensorischen Eindrücke, mehrere alternative Deutungen zulässt, setzt sich stets die größtmögliche Ordnung durch, die beste Gestalt. Die »beste« Gestalt ist jeweils die einfachste, einheitlichste, symmetrischste, geschlossenste von allen möglichen.

✔ **Prägnanzprinzip: Wenn ein Sinneseindruck mehrere alternative Deutungen zulässt, setzt sich stets diejenige Struktur durch, die von allen möglichen die geordneteste »beste« Gesamtgestalt (z. B. die einfachste oder einheitlichste) annimmt. Das Prägnanzprinzip wird durch die Gestaltgesetze konkretisiert.**

Anstatt also nur weiterzuleiten, was als sensorischer Input erfasst wurde, konstruiert die menschliche Wahrnehmung gute Gestalten, wodurch eine optimale Abhebung und Gliederung eines Gebildes aus dem Gesamt eines Wahrnehmungsfelds bewirkt wird. Alles, was Menschen sehen, wird durch konstruktive Aktivität spontan zu einem sinnhaften Ganzen ergänzt. Auch aus einer »objektiv« ungeordneten Reizvorlage werden Gestalten gebildet. *Funktional* gesehen dient dies der schnellen und ausreichend sicheren Orientierung . Ein Beispiel für das Prägnanzprinzip gibt ◘ Abb. 5.2, in der ein

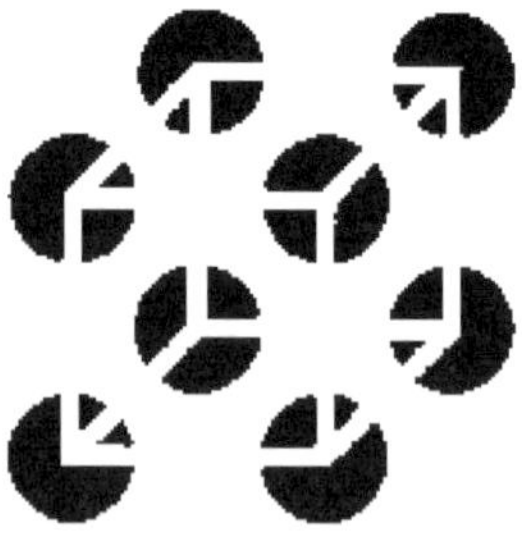

◘ **Abb. 5.2.** Das Prägnanzprinzip erleichtert die Identifikation unvollständiger Reizvorlagen

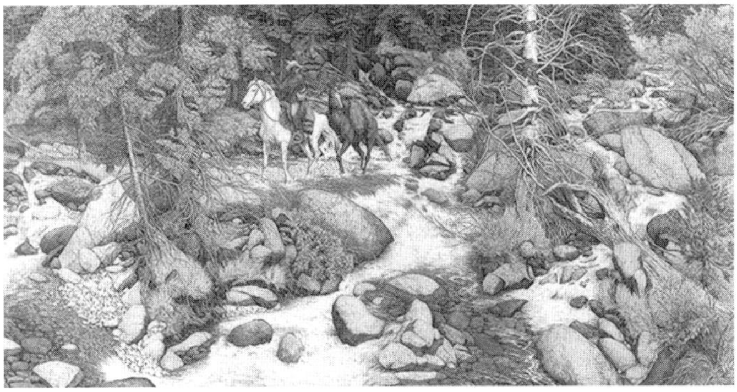

Abb. 5.3. Beispiel für das Gesetz der Vertrautheit: »Der Wald hat Gesichter« (Bild von Bev Doolittle 1985). Auf dem Bild werden der Wald und die Felsformationen zunächst als Bäume und Felsen gesehen. Erwartet man jedoch Gesichter in ihnen wiederzufinden, so ergeben die einzelnen Elemente des Bildes einen ganz neuen Sinn. Insgesamt sind 13 Gesichter zu erkennen

Würfel gesehen wird, der nur durch Aussparungen in anderen Figuren »gezeichnet« ist.

Das Prägnanzprinzip wird durch die **Gestaltgesetze** konkretisiert. Die wichtigsten sind:

- **Gesetz der Nähe**: Dinge, die nahe beieinander sind, werden als zusammengehörig wahrgenommen
- **Gesetz der Ähnlichkeit:** Dinge, die einander ähnlich sind, werden als zusammengehörig wahrgenommen
- **Gesetz der guten Fortsetzung**: Eine Figur wird als Zusammenschluss möglichst sinnvoller Linien wahrgenommen. Das menschliche Gehirn kann z. B. sich überkreuzende Linien auf Monitoren als solche wahrnehmen
- **Gesetz der Geschlossenheit**: Nicht vorhandene Teile eines Reizganzen werden in der Wahrnehmung ergänzt, unvollständige Figuren als ganze gesehen

Hypothesengesteuerte Wahrnehmung

Die Leistung der Wahrnehmung geht aber über das Ergänzen nur teilweise vorhandener oder verdeckter Vorlagen zu ganzen Gestalten hinaus: Auch die Wahrnehmung von vollständig vorhandenen Objekten erfolgt unvollständig! Bereits mit dem ersten sensorischen Input werden im Abgleich mit Gedächtnisinhalten Hypothesen darüber gebildet, um welches Objekt es sich handeln könnte (**hypothesengesteuerte Wahrnehmung,** Bruner u. Postman 1951; Dörner 1999). Die wahrscheinlichste Hypothese, d. h. der am besten vorgebahnte Gedächtnisinhalt, wird weiterverfolgt.

Es wird eine Erwartung gebildet, was an einer bestimmten Stelle des Blickfeldes zu sehen sein müsste, und diese Erwartung wird dann überprüft. Nach einer ausreichenden Zahl von Treffern wird der Prozess abgebrochen und das Objekt wird erkannt: Es ist also nur zum Teil gesehen worden, zum Teil wird es quasi halluziniert. Man sieht nur, was man (unbewusst) sehen will oder zu sehen gewohnt ist. Wissen und Erwartungen bestimmen, wie man die Welt wahrnimmt. Hat man etwas erkannt, also eine Festlegung auf eine Hypothese getroffen, erfordert es große Mühe, sich zu einer neuen Deutung durchzuringen und diese dann auch zu sehen.

Wissensabhängigkeit der Hypothesen

Die Hypothesen, die den Wahrnehmungsprozess steuern, werden großteils aufgrund des Wissens gebildet. Vertrautes wird schneller und sicherer erkannt als Unvertrautes. Je erfahrener jemand ist, desto schneller und genauer wird er z. B. eine zyanotische Verfärbung der Haut als Zeichen einer ungenügender Atemtätigkeit sehen.

Auch Hypothesen, die aus bewusstem Denken entstehen, können die Wahrnehmung leiten. Oft führt sogar erst das bewusste Wissen um das, was da sein soll, zum Sehen (Abb. 5.3).

Der Mechanismus der hypothesengesteuerten Wahrnehmung nimmt Irrtümer in Kauf. Der Satz »Was wahrscheinlich ist, ist wahrscheinlich« scheint nicht nur eine Hausarztregel zur Auswahl von Diagnosen, sondern *die* Auswahlregel unseres Gehirns schlechthin zu sein. Eine Vielzahl an optischen Täuschungen zeigt allerdings, wie leicht unser Wahrnehmungssystem dadurch täuschbar ist. Evolutionär scheint jedoch eine schnelle Musterbildung in einer Umwelt, in der optische Täuschungen selten sind, gegenüber einer hundertprozentigen Abtastung der Reizvorlage, die zwar fehlerfrei, dafür aber langsamer arbeiten würde, von Vorteil

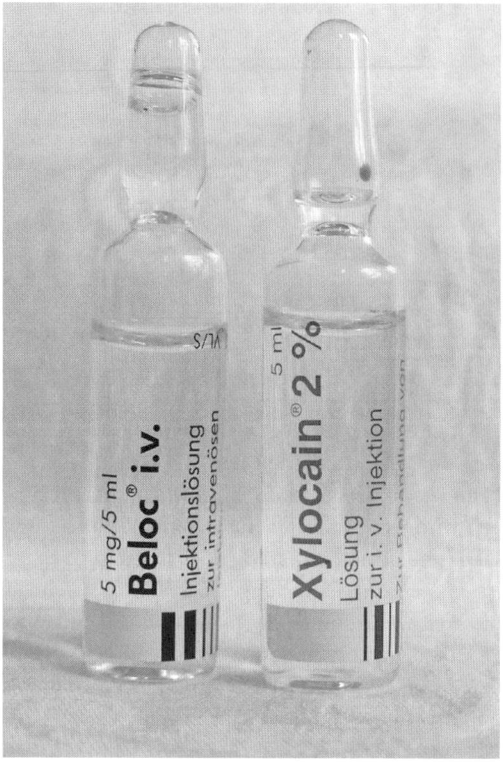

■ **Abb. 5.4.** Beloc und Xylocain wurden häufig verwechselt

gewesen zu sein. Dieser natürlichen Tendenz, alles schon zu erkennen, ehe man es wirklich gesehen hat, kann man durch Steuerung der Aufmerksamkeit (▶ Kap. 8.1) zum Teil begegnen. Auch für den Anästhesisten aus dem Anfangsbeispiel wäre dieser Schritt, die momentane Deutung bewusst zu hinterfragen, der einzige Weg gewesen, seinen Fehler selbst zu erkennen.

Der Mechanismus der hypothesengesteuerten Wahrnehmung erklärt, warum Medikamentenverwechselungen gerade in kritischen Situationen häufig zu fehlerhaften iv-Gaben führen. Unterscheiden sich beispielsweise Ampullen von hochpotenten Medikamenten nicht deutlich, nimmt man sich unter Zeitdruck oftmals nicht mehr die Zeit, genau hinzusehen. Da der Auflösungsgrad der Wahrnehmung unter diesen Umständen grob ist (▶ Kap. 4.4), »sieht« man das Medikament, das man zu sehen erwartet und nimmt es. Entfällt unter Stress dann auch noch die bewusste Handlungskontrolle, wird der Fehler auch bei der Gabe des Medikaments nicht korrigiert. Ein bekanntes Beispiel dafür ist die Beschriftung der Medikamente Beloc und Lidocain, die jahrelang sehr ähnlich war (■ Abb. 5.4; s. Fallbeispiel ▶ Kap. 3).

Gestaltgesetze erklären jedoch nicht nur Handlungsfehler. Aus der Kenntnis der Gestaltgesetze können auch ergonomische Anforderungen für die Konstruktion von Monitoren und die Entwicklung von Software abgeleitet werden. Werden diese beachtet, so können Informationen besser lesbar und leichter interpretierbar dargestellt werden.

5.3 Erkennen und Bedeutung schaffen

Die dritte Stufe der Wahrnehmung fügt der Musterbildung das **Erkennen** und **Bedeutung zuweisen** hinzu. Die Wahrnehmungsinhalte werden anhand von Schemata *identifiziert* und in Kategorien unseres Wissens *eingeordnet*. Vorausgesetzt, die Wahrnehmungsinhalte sind dem Handelnden vertraut, erhält alles Wahrgenommene seine sprachliche Benennung. Auf dieser Stufe wird dem Wahrgenommenen seine Bedeutung zugewiesen und es wird in einen größeren Zusammenhang eingefügt: Aus visuellen Reizen wird eine Kapnographiekurve auf dem Bildschirm und der Gedanke »der Patient atmet spontan« taucht auf (■ Abb. 5.1). Erst bei diesem letzten Schritt, nachdem die Wahrnehmungsinhalte bereits vielfach gefiltert und verarbeitet wurden, wird Wahrnehmung bewusst. Trotz der vielstufigen Verarbeitung fühlt sich Wahrnehmung objektiv an: Menschen meinen, die Welt zu sehen, zu hören und zu spüren, wie sie ist. Die drei Wahrnehmungsstufen laufen so schnell ab, dass sie nicht getrennt wahrgenommen werden. Diese **gefühlte Objektivität** macht es schwer, die Täuschbarkeit der Sinneswahrnehmung nicht nur abstrakt einzusehen, sondern diese Erkenntnis auf sich selbst anzuwenden.

Erwartungen: »Das ist typisch!«

Das Erkennen und Einordnen von Wahrnehmungsinhalten in Kategorien wird durch *Voreinstellungen* und durch *Erwartungen* **(mind sets, Erwartungsschemata)** wesentlich erleichtert: Da in einem bestimmten Zusammenhang einige Wahrnehmungen *wahrscheinlicher* sind als andere, werden sie neuronal voraktiviert. Wahrscheinlicher heißt in diesem Fall, dass in der persönlichen Erfahrung eine Wahrnehmung bei einem entsprechenden sensorischen Eindruck oft vorgekommen und damit für diese

Situation typisch geworden ist. Durch die neuronale Voraktivierung wird die Einordnung und das Erkennen schneller und sicherer. Unerwartetes hingegen muss länger und eingehender betrachtet werden, ehe es zweifelsfrei erkannt wird.

Die Voraktivierung ist also *erfahrungsabhängig*: Das Wissen bestimmt, was in einer Situation wahrscheinlich ist. Damit ist jedoch immer die Gefahr verbunden, nur das zu sehen, was man immer schon gesehen hat und nicht außerhalb eingefahrener Gleise denken zu können. Eine Voraktivierung kann auch *motivational* erfolgen (Dörner 1999): Ist ein bestimmtes Bedürfnis aktiv, so werden vorrangig diejenigen Dinge wahrgenommen, die zur Befriedigung des Bedürfnisses führen. Möchte ein Anästhesist möglichst rasch seinen Patienten extubieren, weil das Essen im Kasino wartet oder er müde ist, so wird er eher geneigt sein, eine Kapnographiekurve als Zeichen ausreichender Spontanatmung zu deuten: Der Wunsch wird zum Vater des Gedanken.

✓ **Das *Erkennen*, also die Einordnung von Wahrnehmungsinhalten in Kategorien, erfolgt wie schon die Gestaltbildung hypothesengesteuert, wobei die zugrunde liegenden Hypothesen aufgrund von Erfahrung oder Motiven gebildet werden.**

Mit der Einordnung in Kateogorien und der Benennung als »etwas« geht Wahrnehmung ins Denken über bzw. steht nun den bewussten Denkprozessen zur Verfügung (▶ Kap. 6).

5.4 Wahrnehmung und Gefühle

Die Wahrnehmung von Ereignissen in kritischen Situationen ist von Emotionen (Scherer u. Ekman 1994) begleitet. Zum einen wird aus *allen* Wahrnehmungsinhalten eine **emotionale Bewertung** der Situation gebildet – auch aus denen, die nicht ins Bewusstsein gelangen (▶ Kap. 4.4, Kap. 8.1). Das Gefühl, das aus solchen Bewertungen entsteht, ist häufig unklar, sprachlich nicht gut fassbar. Da sie auf unbewussten Wahrnehmungen beruhen, sind Gefühle schwer analysierbar. Da sie aber eben auf Wahrnehmungen beruhen, sollten sie ernst genommen werden: Sie sind »**Rauchzeichen**« für Feuer, die »hinter dem Horizont« der bewussten Wahrnehmung brennen. Ein »ungutes« Gefühl« zu haben, bedeutet, dass die Bewertung »hier stimmt etwas nicht« getroffen wurde, aufgrund welcher Informationen auch immer. Es lohnt sich, noch einmal genau hinzusehen und den Grund für das Gefühl herauszufinden.

Gefühle gelangen wie andere »Meldungen« aus dem Organismus als eigener Wahrnehmungsinhalt ins Bewusstsein. Deshalb werden sie wie ein Ereignis von außen erlebt und nicht etwa wie eine eigene Konstruktion. Um auf Gefühle angemessen reagieren zu können, sollte man sich jedoch klarmachen: Nicht das Ereignis selbst verursacht ein Gefühl, sondern die subjektive Bewertung des Ereignisses (◘ Abb. 5.5). Fängt ein Patient nach einer längeren Narkose wieder an zu atmen, sieht der Anästhesist nicht nur die Kapnographiekurve: Er verspürt auch so etwas wie Erleichterung über diesen Sachverhalt. Der Grund dafür liegt in der Bedeutung, die er diesem Sinneseindruck gibt: Der Patient ist bald wieder wach und damit war die Narkose erfolgreich.

Die Erklärung von Gefühlen als *Bewertung* ist ein Ansatzpunkt für den Umgang mit unangenehmen Gefühlen in kritischen Situationen: Sei es die Kommunikation mit schwierigen Menschen, sei es der Umgang mit belastenden Ereignissen (*Stressoren*; ▶ Kap. 9.1.1): Oftmals erhalten diese Situationen ihre belastende Komponente erst durch die Deutung, die man dem Verhalten eines Gegenüber oder einem Sachverhalt gibt. Möglicherweise kann man eine Person oder eine Situation »auch anders sehen« und damit einen Teil der Belastung »abfangen«.

5.5 Tipps für die Praxis

- Wahrnehmung ist subjektiv. Vertrauen Sie lieber auf vier Augen als auf zwei, wenn es wichtig ist.

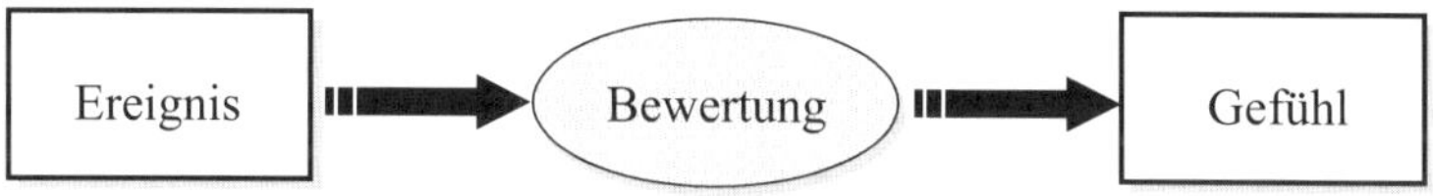

◘ **Abb. 5.5.** Zusammenhang zwischen Umweltereignissen und Gefühlen. Nicht die Ereignisse selbst, sondern erst die Bewertung derselben lösen Emotionen aus.

- Rechnen Sie damit, dass Ihre Wahrnehmung Sie manchmal in die Irre führt. Erhöhen Sie deshalb in kritischen Situationen den Auflösungsgrad – sehen Sie bewusst genauer hin, um Irrtümer zu entdecken.
- Wahrnehmung wird durch Erwartungen geleitet. Machen Sie sich Ihre Erwartungen bewusst, das ermöglicht Ihnen eine genau Prüfung.
- Verwenden Sie möglichst viele Sinnesmodalitäten, um ein genaues Bild der Situation zu bekommen – hören *und* sehen *und* riechen *und* fühlen Sie, wie es Ihrem Patienten geht.
- Gefühle werden nicht durch die Situation hervorgerufen, sondern durch ihre Bewertung – nehmen Sie diese ernst und suchen Sie nach Ursachen. Denken Sie bei starken unangenehmen Gefühlen auch daran, dass Sie Gefühlen nicht hilflos ausgeliefert sind, weil Sie diese Bewertungen verändern können.

5.6 Wahrnehmung – Auf einen Blick

Aus dem eben Gesagten lassen sich die folgenden Prinzipien zusammenfassen, die auf allen Stufen menschlicher Wahrnehmung wirken:

Wahrnehmung …

- **befähigt Menschen, sich in der Welt zu orientieren.** Wahrnehmung ist nicht auf Wahrheit, sondern auf Nützlichkeit angelegt. Menschen konstruieren sich aus unvollständig erfassten Sinneseindrücken diejenigen Teile der Wirklichkeit, die für ihr Überleben notwendig sind.
- **erfolgt in drei interagierenden Schritten:** Verarbeitung von Sinnesreizen in den Sinnesorganen, Organisation der Wahrnehmung (Gestaltwahrnehmung und Musterbildung) sowie Bedeutungszuweisung und Erkennen. Diese drei Prozesse beeinflussen sich gegenseitig und sind wissensabhängig.
- **wird durch absolute und relative Schwellen begrenzt.** Einige diese Schwellen sind biologisch vorgegeben, andere sind durch Motivation und durch bewusste Steuerung der Aufmerksamkeit veränderbar.
- **erfolgt hypothesengesteuert:** Erwartungen über das, was da sein müsste, steuern den Wahrnehmungsvorgang und ersetzen teilweise auch das tatsächliche Abtasten der Reizvorlage. Für das menschliche Gehirn ist keine Unterscheidung von konstruierten und real vorhandenen Daten möglich. Die zugrundeliegenden Hypothesen entstehen durch Vorbahnungen aufgrund von Erfahrungen und Motiven.
- **nimmt Fehleranfälligkeit in Kauf,** um Effizienz und Schnelligkeit zu erreichen: Die hypothesengesteuerte Organisation von Sinnesreizen dient einer schnellen, eindeutigen, stabilen und damit sicheren Orientierung im Raum. Damit ist eine Anfälligkeit für Irrtümer und Täuschungen untrennbar verbunden.

Literatur

Anderson JR (1983) The Architecture of Cognition. Harvard University Press, Cambridge (Mass.)

Birbaumer N, Schmidt RF (1991) Biologische Psychologie. Springer, Heidelberg u. a.

Bruner JS, Postmann L (1951) An Approach to social perception. In: Dennis W, Lipitt R (eds) Current trends in social psychology. University of Pittsburgh Press, Pittsburg

Dörner D (1999) Bauplan für eine Seele. Rowohlt, Reinbek bei Hamburg

Eysenck H (1942) The Experimental Study of the »Good Gestalt«: A New Approach. Psychological Review, 49: 344–364

Goldstein EB (1997) Wahrnehmungspsychologie. Spektrum, Heidelberg

Klix F (1971) Information und Verhalten. Kybernetische Aspekte der organismischen Informationsverarbeitung. Hans Huber, Bern u. a.

Köhler W (1971) Die Aufgabe der Gestaltpsychologie. Walter de Gruyter, Berlin New York

Metzger W (1982) Möglichkeiten der Verallgemeinerung des Prägnanzprinzipes. Gestalt Theory, 1/1982: 3–22

Metzger W (1936) Gesetze des Sehens. Kramer, Frankfurt am Main

Ramachandran V, Blakeslee S (2001) Die blinde Frau, die sehen kann. Rätselhafte Phänomene unseres Bewusstseins. Rowohlt, Reinbek

Scherer K & Ekman P (eds) (1984) Approaches to Emotion. Lawrence Erlbaum, Hillsdale, NJ

Wertheimer M (1923) Untersuchungen zur Lehre von der Gestalt. Psychologische Forschung, 4: 301–350

Wertheimer M (1925) Über Gestalttheorie. Erlangen: Verlag der philosophischen Akademie. Reprint: Gestalt Theory, 7: 99–120

Vukovich A (2000) Christian v. Ehrenfels: »Über ‚Gestaltqualitäten'«. In: Schmale H (Hrsg.) Hauptwerke der Psychologie. Kröner, Stuttgart:

Zimbardo P, Gehrig R (1999) Psychologie. 7., neu übersetzte und bearbeitete Auflage. Springer, Berlin Heidelberg New York u. a.

Informationsverarbeitung und Modellbildung: Weltbilder

Fallbeispiel

Das Meldebild der Rettungsleitstelle lautet: »Ein Verkehrsunfall mit mehreren Verletzten«. Beim Eintreffen am Unfallort findet die Notärztin zwei PKWs vor, von denen einer aus ungeklärtem Grund von der Fahrbahn abgekommen und seitlich in das entgegenkommende Fahrzeug hineingefahren ist. Die beiden Insassen des einen Fahrzeuges sind leicht verletzt, der Fahrer des Unfallwagens zeigt äußerlich keine Verletzungsspuren, ist aber komatös und hat peripher nur schwach tastbare Pulse. Da der Fahrer nicht eingeklemmt ist, kann die technische Rettung aus dem Fahrzeug rasch erfolgen. Die Notärztin legt mehrere periphervenöse Zugänge und beginnt rasch mit der Volumenzufuhr. Sie intubiert den Patienten und beatmet ihn kontrolliert. Auch nach mehreren Litern Volumensubstitution sind die zentralen Pulse nicht stärker tastbar, so dass die Notärztin einen Adrenalinperfusor startet. Ihr fallen deutlich gestaute Halsvenen auf, jedoch kann sie einen Spannungspneumothorax bei beidseits kräftigem Auskultationsbefund ausschließen.
Der Rettungsassistent weist die mit der Thoraxdrainage beschäftigte Notärztin auf eine Sternotomienarbe hin, die eine vorangegangene koronare Bypassoperation anzeigen könnte. Die Notärztin geht darauf nicht ein. Unter weiterer Volumengabe wird der Patient mit der Verdachtsdiagnose eines Volumenmangelschocks in die Notaufnahme der nächsten Klinik gebracht. Bei weiterhin schlechten Blutdruckwerten, 3500 ml Volumenersatz und einer hohen Katecholamindosierung liefert der Abdomen-Ultraschall keinen Hinweis auf freie intraabdominelle Flüssigkeit, klinisch und radiologisch ergibt sich kein Hinweis auf eine knöcherne Verletzung und der Röntgenthorax zeigt eine beidseits adäquat ventilierte Lunge mit Zeichen einer ausgeprägten kardialen Stauung. Es wird eine transösophageale Echokardiographie durchgeführt, die eine ausgeprägte Akinesie im Vorder- und Hinterwandbereich des Herzens zeigt. Der Patient verstirbt kurze Zeit später im therapierefraktären kardiogenen Schock auf der Intensivstation.

Eine Notärztin wird mit einem scheinbaren Routineeinsatz konfrontiert: Ein Verkehrsunfall mit zwei leicht- und einem schwerer verletzten Patienten. Die Versorgung des Patienten mit den klinischen Zeichen eines Volumenmangelschocks erfolgt routiniert: Mehrere periphervenöse Zugänge werden gelegt und eine Notfallnarkose mit Intubation und kontrollierter Beatmung eingeleitet. Die Notfallsituation weist jedoch einige Besonderheiten auf, die von der Notärztin nicht wahrgenommen werden. Weder der ungeklärte Unfallhergang, die fehlenden äußeren Verletzungszeichen noch die Sternotomienarbe, die auf eine Herzoperation hinweist, bringen die Notärztin ins Nachdenken darüber, ob es neben der Anfangsdiagnose »Volumenmangelschock« noch eine andere Erklärung für den Zustand des Patienten gibt. Zu keinem Zeitpunkt wird eine nicht-traumatologische Ursache wie beispielsweise ein akuter Myokardinfarkt als Unfallursache in Erwägung gezogen. Offen vorhandene Informationen werden von ihr während des gesamten Einsatzes nicht wahrgenommen.

Dieses Phänomen der Blindheit für das scheinbar Offensichtliche begegnet Akutmedizinern in ihrer täglichen Praxis gar nicht so selten. Wie ist der Sachverhalt zu erklären, dass die Notärztin erst nach Einsatzende und nicht schon während der Patientenversorgung sehen konnte, dass die äußeren Umstände des Verkehrsunfalls auch ganz anders hätten gedeutet werden können? Diese Frage berührt den Kern menschlicher Informationsverarbeitung.

Menschliches Denken benutzt Informationen, die durch die Wahrnehmung und durch das Gedächtnis bereit gestellt werden (► Kap. 4 und 5). Wissen steht Menschen jedoch nicht in der gleichen Weise zur Verfügung wie Informationen, die von einer Computerfestplatte gelesen werden. Der Zugriff auf Wissen erfolgt vielmehr selektiv und unterliegt dabei ähnlichen Prinzipien wie die Wahrnehmung:

- Was *häufig* vorkommt, wird besser erinnert
- *Erwartetes* wird voraktiviert und ist leichter abrufbar
- *Verwandtes* wird gemeinsam aktiviert (Assoziation)
- *Wichtiges* wird besser erinnert und schneller abgerufen
- *Stark gefühlsmäßig* Bewertetes wird besser erinnert und schneller abgerufen

Bewusste Denkprozesse wie Urteilen, Planen, Analogiebildung oder die Bildung von Prognosen über den Verlauf von Geschehnissen bauen auf einer Vielzahl unbewusster Schritte der Informa-

tionsverarbeitung auf. In diesem Punkt gleicht das Denken der Wahrnehmung, bei der ebenfalls dem bewussten Erkennen eine Vielzahl an unbewussten Verarbeitungsschritten vorausgehen. Grundlegende Denkleistungen, die auf der Basis der Gedächtnisarchitektur ablaufen, sind z. B. (Lompscher 1972; Selz 1913):
Identifizieren und Klassifizieren von Objekten oder Ereignissen

- Bewerten
- Verknüpfen
- Assoziieren
- Imaginieren/Vorstellen

Aus den genannten Abrufbedingungen für Wissen und den grundlegenden Denkleistungen lassen sich einige fundamentale Prinzipien der Informationsverarbeitung ableiten. Diese tragen sowohl zur enormen Leistungsfähigkeit als auch zu vielen Fehlern des menschlichen Denkens bei.

6.1 Organisation des Wissens: Schemata und mentale Modelle

Jedes menschliche Wissen – *sensorisches und motorisches Wissen, Handlungswissen* und *Faktenwissen* – ist im Gedächtnis anhand von **Schemata** organisiert (► Kap. 4.5.1). Schemata sind Zusammenfassungen, »Wissenspakete« über Dinge, Situationen oder Handlungen. Sie können entweder begrifflich (»alles, was zur Intubation gehört«) oder als **Skripte** für Situationen (»wie man intubiert«) angelegt sein (Bartlett 1932; Schank u. Abelson 1977). Die Organisation der einzelnen Wissensbestandteile in Schemata (z. B. »Narkoseeinleitung und Intubation«) erlaubt es, Bestandteile der aktuellen Situation

- *zu erkennen und einzuordnen* (»der Patient ist bewusstlos und lässt sich mit der Maske beatmen. Bisher verläuft alles regelrecht«)
- *zu erklären* (»die Bewusstlosigkeit ist durch das Thiopental bedingt«)
- *vorherzusagen* (»wenn ich das Thiopental gebe wird der Patient bewusstlos werden«)

Die Gesamtheit der Schemata, die sich auf einen bestimmten Realitätsbereich beziehen, bezeichnet man als **mentales Modell** (Johnson-Laird 1983). Mit diesem Begriff ist die Vorstellung gemeint, dass jeder Mensch sich von seiner Umwelt ein Modell »im Kopf« erstellt, das eine Deutung über den momentanen Zustand der Umwelt enthält und das eigene Handeln begründet. Mentale Modelle ermöglichen Stabilität des Wissens und damit planvolles Handeln. Man kennt sich in der Welt aus, neue Informationen können in bereits vorhandene mentale Modelle eingefügt werden. Da mentale Modelle auf vorhandenem Wissen beruhen, das seinerseits durch *persönliche Erfahrungen* entstanden ist, unterscheiden sie sich von Mensch zu Mensch. Daraus ergibt sich für Notfallsituationen die Notwendigkeit, die verschiedenen mentalen Modelle der Einzelnen miteinander abzugleichen. Geschieht dies nicht, so besteht die Gefahr, dass jedes Teammitglied auf der Basis ganz unterschiedlicher Voraussetzungen handelt (► Kap. 11.2).

Umgang mit neuer Information

Neue Information wird, wann immer möglich, in bereits vorhandene mentale Modelle eingefügt (**Assimilation**). Lernen bedeutet hier, mentale Modelle zu erweitern, ohne dass ihre Struktur verändert werden muss. Eine arterielle Hypotension in Zusammenhang mit einem Verkehrsunfall »passt« als Erweiterung in das Grundmodell »Volumenmangel«. Neue Information kann jedoch auch in einem so großen Widerspruch zu bereits Bekanntem stehen, dass sie nicht einfach in ein bestehendes Modell eingepasst werden kann. In diesem Fall müssen mentale Modelle umorganisiert und in ihrer Struktur so verändert werden, dass sie sich den neuen Gegebenheiten anpassen (**Akkomodation**, Piaget 1976). Lernen bedeutet in diesem Fall, dass man die Welt anders als bisher wahrnehmen muss und dass man gezwungen ist, bisherige Vorgehensweisen zu ändern. Da Menschen jedoch Gewohnheitstiere sind und es generell bevorzugen, ihre bestehenden mentalen Modelle aufrechtzuerhalten, erfolgt dieser Lernprozess häufig nur sehr widerstrebend.

6.2 Sind wir denkfaul und uneinsichtig? Ökonomie, Kompetenz und Sicherheit

Viele Denkfehler beruhen auf falschem Wissen oder auf dem falschen Umgang mit richtigem Wissen (► Kap. 3.2.2). Auch wenn sich im Einzelnen eine ganze Reihe an Fehlern bei der Informationsverarbeitung beschreiben lassen, können alle diese Feh-

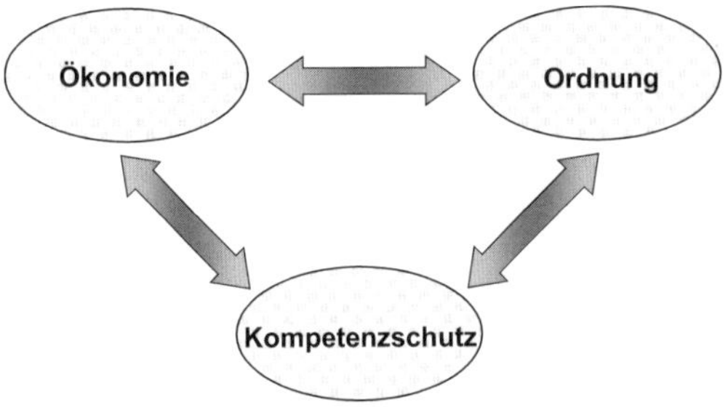

Abb. 6.1. Die drei grundlegenden Faktoren, die sich bei der Bildung mentaler Modelle gegenseitig beeinflussen

ler auf drei grundlegende Prinzipien zurückgeführt werden: Ressourcenschonung, Kompetenzschutz und Suche nach Ordnung. Diese beeinflussen sich gegenseitig (Abb. 6.1).

6.2.1 Denkfaulheit: Ressourcenschonung

Informationsverarbeitung folgt generell dem **Prinzip der Ökonomie**, dem sparsamen Einsatz der begrenzten Ressource »Denken«: Immer dann, wenn man etwas bereits zu wissen meint, muss man es nicht mehr bewusst ansehen oder darüber nachdenken. Ein Verkehrsunfall ist dann ein Verkehrsunfall, so wie man ihn schon oft erlebt hat. Was Menschen wahrnehmen wird davon bestimmt, was sie erwarten wahrzunehmen. Tatsächliche Lücken werden mit Hilfe von Wissen ergänzt. Dieses Ergänzungsprinzip geht in der Tat sehr sparsam mit dem Einsatz von bewusstem Denken um, führt aber zu Fehlern, wenn

- das Wissen der Realität nicht entspricht, weil es falsch oder unpassend ist,
- der Abgleich der Realität mit dem Wissen zu oberflächlich war.

Unter Stress oder hoher emotionaler Anspannung wird der Abgleich des mentalen Modells mit der Wirklichkeit noch oberflächlicher: Fehler wie übersehen, verwechseln und verhören werden damit wahrscheinlicher (► Kap. 9).

Trotz aller »Denkfehler« ist die Tendenz des Gehirns, möglichst ökonomisch zu arbeiten, meistens effektiv. Auch mit einer Strategie der begrenzten Informationsnutzung lassen sich gute Ergebnisse erzielen (Hertwig u. Todd [in press]; Gigerenzer 2000).

6.2.2 Bloß nicht untergehen! Kompetenzschutz

Um effizient handeln zu können, benötigen Menschen ein stabiles mentales Modell, mit dem sich eine Situation hinreichend erklären lässt. Um diese Stabilität zu gewährleisten, wird an einer einmal gefundenen geistigen Ordnung möglichst lange festgehalten, damit man nicht ständig Neues denken oder von vorne anfangen muss. So gesehen handelt es sich um eine durchaus sinnvolle Vorgehensweise. Nicht-Wissen scheint aber auch direkt das Kompetenzgefühl anzugreifen, so dass Umdenken- müssen als eine Bedrohung erlebt wird (► Kap. 4.3.2). Menschen halten also auch deswegen an ihren mentalen Modellen fest, um das Kompetenzgefühl zu schützen (Dörner 1999). Kompetenzschutz begründet jedoch nicht nur die *Stabilität*, sondern auch die *Form* von mentalen Modellen: Klare, einfache Modelle verleihen Sicherheit und das Gefühl, sich auszukennen. Komplexe und differenzierte Welterklärungen hingegen bringen Zweifeln und Unsicherheit. Dies erklärt, warum Menschen unübersichtliche Situationen häufig unangebracht vereinfachen (Dörner 1989). Da der Mensch ohne Kompetenzgefühl nicht handlungsfähig ist (► Kap. 4.3.2), hat Kompetenzschutz eine wichtige Funktion in der Regulation der menschlichen Psyche. Bestimmt er jedoch unkontrolliert das Handeln, besteht die Gefahr, dass die Behandlung des Patienten zweitrangig wird.

Gerade in kritischen Situationen, in denen das nötige Wissen oft nicht vorhanden ist, wäre deshalb eine Reflexion der eigenen Denkmodelle wichtig. Gerade in kritischen Situationen unterbleibt dieses Nachdenken jedoch oft.

6.2.3 Sicherheit und Ordnung: Vermeidung von Unbestimmtheit

Mentale Modelle fassen Weltwissen nicht irgendwie zusammen: Vielmehr geben sie der Welt Ordnung, indem sie ähnliche Erfahrungen zusammenfassen, sie eindeutig interpretieren und in ein stimmiges Weltbild einfügen. Mentale Modelle tendieren zu Geschlossenheit und Stabilität. Dadurch ermöglichen sie Erklärung des Bestehenden und Vorhersage des Zukünftigen. Daher suchen Menschen die Eindeutigkeit und vermeiden Mehrdeutigkeit und Unbestimmtheit wo immer es geht (**Ambiguitätsa-**

version, Camerer u. Weber 1992; Heath u. Tversky 1991; Jungermann et al. 1998). Ordnung ist motivational wichtig, weil sie Sicherheit schafft. Aber auch für das Gedächtnis und das Denken ist Ordnung zentral: Geordnetes kann man sich besser merken und leichter wieder abrufen. Sind Menschen gezwungen, größere Informationsmengen zu verarbeiten, so gelingt dies nur, wenn die Informationen in geordnetem Zusammenhang stehen. Denken kann daher in seiner Summe als ein Prozess beschrieben werden, mit dem Menschen Ordnung bilden (Selz 1913/1922). In der Akutmedizin wird das Bedürfnis nach Ordnung des Denkens beispielhaft in der Suche nach einer *eindeutigen* Diagnose sichtbar: Diese Eindeutigkeit ist eben nicht nur für die Behandlung des Patienten, sondern auch für das Denken des Arztes nötig.

6.3 Wunsch und Wirklichkeit: Informationsverzerrungen

Um das eigene Weltbild nicht in Frage stellen zu müssen, biegen Menschen unbewusst Informationen so lange zurecht, bis sie »passen«. Dieser unangemessene Umgang mit Informationen kann mehrere Formen annehmen (◘ Abb. 6.2).

Selektive Informationssuche

Es werden vor allem Informationen gesucht, mit denen sich vorhandenes Wissen oder Annahmen untermauern lassen (**confirmation bias**, Kahneman et al. 1982). Daten, die bisherige Vorstellungen von einem Problem in Frage stellen, müssen nachdrücklicher präsentiert werden als solche, die das mentale Modell bestätigen. Hätte jemand der Notärztin aus dem Fallbeispiel davon berichtet, dass der Patient kurz vor dem Unfall über retrosternalen Brustschmerz klagte, wäre die Diagnose möglicherweise anders ausgefallen. Ohne diesen äußeren Anlass werden Informationen, die den eigenen Annahmen widersprechen, jedoch nur selten aktiv gesucht: Auch die Notärztin war hier keine Ausnahme. Dabei sind Zweifel an der eigenen Meinung und eine grundlegende Skepsis darüber, dass man mit der ersten Diagnose bereits ins Schwarze getroffen hat, oft der einzige Weg, selbst einen Fehler zu bemerken.

Verzerrung und Ausblendung

Werden kritische Situationen als stark kompetenzbedrohend erlebt, kann das Bedürfnis, bestehendes Wissen aufrechtzuerhalten, überwertig werden: Widersprüchliche Information wird dann so *uminterpretiert,* dass sie das vorhandene Wissen bestätigt. Dies kann bis dahin gehen, dass unangenehme Information nicht mehr gehört oder gesehen sondern komplett *ausgeblendet* werden.

Minimale Informationsaufnahme

Nicht nur Kompetenzschutz, sondern auch Überforderung des Denksystems durch die Fülle, Vernetztheit, Intransparenz und Unsicherheit der einströmenden Daten (► Kap. 2.1.1) beeinträchtigen die Modellbildung. Kommen Menschen an die Grenzen

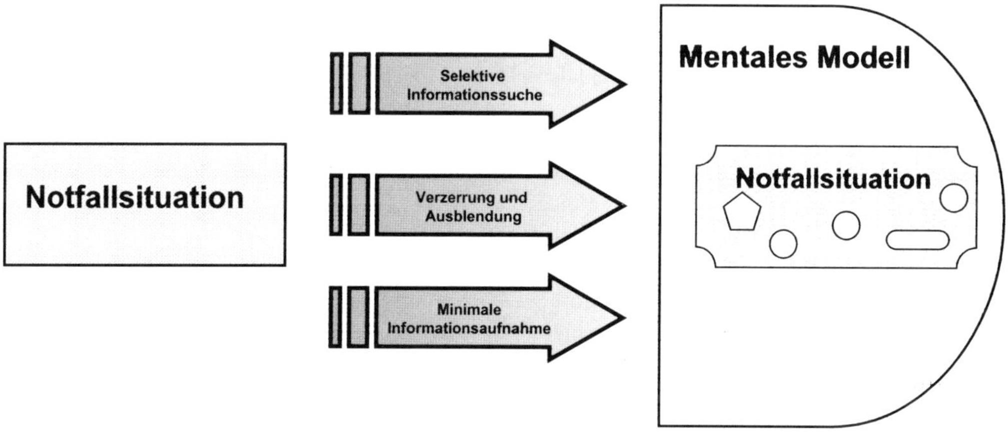

◘ **Abb. 6.2.** Informationsverzerrungen führen zu inadäquaten mentalen Modellen

ihrer kognitiven Verarbeitungskapazität, versuchen sie die Belastung dadurch zu reduzieren, dass die Informationsaufnahme auf ein Minimum reduziert wird. Entscheidungen werden dann auf einer unvollständigen Datenlage aufgebaut und eine Diagnose wird auf den ersten *Ankerreiz* hin gefällt. Eine einmal getroffene Entscheidung wird nicht mehr anhand nachträglich gewonnener Information revidiert.

6.4 Trugbilder: Inadäquate mentale Modelle

Ressourcenschonung, Kompetenzschutz und Unbestimmtheitsvermeidung sind für viele Fehler verantwortlich. Andere Fehler passieren, weil der Umgang mit großen Zahlen oder Wahrscheinlichkeiten für Menschen grundsätzlich schwierig ist. Gemeinsam ist ihnen allen das Erscheinungsbild: Das, was jemand über ein Problem im Kopf hat, entspricht nicht der Wirklichkeit, wie sie sich in Daten zeigt und im Rückblick erkennbar ist. Für die Notärztin aus dem Fallbeispiel war erst im Nachhinein ersichtlich, dass sie die ganze Zeit über das eigentliche Problem nicht erkannt hatte.

Es gibt eine überbordende Literatur zu Denkfehlern. Im Folgenden werden daher nur diejenigen besprochen, die Entscheidungen in der Akutmedizin häufig beeinflussen.

6.4.1 Fixierungsfehler: Aufrechterhalten mentaler Modelle gegen die Evidenz

In kritischen Situationen können Kompetenzerhalt und eine drohende kognitive Überlastung dazu führen, dass der Wunsch nach einem stabilen mentalen Modell alles Handeln bestimmt. Hat man einmal eine Lageeinschätzung getroffenen, bleibt man darauf fixiert, auch wenn hinreichend Informationen auf das Gegenteil hinweisen: Menschen bekommen einen **kognitiven Tunnelblick**. Diese Fixierungsfehler (DeKeyser u. Woods 1990, Gaba 1992) sind dadurch charakterisiert, dass bestätigende Informationen gesucht und Informationen zur Aufrechterhaltung mentaler Modelle verzerrt werden (◘ Tabelle 6.1).

Besonders deutlich wird dies, wenn eine bestimmte Hypothese entschieden abgelehnt wird

◘ Tabelle 6.1. Fixierungsfehler (nach DeKeyser u. Woods 1990)

Fixierungsfehler	Bedeutung
Dies und nur dies	Anhaltendes Versagen, eine Diagnose oder Plan zu revidieren, obwohl es ausreichend Evidenz für das Gegenteil gibt
Alles, nur das nicht	Anhaltendes Versagen, sich einem schwerwiegenden Problem zu widmen. Es wird alles außer einem Notfall in Betracht gezogen
Es ist alles o.k.	Anhaltender Glaube, dass alles in Ordnung ist, obwohl es ausreichend Evidenz für das Gegenteil gibt.

(»Alles, nur das nicht«). Neben der Notwendigkeit, seine Lageeinschätzung vor der Realität zu verteidigen, ist die entscheidende Motivation, die Kontrolle über die Umstände nicht zu verlieren: Wenn diese Situation »das« wäre, hätte man es mit einem schwerwiegenden Problem zu tun und wäre möglicherweise hilflos. Es kann also nicht sein, was nicht sein darf.

6.4.2 Zu einfache mentale Modelle über komplexe Probleme

Hat man es mit alltäglichen Problemen zu tun, führt die Konstruktion möglichst einfacher mentaler Modelle oft zum Ziel. Komplexe Probleme hingegen verlangen ein komplexes Verständnis, wenn man angemessene Lösungen finden will. Weil sich einfache Modelle im Alltag bewähren und ressourcensparend sind, suchen Menschen auch noch bei komplexen Problemen nach einfachen Lösungen (Dörner et al. 1983; Dörner 1989; Vester 1980; Gomez u. Probst 1987). Macht man sich auf diese Art das Denken einfach, so werden

- Probleme nicht in ihrem Umfang erkannt
- Vernetzungen ignoriert und die Elemente eines Problems als Einzelteile behandelt, wodurch man sich Nebenwirkungen erkauft
- Entwicklungsdynamiken unterschätzt und Zeitdruck somit erst erzeugt
- Zu einfache Kausalitätsannahmen getroffen

- Prognosen so getroffen, als ob der aktuelle Zustand einfach linear in die Zukunft weiter ginge (lineare Extrapolation).

6.4.3 Wissensfehler

Es muss nicht notwendigerweise das gesamte mentale Modell über ein Problem falsch sein, manchmal sind auch nur Teile davon betroffen: *Man weiß etwas Falsches.* Wissen wird zwar richtig abgerufen, es hilft jedoch nicht weiter, weil es falsch ist. So mag ein Notarzt eine Herzrhythmusstörung richtig diagnostizieren, sich aber dann bei der Wahl des Antiarrhythmikums irren, weil das Wirkprofil des Medikaments für diese Art der Erregungsstörungen nicht geeignet ist.

Wesentlich häufiger scheint es jedoch der Fall zu sein, dass *man etwas Richtiges weiß*, das Wissen allerdings nicht zum Problem, das man lösen will, passt. Eine großzügige Volumentherapie ist in der Tat bei einem Volumenmangelschock indiziert: Vorrausgesetzt der Schock ist durch Volumenmangel und nicht durch ein globales kardiales Pumpversagen bedingt. Man arbeitet schnell mit einem unangemessenen mentalen Modell, wenn man aufgrund einiger weniger Eigenschaften einer Situation vertraute Handlungsschemata (► Kap 4.5.1) abruft, anstatt zuvor die ganze Situation zu analysieren. Es sind vor allem erfahrene Kliniker, die zu dieser Art von Fehler neigen: Jahrzehntelange Praxis hat ihnen zu einer Fülle an Situationsmustern verholfen, die es ihnen erlaubt, auf einen Ankerreiz hin ein Handlungsschema abzurufen. Gerade weil sich dieses Vorgehen bewährt hat, besteht die Gefahr, dass die spontane Situationseinschätzung nicht mehr hinterfragt wird. Einzelfallspezifisches Handeln wird durch den **Methodismus des Erfahrenen** ersetzt.

Häufig werden Annahmen über Diagnosen und Behandlungsmöglichkeiten erst *im Prozess der Behandlung falsch*: Weil sich eine Notfallsituation dynamisch verändert, haben sich auch die Voraussetzungen des Handelns gewandelt. Situationsbewusstsein (**situation awareness,** Endsley 1995; ► Kap. 8) darüber, wo genau in einer kritischen Situation man sich befindet, ist dann eine entscheidende Fähigkeit, um Fixierungsfehler zu vermeiden und das mentale Modell einer Situation korrigieren zu können.

6.5 Was ist wahrscheinlich? Der Umgang mit unsicherer Information

Die Abschätzung von Wahrscheinlichkeiten spielt auf jeder Stufe der Informationsverarbeitung eine Rolle. Bereits Wahrnehmung beruht zu großen Teilen auf einer Auswahl der jeweils wahrscheinlichsten Hypothesen oder Schemata (► Kap. 5.1.2). Aber auch, um

- eine Situation einordnen
- eine Diagnose stellen
- eine Therapie wählen
- ein Risiko eingehen

zu können, müssen Wahrscheinlichkeiten abgeschätzt und beurteilt werden. Diese Abschätzung der Wahrscheinlichkeit erfolgt für den Handelnden in aller Regel unbewusst.

Für die Akutmedizin ist hierbei weniger mathematisch gefasste Information von Bedeutung als die Tatsache, dass alle unsichere Information als Wahrscheinlichkeitsaussage aufgefasst werden kann. Wahrscheinlichkeit im psychologischen Sinn kann definiert werden als *die subjektive Überzeugung, dass ein Ereignis eintritt oder eine Aussage wahr ist, gegeben alle Information, über die eine Person verfügt* (Kahneman et al. 1982).

6.5.1 Wahrscheinlichkeitsabschätzung: Daumenregeln für den Alltag

Menschen können generell schlecht mit Wahrscheinlichkeiten umgehen. Daher wenden sie immer dann, wenn sie unsichere Informationen in Gestalt von Daten und Risiken verarbeiten müssen und Wahrscheinlichkeiten bestimmen sollen, zwei grundlegende Daumenregeln (**Heuristiken**) an: Repräsentativität und Verfügbarkeit.

Repräsentativitätsheuristik

Die Einschätzung, ob der Patient aus dem Fallbeispiel einen Volumenmangelschock hat, wird von der Notärztin danach getroffen, wie »typisch« das Wahrgenommene für das Schema »Verletzte Person nach Verkehrsunfall« ist. Finden sich in einer Situation *einige Eigenschaften* wieder, die für eine bestimmte Kategorie repräsentativ sind, nehmen Menschen an, dass die Situation damit auch in diese Kategorie gehört. Die Zuordnung der aktuellen Notfallsituation zur Kategorie »Verkehrsunfall mit Personenbeteiligung« erfolgt aufgrund der Ähnlichkeit zum Prototyp (Repräsentativitätsheuristik, Tversky et al. 1982; **similarity matching,** Reason 1990). Was abstrakt klingt, ist klinisch durchaus relevant: Wenn man aufgrund der Ereigniskonstellation » Ein Patient hat nach einem Frontalaufprall mit seinem PKW nur noch schwach tastbare Pulse« sofort die Diagnose »vital bedrohlicher Volumenmangelschock« trifft, kann die lebensrettende Behandlung ohne lange Analyseprozesse unmittelbar begonnen werden.

Diese Abkürzung verleitet aber dazu, sich nur auf wenige Merkmale der Situation zu konzentrieren und andere Merkmale außer Acht zu lassen. Die Repräsentativitätsheuristik wird besonders dann irreführend, wenn sie im Umkehrschluss verwendet wird: »Was nicht aussieht wie ein typischer Herzinfarkt, kann auch keiner sein«. Da die Notärztin dem klassischen Infarktpatienten in der Regel unter anderen äußeren Umständen begegnet, ist ein Myokardinfarkt für sie unter den geschilderten Bedingungen sehr ungewöhnlich: Dass so etwas dennoch passiert, ist eben unwahrscheinlich. Was für eine Situation typisch ist, hängt somit vom Wissen ab. Je differenzierter die mentalen Modelle einer Situation sind, desto mehr Merkmale können zur Beurteilung herangezogen werden.

Verfügbarkeitsheuristik

Wie wahrscheinlich ein Ereignis ist, wird auch davon bestimmt, wie leicht die entsprechenden Schemata im Gedächtnis abgerufen werden können: Das, woran man sich am leichtesten erinnern kann, bestimmt das Bild von der Situation (**rule of availability**). Da die Verfügbarkeit von Schemata von der *Häufigkeit*, mit der sie benutzt werden, abhängt, ist auch diese Heuristik meistens effektiv. Allerdings beeinflussen auch andere Faktoren als die Häufigkeit des Abrufs die Verfügbarkeit:

- Auffälligkeit
- Wichtigkeit
- Zeit seit dem letzten Abruf

sind ebenfalls Einflussfaktoren. Dass viele Anästhesisten bei einem intraoperativen Anstieg von CO_2 in der Kapnometrie an eine Maligne Hyperthermie denken, liegt eben daran, dass eine frühzeitige Diagnose wichtig ist und nicht daran, dass dieses Krankheitsbild häufig ist. Hat man beispielsweise erst kürzlich einen Weiterbildungsartikel zu einem bestimmten klinischen Problem gelesen, so wird man für einige Zeit hinter einer klinischen Veränderung häufiger genau dieses Problem vermuten.

6.5.2 Probleme im Umgang mit Wahrscheinlichkeiten

Dass Menschen Wahrscheinlichkeiten falsch einschätzen, liegt nicht nur an einer unangemessenen Motivation oder an der Ökonomie der mentalen Modelle: Die meisten Menschen kommen mit einigen grundlegenden Prinzipien des Rechnens mit Wahrscheinlichkeiten nicht zurecht. In der Akutmedizin ist dies vor allem dann relevant, wenn Entscheidungen anhand von Daten begründet werden müssen. Die Auswahl einer von zwei Behandlungsmethoden aufgrund der geringeren Nebenwirkungsrate wäre eine solche Situation. Es gibt etliche Bücher, die sich mit den alltäglichen Fehlern im Umgang mit Wahrscheinlichkeiten befassen, davon einige explizit mit medizinischen Themen (Beck-Bornholt u. Dubben 2001; Gigerenzer 2002). Auch wenn Wahrscheinlichkeit nicht in Zahlen, sondern verbal ausgedrückt wird, lauern bei der Beurteilung und Bewertung einige Denkfehler:

- *Vorsicht vor »gefühlter Wahrscheinlichkeit«!* Die emotionale Einschätzung von Wahrscheinlichkeiten ist hochgradig fehlerhaft, vor allem wenn zwei Wahrscheinlichkeiten verknüpft werden (dann gibt es oft kontraintuitive Ergebnisse)
- *Vorsicht vor Scheingenauigkeit!* Wenn Vorinformation fehlt und man beispielsweise Annahmen über die grundsätzliche Wahrscheinlichkeit von Risiken treffen muss, dann rechnet man mit Zahlen und erhält am Ende eine »exakte« Zahl. Diese gibt jedoch nichts anderes wieder als persönliche Annahmen und (Vor-)urteile. Vorsicht insbesondere bei der Verknüpfung (Multiplikation) von Näherungen

- *Vorsicht vor der Verwechslung von Ursache (Kausalität) und Zusammenhang (Korrelation)!* Das gemeinsame Auftreten von zwei Ereignissen sagt nichts über die Verursachung aus (a → b, b → a oder Verursachung beider durch dritte Variable)
- *Vorsicht vor Umkehrschlüssen!* Wenn a → b, sagt nicht: Wenn nicht a → nicht b (wenn typische Symptome einen Myokardinfarkt anzeigen, ist der Umkehrschluss – wenn keine typischen Symptome, dann auch kein Infarkt – nicht zulässig)
- *Nicht Fehlerraten (von Tests) absolut setzen*! Man muss die Wahrscheinlichkeit einer Diagnose in der Grundgesamtheit kennen und die Fehlerquote des Tests, um die Fehlerrate sinnvoll bestimmen zu können (*base rate fallacy*).
- Wo ein alpha-Fehler ist, ist auch ein beta-Fehler, bei Tests bekannt als »falsch negativ« und »falsch positiv«. Man kann nicht beide zugleich minimieren. Tests, die alle Fälle erfassen (hoch sensitiv sind), schlagen häufiger falschen Alarm als Tests, die einige Fälle nicht erkennen (sind also wenig spezifisch). Ob es schlimmer ist, eine Diagnose zu übersehen oder sie fälschlich zu stellen (also alpha- oder beta-Fehler zu begehen) ist eine Entscheidung, die der Arzt trifft.

6.5.3 No risk, no fun? Der Umgang mit Risiko

Weil Komplexität Unsicherheit über den Ausgang einer geplanten Handlung beinhaltet (► Kap. 2.1.2), ist Risiko ein unvermeidlicher Bestandteil ärztlichen Handelns. Die Frage kann für den Akutmediziner daher nicht sein, *ob er überhaupt* in risikoreiche Handlungen einwilligen möchte, sondern lediglich *in welchen Fällen* er es tut und aus welchen Gründen.

Weil nicht das tatsächliche, sondern nur das wahrgenommene Risiko die Grundlage für eine Risikoabschätzung bildet, erfolgt diese Bewertung subjektiv. Für geplante Handlungen in der Akutmedizin ist eine *absolute* Risikoabschätzung nicht möglich, wohl aber die *relative* Abschätzung beim Vergleich mehrerer Handlungsalternativen. Muss man sich in einer kritischen Situation zwischen mehreren Handlungsalternativen entscheiden, so sollte dies nicht spontan erfolgen. Vielmehr sollten an jede Handlungsoption drei Fragen gestellt werden, die helfen können, das Risiko für eine Handlung abzuschätzen.

- Risikoabschätzung für Handlungsalternativen
- Wie hoch ist die Wahrscheinlichkeit für das Auftreten eines unerwünschten Ereignisses?
- Wie hoch ist die Wahrscheinlichkeit, dass man mit dieser Situation dann nicht zurecht kommt?
- Welchen Preis muss man selbst oder der Patient zahlen, wenn man mit der Situation nicht zurecht kommt?

Die Sicherheit des Patienten hängt somit in hohem Maße davon ab, inwieweit der behandelnde Arzt seine Entscheidung, ein Risiko einzugehen, kontrolliert trifft. Welches Risiko die Entscheidung eines Akutmediziners dann tatsächlich für den Patienten mit sich bringt, hängt ab von

- dem *Wissen* um die Gefahr
- den *Erfahrungen* mit vergleichbaren Situationen
- der tatsächlichen *Handlungskompetenz*

Motivation

Nicht selten leiten jedoch andere Motive als die Sicherheit des Patienten ärztliche Entscheidungen: Das Bedürfnis, Langeweile zu vermeiden (»no risk, no fun«), das Verlangen danach autonom zu entscheiden, indem Standards ignoriert werden, oder der Wunsch, durch ungewöhnliches Handeln ein »Held« zu werden – das alles kann eine *Risikounterschätzung* begünstigen. Der Schlüssel für risikobewusstes Handeln liegt damit sowohl in einer realistischen Einschätzung der eigenen Handlungskompetenz als auch in der Kontrolle derjenigen Motive, die eine riskante Entscheidung begünstigen. Man sollte es sich daher zur grundlegenden (Arbeits-) Philosophie machen, Situationen bewusst zu vermeiden, in denen man nur am Limit seiner persönlichen Handlungskompetenz die Sicherheit eines Patienten gewährleisten kann. Teamkollegen können sich gegenseitig auf unnötiges Inkaufnehmen von Risiken hinweisen.

Heurismen

Da auch die Abschätzung von Risiken eine Wahrscheinlichkeitsbewertung darstellt, erfolgt sie ebenfalls mit Hilfe von Heurismen. Die für die Risikobeurteilung relevanteste Heuristik ist die *Verfügbarkeitsheuristik* (s. oben).

Man hält eine Komplikation für umso wahrscheinlicher, je leichter man sie sich vorstellen kann. Die gesteigerte Vorstellungskraft kann dabei aus der eigenen Erfahrung, aus Gesprächen oder einem kürzlich gelesenen Fallbeispiel herrühren. Man *überschätzt* das Risiko für ein Ereignis, wenn man erst gestern darüber geredet hat oder bereits eine vergleichbare Komplikation erlebt hat (und diese noch in lebhafter Erinnerung ist); man *unterschätzt* das Risiko, wenn man eine Komplikation noch nie gesehen hat oder wenn man mit riskanten Handlungen bisher gute Erfahrungen gemacht hat und sich daher nicht vorstellen kann, warum ausgerechnet dieser Fall eine Ausnahme sein soll.

6.6 Tipps für die Praxis

Sowohl als Individuum als auch im Team kann man durch bewusste Steuerung der Informationsaufnahme die Fallen der Ökonomie und des Kompetenzschutzes oft vermeiden. Die folgenden Ideen sind im Prinzip einfach umzusetzen – sie erfordern jedoch, dass man sich bewusst gegen die eigenen Denkgewohnheiten wendet. Das kostet Energie und ist manchmal unangenehm!

Informationssammlung und mentale Modelle

- **Kritische Selbstprüfung bezüglich eigener Erwartungen**: Die Wahrscheinlichkeit, dass eine anfängliche Diagnose mit Hilfe einer (vereinfachenden) Daumenregel getroffenen wurde, ist hoch. Möglicherweise werden dabei wesentliche Aspekte der Situation übersehen. Man sollte daher immer **aktiv** nach Informationen suchen, die eine **Erstdiagnose widerlegen** könnten. Da das Infragestellen von Anfangshypothesen gerade in kritischen Situationen aufgrund weniger externer Korrekturmöglichkeiten besonders wichtig, wegen Stress aber auch besonders schwer ist, sollte man es sich bereits im klinischen Alltag zur Gewohnheit machen: Wurden Fakten übersehen? Passen neue Daten noch zur ursprünglichen Annahme? Hat sich Wesentliches in letzter Zeit verändert? Warum könnten die ursprünglichen Annahmen falsch sein?
- **Generierung von Alternativen:** Fixierungsfehler lassen sich leichter vermeiden, wenn bereits mehrere Differentialdiagnosen und Handlungsmöglichkeiten ausgesprochen im Raum stehen. Sprechen situative Umstände für eine Alternative, so gilt: Die Revision einer anfänglich getroffenen Diagnose oder Entscheidung ist kein Zeichen von Schwäche, sondern von Kompetenz.

Wahrscheinlichkeitsabschätzung und Risikobeurteilung

- Besondere **Vorsicht** ist bei allen **Entscheidungen zu unwiderruflichen Handlungen** geboten. Will man beispielsweise Patienten die Spontanatmung nehmen, sie relaxieren oder extubieren sollte man immer einen Moment innehalten und sich fragen: »Will ich das jetzt wirklich tun?«
- *»Ein herausragender Anästhesist zeichnet sich dadurch aus, dass er herausragendes Urteilsvermögen anwendet, um Situationen zu vermeiden, in denen herausragende Fähigkeiten benötigt werden, um wieder herauszukommen.«* (Erlanger Sprichwort)
- Aus der Luftfahrt kennen wir das Akronym »CAREFUL«: **C**onsciously **A**ccept **R**isks **E**valuated with **F**orethought, **U**nderstanding and **L**ogic (Akzeptiere bewusst Risiken, nachdem sie mit Vorraussicht, Verständnis und Logik bewertet wurden)
- Setzen Sie sich für alle Handlungen ein **Minimum** an Sicherheit – und unterschreiten Sie dieses niemals. Bedenken Sie: »If it is not worth doing safely, it is not worth doing!«

6.7 Informationsverarbeitung und Modellbildung – Auf einen Blick

- Bewusstes Denken baut auf basalen, unbewussten Prozessen der Informationsverarbeitung auf.

- Wissen ist in Schemata (z.B. Ereignisschemata, Erwartungsschemata, Begriffswissen) und mentalen Modellen organisiert. Sie erlauben, Ereignisse zu erkennen, erklären und vorherzusagen.
- Viele Handlungsfehler beruhen auf grundlegenden Funktionen der Informationsverarbeitung: kognitive Ökonomie (Schonung der begrenzten Ressource bewusstes Denken), Kompetenzschutz und Suche nach Ordnung bzw. Vermeidung von Unbestimmtheit.
- Häufige Probleme der Informationssammlung sind selektive Informationssuche (Suche nach bestätigender Information), Verzerrung und Ausblendung »unerwünschter« Information, minimale Informationsaufnahme.
- Mentale Modelle können dem Problem unangemessen sein. Fixierungen, zu einfache Modelle, Wissensfehler und Methodismus beeinträchtigen das Problemlösen.
- Der Umgang mit unsicherer Information und Wahrscheinlichkeiten ist für Menschen schwierig. Menschen greifen auf Heuristiken zurück und beurteilen Wahrscheinlichkeiten nach der Repräsentativität von Ereignissen und ihrer Verfügbarkeit im Gedächtnis. Diese führen trotz ihrer Nützlichkeit häufig in die Irre. Beim Kopfrechnen mit Wahrscheinlichkeiten entstehen Fehler dadurch, dass Rechnen mit Wahrscheinlichkeiten oft kontra-intuitiv ist.
- Risiken in Kauf zu nehmen, ist in der Akutmedizin unvermeidbar. Risiken werden aus motivationalen Gründen oder wegen der Anwendung von Wahrscheinlichkeitsheuristiken unter- oder überschätzt.

Literatur

Anderson JR (1983) The Architecture of Cognition. Harvard University Press, Cambridge Mass

Bartlett FC (1932) Remembering. Cambridge University Press, Cambridge UK

Beck-Bornholt HP, Dubben HH (2001) Der Schein der Weisen. Irrtümer und Fehlurteile im täglichen Denken. Rowohlt, Reinbek bei Hamburg

Camerer C, Weber M (1992) Recent Developments in Modeling Preferences: Uncertainty and Ambiguity. Jn of Risk and Uncertainty, 5: 325–370

DeKeyser V, Woods DD (1990) Fixation errors: failures to revise situation assessment in dynamic and risky system. In: Colombo AG, Bustamante AS (eds) Systems Reliability assessment. Kluwer Academic Publishers, Dordrecht

Dörner D (1999) Bauplan für eine Seele. Rowohlt, Reinbek bei Hamburg

Dörner D (1989) Die Logik des Misslingens. Rowohlt, Reinbek bei Hamburg

Dörner D, van der Meer E (Hrsg.) (1994) Das Gedächtnis. Probleme – Trends – Perspektiven. Hogrefe, Göttingen

Dörner D, Kreuzig H, Reither F, Stäudel T (1983) Lohhausen. Vom Umgang mit Unbestimmtheit und Komplexität. Huber, Bern Stuttgart Wien

Endsley MR (1995) Toward A Theory of Situation Awareness in Dynamic Systems. Human Factors, 37: 32–64

Gaba D (1992) Dynamic decision-making in anesthesiology: cognitive models and training approaches. In: Evans DA, Patel VL (eds) Advanced models of cognition for medical training and practice. Springer, Heidelberg, pp 123–48

Gigerenzer G (2000) Adaptive Thinking. Rationality in the Real World. University Press, Oxford

Gigerenzer G (1991) From tools to theories: a heuristic of discovery in cognitive psychology. Psychol Rev 98: 254–67

Gomez P, Probst G (1987) Vernetztes Denken im Management: Eine Methodik des ganzheitlichen Problemlösens (Die Orientierung 89). Schweizerische Volksbank, Bern

Heath C, Tversky A (1991) Preference and belief: Ambiguity and competence in choice under uncertainty. Jn of Risk and Uncertainty 4: 5–28

Hertwig R, Todd P (in press) More is not always better: The Benefits of Cognitive Limits. In: Macchi L, Hardman D (eds) The psychology of reasoning and decision making: A Handbook. Wiley, Chichester UK

Hussy W (1986) Denkpsychologie. Kohlhammer, Stuttgart

Jungermann H, Pfister HR, Fischer K (1998) Die Psychologie der Entscheidung. Spektrum Akad. Verlag, Heidelberg, Berlin

Kahneman D, Slovic P, Tversky A (1982) Judgement under uncertainty: Heuristics and biases. Cambridge University Press, Cambridge New York u.a.

Johnson-Laird PN (1983) Mental Model. Towards a cognitive science of language, interference, and consciousness. Cambridge University Press, Cambridge

Lompscher J (1972) Theoretische und experimentelle Untersuchungen zur Entwicklung geistiger Fähigkeiten. Volk und Wissen, Berlin

Piaget J (1976) Die Äquilibration kognitiver Strukturen. Klett, Stuttgart

Reason J (1990) Human Error. Cambridge University Press, Cambridge u. a.

Schank RC, Abelson R (1977) Scripts, plans, goals, and understanding. Erlbaum, Hillsdale NJ

Selz O (1913/1922) Über die Gesetze des geordneten Denkverlaufs. Spemann, Stuttgart

Vester F (1980) Neuland des Denkens. Deutsche Verlagsanstalt, Stuttgart

Ziele und Pläne: Weichenstellung für den Erfolg

Fallbeispiel

Ein polytraumatisierter, adipöser Patient wird nach seiner operativen Erstversorgung mit den Diagnosen einer Lungenkontusion, einer offenen Unterarmfraktur und einer Oberschenkelfraktur auf die Intensivstation verlegt. Der Patient ist normoventiliert und hat einen Hb-Gehalt von 12,5 mg%. Auf der Intensivstation entwickelt er wenige Stunden nach der Aufnahme zunehmend hohe Atemwegsdrucke. Trotz einer F_iO_2 von 0,7 fällt die pulsoxymetrisch gemessene Sättigung langsam. Zu diesem Zeitpunkt ist der Patient hämodynamisch stabil. Der zuständige Assistenzarzt vermutet aufgrund eines deutlich abgeschwächten Atemgeräusches auf der rechten Thoraxseite einen Pneumothorax und legt ohne vorherige Rücksprache mit seinem Oberarzt eine Thoraxdrainage. Da der Assistenzarzt mit dieser Technik keine Erfahrung hat und auch keinen erfahrenen Kollegen zur Aufsicht dazu holt, setzt er die Thorakotomiestelle zu tief an und perforiert mit dem Trokar der Thoraxdrainage die Leber. Über die Drainage entleert sich Blut, was von dem Assistenzarzt als Bestätigung seiner Diagnose eines Hämatopneumothorax gesehen wird. Das Einbringen der Thoraxdrainage verbessert allerdings weder die Beatmungsdrucke noch die Oxygenierung. Aus dieser Tatsache zieht der Intensivarzt jedoch keine Konsequenz.

Als sich innerhalb von 20 Minuten weitere 1500 ml Blut über die Drainage entleeren, beginnt der arterielle Blutdruck zu fallen. Der Assistenzarzt legt daraufhin zwei weitere periphere Venenzugänge und beginnt mit der Zufuhr von kristalloidem und kolloidalem Volumenersatz. Zeitgleich wird die Intensivpflegekraft beauftragt, einen Suprareninperfusor bereitzustellen, eine arterielle Blutgasanalyse durchzuführen und Gefrierplasmen in der Blutbank zu bestellen. Obwohl der Hb-Wert in der Blutgasanalyse 7,9 mg% beträgt, bestellt der Assistenzarzt aus ungeklärtem Grund keine Erythrozytenkonzentrate. Er ordnet die weitere Gabe von Volumenersatzmitteln an und lässt erst zu diesem Zeitpunkt seinen Oberarzt verständigen. Noch bevor dieser eintrifft, wird der Patient drucklos und zeigt auf dem Überwachungsmonitor eine pulslose elektrische Aktivität. Es gelingt nach kurzzeitiger Reanimation, den Kreislauf des Patienten wiederherzustellen. Anhand der Lage der Drainage und des klinischen Verlaufs vermutet der Oberarzt eine iatrogene Perforation der Leber und stellt die Indikation zur Notfall-Laparotomie.

Es gelingt unter massivem Einsatz von Volumenersatzmitteln und ungekreuzten Blutprodukten, den Patienten auf niedrigem Niveau hämodynamisch zu stabilisieren und in den Operationssaal zu transportieren. Bei der Laparotomie finden sich ein blutgefülltes Abdomen und eine anhaltende Blutung aus einer Stichverletzung der Leber. Die Blutung kann erst nach kurzfristiger Unterbindung der Blutzufuhr zur Leber und durch eine Lebersegmentresektion kontrolliert werden. Der Patient entwickelt aufgrund der Massivtransfusion ein akutes Lungenversagen und muss mehrere Wochen beatmet werden. Als Ursache für die anfängliche Beatmungsproblematik findet sich noch intraoperativ bronchoskopisch ein dicker Blutkoagel, der den rechten Hauptbronchus fast vollständig verlegt.

Ein Assistenzarzt wird mit einem intensivmedizinischen Beatmungsproblem konfrontiert. Die Symptomkonstellation eines erhöhten Atemwegsdrucks, eines einseitig veränderten Atemgeräusches und einer langsam abfallenden Sättigung deutet er als Zeichen eines Pneumothorax. Obwohl es für diese Symptomkonstellation mehrere Differentialdiagnosen gibt und der Patient zu diesem Zeitpunkt nicht vital gefährdet ist, beginnt der Assistenzarzt auf seine erste Verdachtsdiagnose hin zu handeln. Er sucht weder nach alternativen Ursachen für das Beatmungsproblem, noch holt er sich eine zweite Meinung ein. Da er die Anlage der Thoraxdrainage ohne Aufsicht eines erfahrenen Kollegen durchführt, zieht er die Möglichkeit von Komplikationen bei der Planung offensichtlich nicht in Betracht. Als es daraufhin doch zu Komplikationen kommt, erkennt er diese zunächst nicht. Im weiteren Verlauf der Behandlung werden aus Veränderungen (z. B. abfallender Hb-Gehalt) keine therapeutischen Konsequenzen gezogen. Dadurch wird der Patient reanimationspflichtig und kann nur durch eine forcierte Volumengabe und eine intraoperative Massivtransfusion mit Blutprodukten hämodynamisch stabilisiert werden. In Folge der Massivtransfusion verschlechtert sich die pulmonale Situation des Patienten erheblich und er entwickelt ein ARDS.

Die eigentliche Ursache des anfänglichen Beatmungsproblems, ein Blutkoagel im rechten Hauptbronchus, hätte ohne Gefährdung des Patienten bronchoskopisch entfernt werden können. Dadurch, dass sich der Assistenzarzt vorschnell auf das Ziel »Thoraxdrainage einlegen« festlegt und die Ausführung dieser Handlung ungenügend plant, setzt er leichtfertig das Leben des Patienten aufs Spiel. Sowohl die *Zielbildung* als auch die *Planung* finden bei ihm nur ungenügend statt.

Ziele und *Pläne* sind in die Zukunft gerichtete Gedanken – vorweggenommene Zustände und Handlungen: Ziele sind zwar Bestandteile von Plänen, aber das Bilden von Zielen stellt Menschen vor andere kognitive Anforderungen als das Planen. Weil darüber hinaus bei der Zielbildung und beim Planen jeweils andere spezifische Fehler begangen werden, sollen die beiden Punkte im Folgenden getrennt behandelt werden.

7.1 Zielbildung und Zielklärung

Über den Umgang mit Zielen nachzudenken scheint auf den ersten Blick für den Akutmediziner ein unnötiges Unterfangen. Wozu sich Gedanken über ein Ziel machen, das angesichts der Verpflichtung des ärztlichen Handelns zur Aufrechterhaltung und Wiederherstellung der Gesundheit offensichtlich erscheint? Ziele, die in eine grundsätzliche Richtung weisen, nennt man **Oberziele** – wie etwa das Ziel, bei dem adipösen, polytraumatisierten Patienten »die Beatmung zu normalisieren«. Über derartige Oberziele gibt es selten Zweifel oder Konflikte. Aber eine Ebene konkreter, wenn Oberziele in Behandlungspläne umgesetzt werden sollen, kann dies bereits anders aussehen. Hier beginnt auch für den Intensivarzt aus dem Fallbeispiel die Unsicherheit: Ganz offensichtlich hat der Patient ein unklares Problem, aufgrund dessen sich mehrere mögliche Behandlungsziele ergeben. Einerseits könnten die Symptome durch ein rasch progredientes Problem (Spannungspneumothorax) bedingt sein. In diesem Fall wäre das Ziel »rasche Entlastung«.
Andererseits könnte eine Reihe anderer, weniger rasch progredienter Ursachen für die Symptome verantwortlich sein. Für das Ziel »Ursachenklärung« bräuchte er allerdings Zeit, die er nicht hat, wenn sich das Problem doch rasch verschlechtern sollte. Entscheidet er sich für die Anlage einer Thoraxdrainage, so ist diese Maßnahme in der Hand eines Unerfahrenen komplikationsträchtig. Ruft er mit dem Ziel »maximale Sicherheit« einen erfahrenen Kollegen dazu, riskiert er möglicherweise, dass ein Weiterbildungsziel »Eingriff selbst durchführen« gefährdet wird. Zwischen all diesen Zielen muss der Intensivarzt nun ausbalancieren. Genau diese *Zielpluralität* (▶ Kap. 2.1.1) ist auch die grundsätzliche Problematik von Zielen in der Akutmedizin. Zielpluralität bedeutet, dass man nicht nur eine Sache wollen kann, sondern mehreren, unter Umständen widersprüchlichen Anforderungen gerecht werden muss.

Das Dilemma der Zielpluralität wird für den Assistenzarzt durch die *Intransparenz des Realitätsbereichs* verschärft. Ein erhöhter Atemwegsdruck, veränderte Atemgeräusche und eine langsam abfallende Sättigung sind Veränderungen, die eine ganze Reihe an Ursachen haben können. Auch in diesem Fall zeigt sich, dass die Datenlage, die Akutmediziner zur Bildung von Zielen heranziehen müssen, oftmals unklar ist. Wenn Menschen jedoch nicht wissen, was eigentlich das Problem ist, fällt es ihnen schwer zu sagen, wohin genau sie eigentlich möchten. Der ungenaue Umgang mit Zielen ist nicht nur im vorliegenden Fall eine Quelle von Fehlern.

Darüber hinaus darf nicht vergessen werden, dass der Intensivarzt wie alle Ärztinnen und Ärzte nicht nur *Ziele für den Patienten* hat. Ärztliches Handeln ist immer auch *selbstbezogen*, da Handeln generell der Befriedigung von Motiven dient (▶ Kap. 4.3). Sich kompetent fühlen zu wollen, etwas ausprobieren zu wollen (z. B. eine Thoraxdrainage zu legen), das eigene Ansehen schützen, erfolgreich helfen wollen – all diese Motive beeinflussen (unbewusst) die Zielbildung und damit die Entscheidung des Intensivarztes für oder gegen eine Maßnahme. Dass persönliche Motive sachliche Entscheidungen beeinflussen, ist unvermeidbar und auch nicht schlimm. Problematisch wird es erst, wenn, wie im vorliegenden Fall, diese nicht-fachlichen Motive das Handeln unkontrolliert bestimmen. Nicht-fachliche Ziele werden oft erst dann sichtbar, wenn das Handeln zu medizinischen Problemen führt und auf der Sachebene Fehler sichtbar werden.

7.1.1 Ziele: Leuchtfeuer des Handelns

Ein Ziel zu haben bedeutet: Wissen, wie man ein bestimmtes Bedürfnis befriedigen kann. Ziele geben dem Handeln Richtung, sie dienen als »Leuchtfeu-

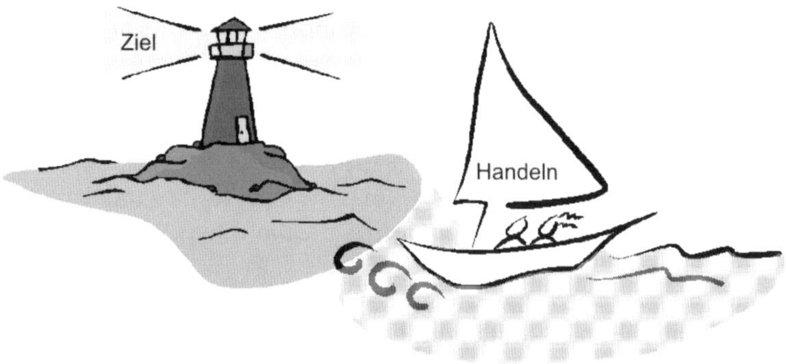

Abb. 7.1. Ziele als Leuchtfeuer des Handelns

er des Handelns« (Abb. 7.1; Dörner 1989). Gute Ziele sind solche, die möglichst vielen Bedürfnissen zugleich dienen, ohne dabei neue Probleme zu schaffen. Die Ziele des Intensivarztes erfüllen diese Kriterien leider nicht. Bei komplexen Problemen ist es deshalb eine nicht zu unterschätzende Aufgabe, gute Ziele zu bilden. Mitunter ist dies bei komplexen Problemen sogar die *zentrale kognitive Tätigkeit*, die das Planen und die Entscheidungsfindung entscheidend mitbestimmt (Dörner 1989). Mit guten Zielen ist dabei nicht eine inhaltlich-ethische Bewertung, sondern die Brauchbarkeit eines Ziels, handlungsleitend zu sein, gemeint.

Gute Ziele erfüllen somit klare Kriterien (von der Weth 1990). Sie sind:

- **Positiv formuliert**: Gute Ziele formuliert man als *Anstrebensziel*, aus dem ersichtlich wird, was man erreichen möchte anstatt eines *Vermeidungsziels*, das lediglich besagt, was man nicht will.
- **Klar benannt:** Bei klaren Zielen gibt es Kriterien dafür, wann das Ziel erreicht ist. Kriterien können numerisch (»Die Sättigung soll bei einer FiO2 von 0,5 wieder über 95% liegen.«) oder qualitativ (»Der Patient soll wieder normale Atemwegsdrucke haben.«) festgelegt werden.
- **Gegliedert:** Ein großes Ziel (»Oberziel«) besteht immer aus mehreren Unterzielen: Um zu erreichen, dass ein Patient wieder normale Atemwegsdrücke hat (Oberziel), muss man bestimmte Zustände (Änderungen der Lungenphysiologie, Einstellungen am Intensivrespirator) anstreben. Darüber hinaus sollten Ziele in Zwischenziele zerlegt werden, die immer konkreter werden, bis sie Handlungsschritte beinhalten.
- **Nach Prioritäten geordnet**: Ziele benötigen eine inhaltliche und zeitliche Festlegung. Welches Ziel soll unbedingt erreicht werden, notfalls auch auf Kosten anderer? Und wenn ja, auf Kosten welcher anderer (z. B. Normokapnie vs. Spitzendrucke)?
- **Auf Widersprüche und Konflikte geprüft**: Welche Ziele schließen sich gegenseitig aus? Dies zu wissen ist besonders wichtig, wenn es um Nebenwirkungen des Handelns geht: Etwas alleine ausprobieren und gleichzeitig sicher handeln zu wollen, schließt sich aus. Man sollte nicht erst im Nachhinein merken, dass das Erreichen eines Zieles ein anderes Ziel unmöglich gemacht hat.
- **Flexibel gehandhabt**: Die Entwicklung der aktuellen Situation ist oft nicht genau vorhersagbar. Wenn Ziele flexibel bleiben, erlauben sie, Gelegenheiten zu nutzen, die sich »unterwegs« ergeben.

Eigenschaften von guten Zielen

- Positiv formuliert
- Klar benannt
- Gegliedert
- Nach Prioritäten geordnet
- Auf Widersprüche und Konflikte geprüft
- Flexibel gehandhabt

7.1.2 Probleme der Zielbildung

Die *bewusste Formulierung von Zielen* wird im klinischen Alltag selten praktiziert. In Akutsituationen kann sich diese fehlende Gewohnheitsbildung unangenehm bemerkbar machen, da Fehler in der Zielbildung das resultierende Handeln ineffektiv werden lassen. Untersuchungen zu Problemen bei der Zielbildung in kritischen Situationen konnten die folgenden kritischen Punkte identifizieren (z. B. Dörner et al. 1983; Dörner 1989; Dörner u. Schaub 1994, 1995; Schaub 2000):

Keine Zielbildung: Aktionismus

Zielbildung soll dazu dienen, dem Handelnden die Kontrolle über eine kritische Situation (zurück) zu geben. Übersteigt das Stressniveau die Bewältigungskapazität einer Person oder eines Teams, können die Anforderungen so groß werden, dass man »kopflos« zu handeln beginnt. Ohne sich Ziele gefasst zu haben, werden spontane Ideen in die Tat umgesetzt. Gerade in Teams ist die Gefahr groß, dass nicht über Ziele kommuniziert wird. Ziele erscheinen dann für alle Beteiligten selbstverständlich und erst hinterher merkt man, dass jeder der Handelnden »sein eigenes Süppchen kochte«.

Keine Prioritätensetzung

Es wird versäumt, dasjenige Ziel mit der höchsten Wichtigkeit und Dringlichkeit festzulegen, das vor allen anderen behandelt werden muss, wenn eine parallele Abarbeitung nicht möglich ist.

Ist dem Arzt nicht klar, welche Handlung die oberste Priorität hat, wird die Prioritätensetzung oft unbewusst dem Assistenzpersonal übertragen, welches mit »einer Flut von Anordnungen« überschüttet wird. Im vorliegenden Fall überträgt der Assistenzarzt seiner Intensivpflegekraft mehrere Anordnungen gleichzeitig. Da die Anordnungen jedoch ohne Prioritäten mitgeteilt werden, überlässt er der Pflegekraft die Entscheidung, welche der vielen Direktiven sie zuerst ausführen möchte. Ihre Prioritätensetzung wiederum kann dann die verschiedensten Motive haben: Sie tut das, was am einfachsten oder vertrautesten ist, was von ärztlicher Seite zuerst oder zuletzt gesagt wurde oder das, was sie selbst möglichst lange möglichst weit weg von dem blutenden Patienten bringt. Möglicherweise trägt diese Entscheidung jedoch nicht dazu bei, das dringlichste Problem zu beheben.

Fehlende Prioritätensetzung zeigt sich ebenfalls im »**Reparaturdienst-Prinzip**«: Was gerade als Problem auffällt, darum kümmert man sich. Dadurch werden immer nur die dringlichsten, augenfälligsten Probleme gelöst: Man wiegt sich in der trügerischen Sicherheit, viel für den Patienten zu tun und übersieht dabei, dass die Umstände das eigene Handeln und nicht das eigene Handeln die Umstände prägen: Das Reparaturdienst-Prinzip ist reaktiv und läuft den Entwicklungen hinterher.

Unklarheit über Zielkonflikte

Aufgrund der Vernetztheit vieler Systemvariablen (Situation des Unfallortes, Pathophysiologie des Patienten, Interessenslagen der behandelnden Berufsgruppen) gibt es Ziele, die jedes für sich genommen gerechtfertigt sind, sich aber gegenseitig widersprechen: Sei es die parallele technische Rettung und medizinische Versorgung an einem Unfallort oder das Nebeneinander von Diagnostik und Therapie während einer Versorgung im Schockraum: Immer besteht die Möglichkeit für Zielkonflikte, die nur durch einen Kompromiss oder eine klare Prioritätensetzung zu lösen sind. Besteht keine Klarheit über diese Konflikte, wird die Lösung dem Zufall, der Hierarchie oder dem Zeitdruck überlassen.

Mangelnde Konkretisierung von Zielen

Das häufigste Problem bei der Zielbildung ist, dass sie zu früh abgebrochen wird und Ziele damit zu vage und allgemein bleiben, um handlungsleitend zu werden. Ein Ziel zu spezifizieren anstatt es unbestimmt zu lassen, erhöht die wahrgenommene Komplexität eines Problems und wird daher unbewusst vermieden. Unklare Ziele haben auch den psychischen Vorteil, dass ihre Erreichung nicht überprüft werden kann: Man kann sich auch angesichts schwieriger Probleme kompetent fühlen. Dadurch bleibt aber unklar, was wann durch wen genau geschehen soll. Unklare Ziele werden im Team leicht geteilt und erzeugen keinen Widerspruch. Zielbildungen dieser Art dienen damit eher der Konfliktvermeidung als der Vorbereitung der Planung.

Ungenügende Zwischenzielbildung

Grundsätzlich besteht Klarheit darüber, wohin sich der Zustand des Patienten weiterentwickeln soll, *konkret* wurde jedoch nicht darüber nachgedacht, wie die verschiedenen Schritte auf dem Weg zu diesem »großen Ziel« hin aussehen sollen. Zwischenziele dienen dazu, die Planung einzelner Handlungsschritte zu erleichtern. Fehlen sie, kann die Abfolge von Handlungen leicht willkürlich und planlos werden.

Fehlendes Bewusstsein über »nicht-sachliche« Ziele

Explizit formulierte, medizinische Ziele sind oftmals nur vordergründiger Motor des Handelns. Gleichzeitig gibt es aber auch Motive und implizite Ziele wie Kompetenzerhalt, Kontrolle, Statusgedanken, Angst vor Misserfolg, Konkurrenzgefühle und schlichtweg Bequemlichkeit. Es liegt an der »Psycho-Logik« menschlichen Handelns, dass es keine »rein sachlich« begründeten Entscheidungen gibt: In allem, was man tut, kümmert man sich um eigene Belange (*Selbstregulation*), nimmt auf Beziehungen zu Mitmenschen Rücksicht (*soziale Regulation*) und möchte sich so wenig Arbeit wie möglich mit einem Problem machen (*kognitive Ökonomie*). Dort, wo »nicht-sachliche« Ziele für den Entscheider unbewusst bleiben, können sie die heimliche Herrschaft über das Handeln in kritischen Situationen gewinnen. Dies ist mitunter für Außenstehende leichter zu erkennen als für den Handelnden selbst, der oft erst im Rückblick diese Einsicht gewinnt.

Frühe Festlegung endgültiger Ziel

Ein einmal festgelegtes Ziel wird auch dann nicht revidiert, wenn neue Information dies erforderlich machen würde. Die Tatsache, dass sich weder die Beatmungsdrucke noch die Oxygenierung auf die Drainagenanlage hin verbessern, lässt den Assistenzarzt nicht an der Richtigkeit seines Ziels zweifeln. Eine Meinung zu korrigieren wird unbewusst als mangelnde Kompetenz bewertet. Mangelnde Kompetenz jedoch gestehen sich Menschen ungern ein. Dadurch, dass keine Zweifel aufkommen dürfen, wird die Handlungsweise rigide und ist nicht mehr für Veränderungen der Situation offen.

Fixierung auf Negativziele

Durch gedankliche Auseinandersetzung mit negativen Zielen (*Vermeidungszielen*) statt mit positiven Zielen (*Anstrebenszielen*) wird versucht, eine kritische Situation zu entschärfen (»Die Oxygenierung des Patienten darf sich auf gar keinen Fall weiter verschlechtern.«). Dadurch bleibt offen, was denn stattdessen erreicht werden soll und planvolles Handeln wird erschwert. Zudem besteht die Gefahr, dass durch die intensive gedankliche Beschäftigung mit dem Negativziel das zu Vermeidende überhaupt erst herbeigeführt wird.

Häufige Fehler bei der Zielbildung

- Keine Zielbildung: Aktionismus
- Keine Prioritätensetzung
- Unklarheit über Zielkonflikte
- Mangelnde Konkretisierung von Zielen
- Ungenügende Zwischenzielbildung
- Fehlendes Bewusstsein über »nicht-sachliche« Ziele
- Frühe Festlegung endgültiger Ziele
- Fixierung auf Negativziele

7.2 Planen

Planen ist eine geistige Tätigkeit: Es ist »Probehandeln« (Freud 1911), gewissermaßen eine vorgestellte Annäherung an das Ziel (Funke u. Fritz 1995). Planen heißt (vgl. Hacker 1986; Strohschneider u. von der Weth 2001),

- verfügbare Handlungsoptionen zu **erkennen**,
- Handlungsoptionen zu **bewerten** und
- Handlungsschritte (was, wann, wo) **im Zeitverlauf festzulegen**.

Beim Planen kann man sich überlegen, unter welchen *Bedingungen* eine Maßnahme »funktioniert«, welche *Konsequenzen* eine Handlung haben wird, man kann *Alternativen* erwägen und *Risiken abwägen*. Der Vorteil des Planens ist, dass all das vollkommen gefahrlos ist, denn es ist ja nicht real. Der Nachteil des Planens ist, dass es nicht real ist: Ob ein Plan aufgeht, weiß man erst hinterher.

Ein Plan kann sich auf einzelne Handlungen oder auf weit in die Zukunft reichende Handlungsketten beziehen. In jedem Fall besteht ein Planungsteilstück aus »Bedingung für die Maßnahme X – Maßnahme X – Folgen der Maßnahme X«: »Falls es gelingt, bei dem adipösen Patienten einen weiteren iv-Zugang zu legen, bekommt er unverzüglich 250 ml HyperHAES und dann wird der Blutdruck ansteigen.« Wenn aus einer Handlung mehrere Zustände resultieren können, kann sich der Plan »verzweigen« (Dörner 1999): »Wenn es gelingt, bei dem adipösen Patienten einen weiteren iv-Zugang zu legen, können wir darüber die Volumentherapie laufen lassen, anderenfalls versuchen wir es am anderen Arm nochmals oder wir punktieren zentral-

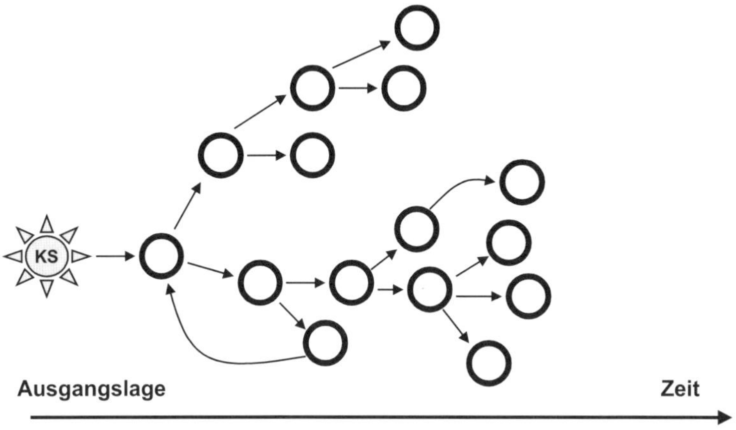

Abb. 7.2. Verzweigter Plan (nach Dörner 1999). Die Ausgangslage des verzweigten Plans ist eine kritische Situation (KS). Die Pfeile symbolisieren Handlungsschritte, die Kreise Ereignisse

venös.« Da in der Akutmedizin Handlungsfolgen oft nicht genau bestimmbar sind, würde eine konsequente Planung aller möglichen Verzweigungen sehr schnell unüberschaubare Bäume ergeben. Man wird deshalb nicht zu viele Schritte im Voraus festlegen, sondern eher bis zu wichtigen Zwischenzielen planen und die weitere Entwicklung der Situation abwarten (Lindblom 1959) (Abb. 7.2).

Planen kann darüber hinaus nach *Vorwärts- und Rückwärtsplanen* unterschieden werden (Dörner 1989):

- Vorwärts zu planen bedeutet, vom *momentanen Zustand* aus zu denken: Dies ist die augenblickliche Situation des Patienten; wie geht es von hier aus weiter in Richtung auf das Ziel?
- Rückwärts planen heißt, *vom Ziel aus* zu denken: Was muss vorher erreicht sein, wenn man dieses Ziel erreichen will? Rückwärts planen kann man nur, wenn das Handlungsziel klar ist und wenn der Weg dorthin in konkrete Zwischenziele gegliedert ist; gleichsam als Etappen, an denen entlang man rückwärts denkt

Viele Probleme erfordern eine Kombination von beiden Planungsarten.

Eine zusätzliche Planungsanforderung entsteht bei der Behandlung von Akutpatienten aufgrund der Tatsache, dass die Therapie im interdisziplinären Team geschieht: Man muss nicht nur die eigenen Behandlungsschritte im Kopf haben, sondern diese mit den Plänen der anderen Berufsgruppen abstimmen. Auf die damit verbundene Möglichkeit von Zielkonflikten und deren Lösungsmöglichkeiten wird in ▶ Kap. 11 eingegangen.

7.2.1 Angemessenes Planen in komplexen Situationen

Komplexe Problemsituationen in der Akutmedizin sind oft durch Intransparenz und eine hohe Eigendynamik gekennzeichnet (▶ Kap. 2.1): Ähnlich wie der Assistenzarzt in dem Fallbeispiel weiß man nicht genug über einen Patienten, um »vernünftig« planen zu können. Darüber hinaus verändert sich die Situation fortlaufend während man noch über das Problem nachdenkt. Die Folgen des eigenen Handelns sind häufig nicht eindeutig feststellbar; lange Zeit ging der Assistenzarzt ja davon aus, erfolgreich eine Thoraxdrainage gelegt zu haben. Folglich kann man keine langfristigen, vollständigen Pläne erstellen. Planen unter solchen Bedingungen kann daher nicht heißen, den Weg von einer gegebenen Situation zu einem Ziel in allen Einzelheiten im Voraus festzulegen. Es wird immer nötig sein, Pläne je nach Zustand des Patienten oder des Fortgangs der Situation zu verändern. Auch wenn diese Flexibilität eine der Kernanforderungen an das Planen sein muss, so kann man dennoch einige Grundregeln guten Planens formulieren (von der Weth 2001): Gutes Planen in der Akutmedizin ist

In Maßen »verzweigt geplant«

Die Komplexität einer kritischen Situation ist nicht durch nur *einen* gedachten Handlungsweg von A nach B reduziert, sondern es wurden Alternativen mitgeplant. Dazu braucht man in der Planung »Sollbruchstellen«, an denen man entscheidet, ob das bisherige Vorgehen effektiv ist oder ob es geändert werden muss. Hat man Zwischenziele mit Kriterien formuliert, können diese als solche Kontrollpunkte dienen: Wenn ein Zwischenziel nicht erreicht werden kann, muss der Gesamtplan überprüft werden. Ein solches Zwischenziel hätte beispielsweise die Normalisierung der Beatmungswerte nach Anlage der Drainage sein können. Dass diese unverändert blieben, hätte den Assistenzarzt zum Nachdenken bewegen müssen.

Auf Neben- und Fernwirkungen des Handelns geprüft

Da mit einer Maßnahme ein bestimmtes Ziel erreicht werden soll, ist man häufig zufrieden, wenn das Erwünschte eintritt. Jede Behandlung hat jedoch ihre Risiken und unerwünschten Nebenwirkungen. Eine Anforderung an gutes Planen ist deshalb, nicht nur den Behandlungsweg, sondern auch die – unter Umständen erst später auftretenden – negativen Konsequenzen im Auge zu haben. Neben- und Fernwirkungen des Handelns wurden bei der Planung der Thoraxdrainage offensichtlich nicht berücksichtigt.

Mit Puffern geplant

Gerade weil sich eine kritische Situation fortwährend ändert, ist es nötig, Puffer für alles, was dazwischenkommen wird, einzuplanen. Denn dass etwas anders läuft als geplant, ist wahrscheinlich, auch wenn man nicht im Voraus weiß, was es sein wird. Puffer in der Akutmedizin sind vor allem Zeit, Personal, und materielle Ressourcen. Puffer werden jedoch in der momentanen Situation des Gesundheitswesens oftmals als überflüssiger Luxus angesehen. Planen ohne Puffer erhöht aber die Risiken für schwere Unfälle und Zwischenfälle, da Abweichungen vom Plan nicht mehr aufgefangen werden können.

Zeichen guten Planens
- In Maßen »verzweigt geplant«
- An Neben- und Fernwirkungen des Handelns gedacht
- Mit Puffern geplant

7.2.2 Fehler und Probleme beim Planen

Komplexität und Dynamik begrenzen die Möglichkeiten, weitreichend zu planen. Häufige Fehler, die während des Planungsprozesses beobachtet werden können, sind (Dörner et al. 1983; Dörner 1989; Dörner u. Schaub 1994, 1995; Schaub 2000; Strohschneider u. von der Weth 2001):

Fehlendes Planen: Methodismus

Methodismus ereilt besonders den Erfahrenen: »Diese Situation kenne ich, das habe ich schon so oft erlebt, da weiß ich, wie die Behandlung geht!« Unter Auslassung des Planungsprozesses wird auf einen vorformulierten Handlungsablauf zurückgegriffen. Möglicherweise kommen dabei Handlungsroutinen zur Anwendung, die für das konkrete Problem nicht angemessen sind, weil es sich in unauffälligen, aber wichtigen Details von bekannten Fällen unterscheidet. Es resultieren Handlungen nach dem Motto »Bewährt, aber falsch« (Reason 1990).

Planen ohne Alternativen, mit nur einem Schwerpunkt

Es wird nur ein Handlungsweg bedacht, ohne Verzweigungen oder Alternativen zu berücksichtigen. Der weitere Verlauf der Patientenversorgung nach der vermeintlich erfolgreichen Punktion des Pneumothorax zeigt geradezu klassisch, wie man bei dem Scheitern der einen Idee ganz neu mit dem Planen beginnen muss und dabei unter Umständen in großen Zeitdruck gerät.

Planen ohne Fern- und Nebenwirkungen zu bedenken, unvernetzt planen

»Man kann nie nur eines wollen« – und man kann in der Medizin auch nie »nur eines tun«! Dies ist zwar eine Binsenweisheit, sie wird aber oft missachtet, weil es geistig unbequem ist, Ratlosigkeit und Zweifel an den eigenen Behandlungsmethoden erzeugt und, wie jedes Nachdenken, Zeit und Kraft kostet. Treten jedoch Nebenwirkungen ein, so wird man von ihnen überrascht.

Unterplanen

Einen Plan in detaillierten Handlungsabschnitten zu verfassen erfordert viel mentale Kapazität. Verbunden mit der ohnehin komplexen Situation ist die mentale Belastung oft so hoch, dass Pläne bevorzugt auf einem sehr vagen Niveau formuliert werden. Das ist in gewissen Grenzen sinnvoll. Wenn man sich aber keine Gedanken um die *konkrete* Umsetzung machen muss, sind *grundsätzlich* viel mehr Möglichkeiten denkbar.

Planoptimismus

Sobald der Wunsch Vater des Gedanken wird und ein Scheitern keine bedenkenswerte Option darstellt, wird Planoptimismus das Handeln bestimmen: »Die Anlage der Thoraxdrainage wird gut gehen, weil es gut gehen muss«. Die Wahrnehmung über Rückmeldungen aus dem System (Blutung; unveränderte Beatmungssituation) wird selektiv erfolgen; man sieht nur, was man sehen möchte, weil man zu wissen meint, dass der einmal gefasste Plan erfolgreich sein wird. Die schwerwiegendste Variante des Planoptimismus ist das völlige Außerbetrachtlassen der Möglichkeit, dass Komplikationen (wie die Perforation der Leber) oder kritische Situationen auftreten könnten. Wer damit nicht rechnet, wird davon überrascht.

Häufige Fehler beim Planen

- Fehlendes Planen: *Methodismus*
- Planen ohne Alternativen, mit nur einem Schwerpunkt
- Planen ohne Fern- und Nebenwirkungen zu bedenken, unvernetzt planen
- Unterplanen
- Planoptimismus

7.3 Tipps für die Praxis

Ziele

- Setzen Sie sich realistische Ziele! Bedenken Sie, dass eine gute Entscheidung nur dann gut ist, wenn man auch die Zeit hat, sie in die Tat umzusetzen.
- Wenden Sie Mühe auf die Klärung von Zielen und Kriterien ihrer Erreichung: Woran genau werden Sie merken, dass Sie Ihre Ziele erreicht haben?
- Klären Sie für sich die Priorität Ihrer Ziele, *bevor* sie sich an Ihr Assistenzpersonal wenden.
- Seien Sie sich selbst gegenüber kritisch, welche nicht-medizinischen Absichten oder Ziele Ihr Handeln bestimmen.
- Formen Sie, wo immer möglich, ein negatives Ziel in ein positives Ziel um. Wo Sie mit dem Patienten hin möchten ist entscheidend und nicht, wo Sie nicht hin möchten.

Bedenken Sie immer, dass sie in komplexen Situationen nicht *nur eines* machen, nicht *nur ein Ziel* anstreben können. Seien Sie wachsam gegenüber Zielkonflikten.

- Nutzen Sie das Sprechen über Behandlungsziele als Möglichkeit, im Team besser zusammenzuarbeiten: Gemeinsame Ziele sind die Voraussetzung gemeinsamen Handelns!

Planen

- Erhoffen Sie das Beste, aber planen Sie für das Schlimmste! Wenn man ein »worst case«-Szenario bei seiner Planung berücksichtigt, wird man nicht von unangenehmen Entwicklungen überrascht.
- Denken Sie immer daran: Alles kann auch Ihnen passieren! Dass auch dem kompetentesten Kliniker Pläne scheitern, liegt in der Natur des Planens, nicht in der Person des Planers.
- Planen Sie mit Alternativen und mit Puffern (Zeit, Ressourcen, Personal).
- Denken Sie an unbeabsichtigte Nebenwirkungen Ihres Handelns.
- Vergessen Sie nicht, dass Planen geistige Tätigkeit ist, also anstrengend. Es benötigt ein Minimum an Ausgeruhtheit und Muße, auch in kritischen Situationen. Wo immer möglich, sollte der Erfahrenste alle manuellen Tätigkeiten delegieren, um den Kopf zum Planen frei zu haben.

7.4 Ziele und Pläne – Auf einen Blick

- Ein Ziel zu haben bedeutet: Wissen, wie man ein bestimmtes Bedürfnisse befriedigen kann. Gute Ziele sind solche, die möglichst vielen Bedürfnissen zugleich dienen, ohne dabei neue Probleme zu schaffen.
- Ziele geben dem Handeln die Richtung vor, sie dienen als »Leuchtfeuer« des Handelns.

- Gute Ziele sind gegliedert in Ober-, Teil- und Zwischenziele, geordnet nach Prioritäten und auf Konflikte geprüft. Sie sind positiv formuliert, klar benannt und mit Kriterien der Erreichung formuliert. Flexibilität ist in dynamischen Situationen besonders wichtig.
- Häufige Probleme bei der Zielbildung sind Aktionismus, fehlende Prioritätensetzung, Unklarheit über Zielkonflikte, mangelnde Konkretisierung und Gliederung, zu frühe Festlegung und Fixierung auf Negativziele.
- Nicht-fachliche Ziele spielen beim Handeln häufig eine Rolle. Vor allem Kompetenzschutz kann in kritischen Situationen unbewusst das Handeln bestimmen.
- Planen ist die vorgestellte Annäherung an ein Ziel. Planen bedeutet, Handlungsoptionen zu erkunden, zu bewerten und Handlungsschritte festzulegen.
- Unter den Bedingungen der Akutmedizin sind vollständige, langfristige Pläne selten möglich. Gute Pläne in der Akutmedizin sind in Maßen verzweigt, mit Puffern versehen und auf Fern- und Nebenwirkungen geprüft.
- Häufige Planungsfehler sind Methodismus, Planen ohne Alternativen, fehlende Beachtung von Nebenwirkungen, Unterplanen und Planoptimismus.

Literatur

Dörner D (1999) Bauplan für eine Seele. Rowohlt, Reinbek bei Hamburg

Dörner D (1989) Die Logik des Mißlingens. Rowohlt, Reinbek bei Hamburg

Dörner D, Kreuzig H, Reither F, Stäudel T (1983) Lohhausen. Vom Umgang mit Unbestimmtheit und Komplexität. Hans Huber, Bern

Dörner D, Schaub H (1994) Errors in Planning und Decision Making and the Nature of Human Information Processing. Applied Psychology: An International Review, 43: 433–453

Dörner D, Schaub H (1995) Handeln in Unbestimmtheit und Komplexität. Organisationsentwicklung, 14: 34-47

Funke J, Fritz A (1995) Über Planen, Problemlösen und Handeln. In: Funke J, Fritz A (Hrsg.) Neue Konzepte und Instrumente zur Planungsdiagnostik. Deutscher Psychologen Verlag, Bonn, S 1–45

Freud S (1911/1961) Formulierungen über die zwei Prinzipien des psychischen Geschehens. Gesammelte Werke, Band VIII. Fischer, Frankfurt am Main

Hacker W (1986) Arbeitspsychologie. Deutscher Verlag der Wissenschaften, Berlin

Lindblom CE (1959) The science of muddling through. Public Administration Review 19:79–88

Reason J (1990) Human Error. Cambridge University Press, Cambridge UK

Schaub H (2000) Menschliches Versagen. Die Rolle des Faktor »Mensch« bei großtechnischen Katastrophen aus psychologischer Sicht. Bamberg: Memorandum 35 des Instituts für Theoretische Psychologie der Universität Bamberg.

Strohschneider, S, von der Weth R (Hrsg.) (2001) Ja, mach nur einen Plan: Pannen und Fehlschläge – Ursachen, Beispiele, Lösungen. Hans Huber, Bern

Von der Weth R (2001) Management der Komplexität. Huber, Bern u. a.

Von der Weth R (1990) Zielbildung bei der Organisation des Handelns. Peter Lang, Frankfurt am Main

Aufmerksamkeit: Im Fokus des Bewusstseins

Fallbeispiel

Ein Intensivarzt hat die letzte Schicht in seiner Nachtdienstwoche. Es ist 3 Uhr morgens und die vergangenen Stunden waren aufgrund von arbeitsintensiven Patienten sehr anstrengend. Dementsprechend müde fühlt sich der Assistenzarzt. Er hat vor, sich kurz hinzulegen, visitiert jedoch zuvor nochmals einen Patienten mit einem neu aufgetretenen hämodynamischen Problem. Während er noch über eine Problemlösung nachdenkt, wird er in das Nachbarzimmer zu einem Notfall gerufen: Ein Intensivpatient ist bei einer Lagerungsmaßnahme versehentlich extubiert worden. Der Assistenzarzt folgt der Pflegekraft in das Zimmer, wo eine weitere Pflegekraft den Patienten mit der Maske beatmet. Die pulsoxymetrisch gemessene Sättigung liegt bei 85%. Der Assistenzarzt übernimmt die Maskenbeatmung und lässt die Reintubation vorbereiten. Da der Patient verwirrt ist und sich gegen die Maskenbeatmung wehrt, möchte der Assistenzarzt die bereits laufende Analgosedierung mit Fentanyl und Dormicum vertiefen. Zu diesem Zweck greift der Assistenzarzt nach dem Perfusor und dreht mit der Hand einige Milliliter des Spritzeninhaltes hinein. Wenige Sekunden später beginnt der Patient tachykard zu werden und der Monitor gibt Alarm. Ein Blick auf den Bildschirm zeigt eine Herzfrequenz von 180/min und einen arteriellen Druck von 260/150 mmHg. Anstatt einen Bolus Fentanyl-Dormicum zu geben hat der Assistenzarzt versehentlich am Perfusor mit Suprarenin gedreht. Mit der Bolusgabe von Perlinganit kann der Assistenzarzt eine weitere Blutdrucksteigerung kupieren und wenige Minuten später mit der geplanten Intubation fortfahren.

Ein Intensivmediziner wird am Ende einer Nachtdienstwoche im müden Zustand mit einem Notfall konfrontiert. Die Anforderung erreicht ihn in einem Moment, wo seine Aufmerksamkeit von einem anderen Problem in Beschlag genommen wird. Erschöpft und noch in Gedanken muss er eine Notfallsituation bewältigen, in der er sich auf eine Maskenbeatmung und die Vorbereitung einer Re-Intubation konzentrieren muss. Als er dem Patienten manuell einen Bolus mit Analgosedierung geben möchte, vertut er sich in der Wahl der Perfusorspritze und appliziert dem Patienten eine größere Menge eines Katecholamins. Durch die sofortige medikamentöse Intervention kann der Assistenzarzt eine Patientenschädigung durch einen exzessiven Blutdruck- und Herzfrequenzanstieg verhindern.

8.1 Steuerung des Handelns: Aufmerksamkeit, Vigilanz und Konzentration

Menschliches Denken, Wahrnehmen und Handeln kann bewusst kontrolliert und gesteuert werden. Diese bewusste Steuerung ist besonders für die analytische Bewältigung von *Problemen* und für alle Tätigkeiten, die *Genauigkeit* und *Dauerhaftigkeit* verlangen, relevant. Die dafür notwendige zentrale Ressource ist die **Aufmerksamkeitslenkung**. Mit ihrer Hilfe gelingt es Menschen, ganz bei einer Sache zu sein. Aufmerksamkeit ist jedoch eine anfällige Ressource: Lässt sie nach oder ist sie wie im Fallbeispiel müdigkeitsbedingt gestört, fehlt Menschen oftmals die Kontrolle über die Ausführung von Handlungen. Fehler werden dann häufiger begangen.

In der Forschung zu Human Factors werden

- als *Eigenschaften von Aufmerksamkeit* die phasische und tonische Aktivierung, Daueraufmerksamkeit und Vigilanz, und
- als *Störungen der Aufmerksamkeit* Müdigkeit, Ermüdung und Monotonie diskutiert.

8.1.1 Aufmerksamkeit

Der Intensivarzt verabreicht das falsche Medikament, weil er einen Moment lang nicht aufmerksam ist. Er merkt erst auf, als Monitoralarme ihn auf die Fehlhandlung aufmerksam machen. Obwohl er ganz bei der Notfallsituation ist, entgeht dennoch ein Teil der damit verbundenen Handlung, die Medikamentenapplikation, seiner bewussten Kontrolle. Wie soll man sich daher Aufmerksamkeit vorstellen? »Was Aufmerksamkeit ist, das weiß man einfach« sagte bereits 1890 der Bewusstseinspsychologie James: Aufmerksamkeit ist die willkürliche Ausrichtung der Wahrnehmung und des Denkens auf einen Gegenstand. Trotz dieser einleuchtenden Erklärung gibt es bis heute keine klare Definition (Weeß et al. 1998). Stattdessen finden sich zumeist Metaphern, die Aspekte der Aufmerksamkeit beschreiben (Zimbardo 1999). Die wichtigsten drei sind der *Scheinwerfer*, der *Filter* und der *Flaschenhals* (■ Abb. 8.1).

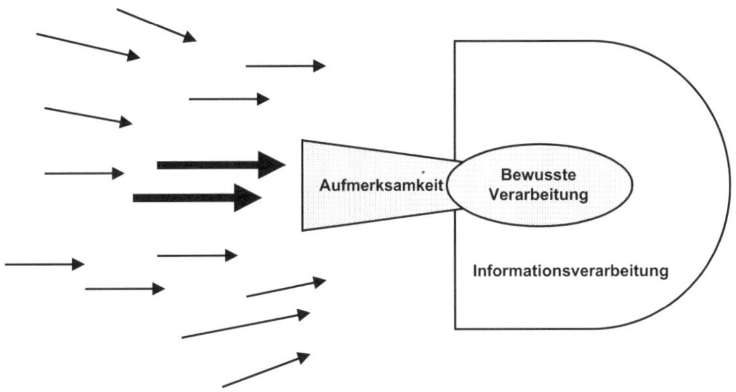

Abb. 8.1. Aufmerksamkeit als »Scheinwerfer« oder »Filter«: Was in ihrem Fokus ist, gelangt ins Bewusstsein

Metaphern der Aufmerksamkeit

Durch die **Scheinwerfer**-Metapher wird deutlich: *Nicht alles, was gerade in der Umgebung vorhanden ist, wird von Menschen bewusst wahrgenommen.* Nur das, was im Fokus der Aufmerksamkeit steht, kann ein Mensch bewusst ansehen oder anhören und darüber nachdenken. Der »Scheinwerfer Aufmerksamkeit« ist eng mit dem Bewusstsein verknüpft.

Was nicht aufmerksam wahrgenommen und verarbeitet wird, kann über *Gefühle* dennoch teilweise ins Bewusstsein gelangen. Dies geschieht allerdings in verschlüsselter Form, da Gefühle als blitzartige Zusammenfassung und Bewertung einer Situation ihre Ursache nicht erklären (▶ Kap 4.4).

Die Metapher des **Filters** zeigt, dass *nicht alles, was ein Mensch wahrnimmt auch ins Bewusstsein gelangt* (▶ Kap. 5). Bekannt wurde die Formulierung der Filtertheorie als *Flaschenhals* (Broadbent 1950). Da die Aufmerksamkeit eine limitierte Ressource ist, geht alles, was nicht bewusst verarbeitet wird und folglich nicht durch den Flaschenhals gelangt, verloren. Empirisch gestützt ist die modifizierte Form dieser Theorie: Die bewusste Verarbeitung hängt zwar von der Aufmerksamkeit ab, aber es wird auch das, was nicht bewusst wahrgenommen wird, zumindest teilweise analysiert. Dies geschieht dadurch, dass Wahrnehmungsinhalte, die nicht von der Aufmerksamkeit aus dem Datenstrom gefiltert und im Cortex verarbeitet werden, in anderen Gehirnzentren auf Relevanz geprüft und in Schemata eingeordnet werden (Ramachandran u. Blakeslee 2001). Wird eine Wahrnehmung als »relevant« bewertet, erfolgt eine unwillkürliche Zuwendung der Aufmerksamkeit auf die Reizquelle hin (**Orientierungsreaktion,** Sokolov 1963). Der Monitoralarm einer Blutdrucküberschreitung ist eine solche Reizquelle, an der sich der Assistenzarzt orientiert. Der Alarmton ist für ihn eine relevante Wahrnehmung.

Physiologie der Aufmerksamkeit

Physiologisch ist Aufmerksamkeit an zentralnervöse Aktivierung gebunden. Es gibt zwei Grundformen von Aufmerksamkeit: Die phasische und die tonische Aktivierung:

- **Tonische Aktivierung** beschreibt, wie »wach« jemand ist. Diese Aktivierung unterliegt nicht der bewussten Kontrolle, sondern ist vom circadianen Rhythmus und vom Schlafmangel abhängig. Zum Zeitpunkt des Notfalls ist die tonische Aktivierung des Intensivarztes niedrig.
- **Phasische Aktivierung** ist ein Anstieg der zentralnervösen Aktivierung, der auf ein Signal oder einen Warnreiz hin erfolgt. Physiologisch zeigt sich die phasische Aktivierung in einem Anstieg der Herzfrequenz, im Hautwiderstand und der Pupillenweite. Als er von dem Notfall im Nebenzimmer erfährt, erfolgt bei dem Assistenzarzt eine phasische Aktivierung.

Im Gegensatz zur zentralnervösen Aktivierung unterliegen die Aufmerksamkeitsaspekte Vigilanz, selektive Aufmerksamkeit und geteilte Aufmerksamkeit der bewussten Kontrolle des Organismus (Weeß et al. 1998)

8.1.2 Vigilanz

Vigilanz (Wachsamkeit) ist die Bereitschaft, die Aufmerksamkeit über einen längeren Zeitraum auf einem hohen Niveau zu halten und auf seltene und zufällig auftretende Reize zu reagieren. Sie unterliegt der bewussten Kontrolle (Mackworth 1970). Vigilanz ist in der Akutmedizin bei Aufgaben wie der Beobachtung von Monitoren wichtig. Einige anästhesiologische Fachgesellschaften tragen dieser Tatsache mit der Erwähnung von Vigilanz in ihrem Leitmotiv Rechnung: »Vigila et ventila« (»Sei wachsam und beatme«). Vigilanz ist eine notwendige Bedingung für gutes Handeln in der Anästhesie, ihre Bedeutung sollte jedoch nicht überschätzt werden (Howard u. Gaba 1997).

Eine sehr hohe (z. B. Stress) sowie eine sehr niedrige Aktivierung (z. B. Müdigkeit) senken die Vigilanz.

8.1.3 Konzentration

Konzentration ist die dauernde Ausrichtung der Aufmerksamkeit auf einen bestimmten, bewusst ausgewählten Bereich des Denkens und Wahrnehmens (Zimbardo 1999).

Konzentration setzt die Fähigkeit zur *selektiven Aufmerksamkeit* voraus, mit der man aus der Summe aller möglichen Wahrnehmungsinhalte eine bewusste Auswahl trifft und störende Reize ausblendet. Um sich auf eine Sache voll konzentrieren zu können, muss das aktuelle *Motiv* von anderen Motiven, die auch aktiv werden wollen, *abgeschirmt* werden (▶ Kap. 4). Zudem verlangt Konzentration die *Erhöhung der Wahrnehmungsschwellen*, da man sonst leicht durch andere Reize abgelenkt wird.

8.1.4 Geteilte Aufmerksamkeit

Von geteilter Aufmerksamkeit spricht man, wenn jemand zwei oder mehr Aufgaben zugleich bearbeiten muss (Müsseler u. Prinz 2002). Die meisten Menschen sind nicht zu paralleler bewusster Verarbeitung fähig. Sie können nur mehrere Dinge bearbeiten, wenn höchstens eine Aufgabe bewusstes Denken erfordert und die anderen Aufgaben großteils »automatisiert« ablaufen (Schneider u. Shiffrin 1977). Auch der Intensivarzt aus dem Fallbeispiel ist hier keine Ausnahme: Seine Aufmerksamkeit gilt der Maskenbeatmung und der Vorbereitung zur Re-Intubation. Die Bolusgabe der vermeintlichen Analgosedierung erfolgt dagegen automatisiert ohne gezieltes Hinsehen. Läuft eine Handlung wie die Bolusgabe automatisiert ab, so wendet sich die Aufmerksamkeit diesem Automatismus nur an »Kontrollpunkten« zu, um die korrekte Ausführung zu überprüfen. In der verbleibenden Zeit ist die Aufmerksamkeit auf die Maskenbeatmung und die geplante Intubation gerichtet, weil diese Aufgaben bewusstes Denken erfordern. Da der Intensivarzt jedoch müde ist, beanspruchen diese Aufgaben seine Aufmerksamkeit stärker als sonst. Dies hat zur Folge, dass die »Kontrollpunkte« der Medikamentengabe übersprungen werden und der Automatismus der Perfusormanipulation unkontrolliert abläuft. Dadurch entsteht die geschilderte kritische Situation.

Mehrere Aufgaben ohne Leistungseinbußen zu bearbeiten ist leichter möglich, wenn verschiedene Sinnesmodalitäten daran beteiligt sind. Der Assistenzarzt kann gleichzeitig Anweisungen für die Intubation geben und auf den Signalton des Pulsoxymeters hören. Analytisches Denken verlangt dagegen volle Konzentration und damit Abschottung von allen anderen Aufgaben.

8.2 Offen für Neues: Hintergrundkontrolle und Erwartungshorizont

Für die meisten Tätigkeiten der Akutmedizin ist es notwendig, seine Aufmerksamkeit ganz auf die aktuelle Absicht auszurichten: Nur das, womit man sich im Moment beschäftigt, soll zählen. Diese Konzentration darf jedoch nie absolut werden, weil man sonst weder *gute Gelegenheiten* für andere Absichten noch *Gefahren* oder drohende Komplikationen mitbekommen würde. Um das zu vermeiden, gibt es die **Hintergrundkontrolle** (Dörner 1999). Damit ist gemeint, dass Menschen ihre Umgebung in regelmäßigen Intervallen auf Wichtiges überprüfen. Sie tun dies, indem die Aufmerksamkeit für sehr kurze Zeit schweifend auf die Umgebung gerichtet wird und dann zur eigentlichen Handlung zurückkehrt. Hintergrundkontrolle erfolgt ohne bewusste Planung. Bei sehr wichtigen Absichten und unter Stress entfällt die Hintergrundkontrolle jedoch weitgehend. Hintergrundkontrolle wird auch durch das *Kompetenzgefühl* beeinflusst. Wenn jemand sich inkompetent fühlt, wird er entweder weniger kontrollieren, um die Entdeckung bedrohlicher Ereignisse zu vermeiden (*Einkapselung*) oder er wird aus Angst vor Fehlern sehr häufig kontrollieren (*Sprunghaftigkeit* und *Unkonzentriertheit*).

In welchem Ausmaß Menschen Hintergrundkontrolle durchführen, hängt von der Sicherheit der Umgebung, von der Schwierigkeit der aktuellen Handlung und von den Erwartungen über den weiteren Fortgang der Ereignisse, dem **Erwartungshorizont** ab (◘ Abb 8.2). Der Erwartungshorizont ist eine Prognose des zu Erwartenden, die Extrapolation der Gegenwart in die Zukunft (Dörner 1999). Für den Intensivarzt besteht der Erwartungshorizont in einer problemlosen Fortführung der Intubationsvorbereitungen. Als der Erwartungshorizont bricht, weil die Herzfrequenz ansteigt und Monitoralarme ausgelöst werden, ruft das Erstaunen, möglicherweise Erschrecken hervor. Es kommt zu einer Ausrichtung der Aufmerksamkeit (*Orientierungsreaktion*) und zum Nachdenken über die Situation: Was ist los? Warum geschieht nicht, was geschehen soll?

Der Erwartungshorizont ist für die Aufmerksamkeitssteuerung wichtig: Ereignisse, die man sicher erwartet, werden nicht bewusst kontrolliert. Es genügt eine gelegentliche Kontrolle, um das Situationsbild aufzufrischen. Ereignisse, deren Entwicklung man nicht gut vorhersagen kann, müssen genauer verfolgt werden. Je ungenauer die Erwartungen für die Zukunft sind (*unbestimmter Erwartungshorizont*), desto häufiger kontrollieren Menschen den Hintergrund.

8.3 Störungen der Aufmerksamkeit

Die bewusste Handlungskontrolle kann von vielen Faktoren beeinträchtigt sein. Etliche somatische wie psychische Krankheiten (z. B. Depression, Schizophrenie) verändern die Aufmerksamkeitssteuerung. Auch gibt es Menschen, die habituell eine unzureichende Aufmerksamkeitssteuerung zeigen (*cognitive failure*, Broadbent et al. 1982). Dies scheint ein relativ stabiler Persönlichkeitszug zu sein. Hier geht es aber um akute Veränderungen der Aufmerksamkeit durch Müdigkeit, Ermüdung, Monotonie oder »Einkapselung«.

Allen diesen Beeinträchtigungen ist gemeinsam, dass sie die allgemeine Leistungsfähigkeit herabsetzen und zu mehr Fehlern führen.

Situationsbewusstsein/ Situation awareness

In der Human Factors Forschung wird seit einigen Jahren wieder verstärkt »Situationsbewusstsein« als wichtiger Faktor der Fehlervermeidung in der Arbeit mit komplexen technischen Systemen diskutiert. **Situationsbewusstsein (situation awareness)** bedeutet, dass Menschen stets an der Gesamtsituation orientiert sind, um diese kontrollieren zu können (Endsley 1995; Biella u. Schäfer 2002). Zum Situationsbewusstsein gehört die Fähigkeit zu wissen

- was gerade geschieht und was in der Situation vorhanden ist
- was aktuelle Geschehnisse bedeuten
- wohin sich die Situation entwickeln wird

Um Situationsbewusstsein zu entwickeln und zu halten, müssen Menschen zunächst ein **Situationsbild** aufbauen, indem sie alle für die Situation relevanten Objekte, Parameter und Ereignisse erfassen. Um das Situationsbild *aktuell* zu halten und damit ein hohes Maß an Situationsbewusstsein zu wahren, sind zwei Prozesse nötig:

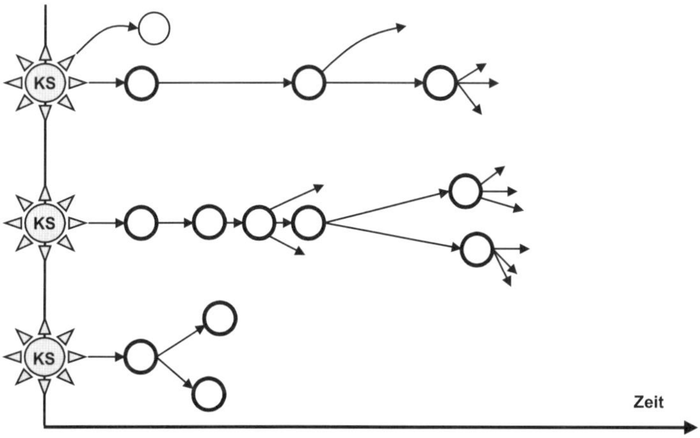

◘ **Abb. 8.2.** Erwartungshorizont (nach Dörner 1999, S.196). Für jede kritische Situation (KS) in der sich ein Mensch befindet wird eine Extrapolation in die Zukunft vorgenommen. Die Kreise repräsentieren Geschehnisse, die Pfeile alternative Handlungen oder Entwicklungen. Mit wachsender Entfernung von der Gegenwart werden immer mehr Möglichkeiten vorstellbar, Erwartungen also immer unpräziser

- Das Situationsbild muss regelmäßig aufgefrischt werden. Das ist der oben beschriebene Prozess der Hintergrundkontrolle. Für den Aufbau eines Situationsbewusstseins muss diese Kontrolle allerdings bewusst erfolgen, indem die Aufmerksamkeit dieser Kontrolle zugewiesen wird
- Die wahrgenommenen Elemente müssen auf ihre Relevanz hin bewertet werden. Das verlangt Klarheit über die Ziele in der Situation, da eine Relevanzprüfung nur auf Ziele bezogen sein kann

Das Situationsbewusstsein ist von der Gestaltung eines Arbeitsplatzes abhängig. Beispielsweise kann eine unübersichtliche Gestaltung von Anzeigen den Aufbau oder die Auffrischung des Situationsbildes erschweren (Biella u. Schäfer 2002). Andererseits kann Menschen die Aufrechterhaltung von Situationsbewusstsein durch Automatisierung erleichtert werden, wenn beispielsweise Intensivbeatmungsgeräte die Bewertung physiologischer Parameter übernehmen und Überwachungsmonitore Alarme auslösen.

In Teams ist es eine wichtige Anforderung, ein gemeinsames Situationsbewusstsein zu schaffen. Dazu muss über Ziele und Pläne, über die Einschätzung der aktuellen Situation und ihrer Entwicklung kommuniziert werden (► Kap. 11.3.2).

8.3.1 Rien ne va plus: Ermüdung

Ermüdung ist eine Schutzfunktion des Körpers, wenn Leistungspotenziale verbraucht sind (Münzberger 2004). Sie zeigt sich als reversible Minderung der Leistungsfähigkeit. Ermüdung kann nur durch *Erholung* ausgeglichen werden, nicht etwa durch Wechsel der Tätigkeit (Ulich 2001). Ermüdung führt zu *körperlichen Symptomen*: Dazu gehören ein erhöhter Puls (Ermüdungspuls), flache Atmung, eine Verringerung der Kraft und ein erhöhter Sauerstoffverbrauch bei gleicher Arbeit (Münzberger 2004).

Darüber hinaus lässt auch die *geistige Leistungsfähigkeit* stark nach. Empirisch nachweisbar sind (Zimbardo 1999; Ulich 2001, Münzberger 2004):
- Abnahme der Konzentration
- Perzeptionsstörungen (Veränderungen der Empfindlichkeitsschwellen des Auges, des Ohres)
- Wahrnehmungsstörungen (Illusionen, Halluzinationen)
- Störung der Auge-Hand-Koordination (ungenaue, ungeschickte Bewegungen)
- Aufmerksamkeitsabbau
- Konzentrationsabbau
- Denkstörungen (z. B. Nachlässigkeit bei der Meinungsbildung, höhere Toleranz gegenüber eigenen Fehlern, voreilige Entscheidungen)
- Antriebsstörungen
- Veränderung des sozialen Verhaltens (geringere Bereitschaft zur Informationsweitergabe, unkontrollierte Affekte)
- Müdigkeitsgefühl

Ermüdung und Erholung folgen exponentiellen Kurven: Ermüdung nimmt erst langsam und dann sehr stark zu. Hingegen geschieht Erholung am Anfang sehr schnell, um bis zur vollständigen Erholung jedoch lange zu dauern. Aus diesem Grund sind häufige und kürzere Pausen effektiver als eine lange Pause.

Das *Gefühl der Ermüdung* hinkt dem Abbau der physischen und psychischen Leistungsfähigkeit hinterher. Ärzte scheinen besonders anfällig für diese

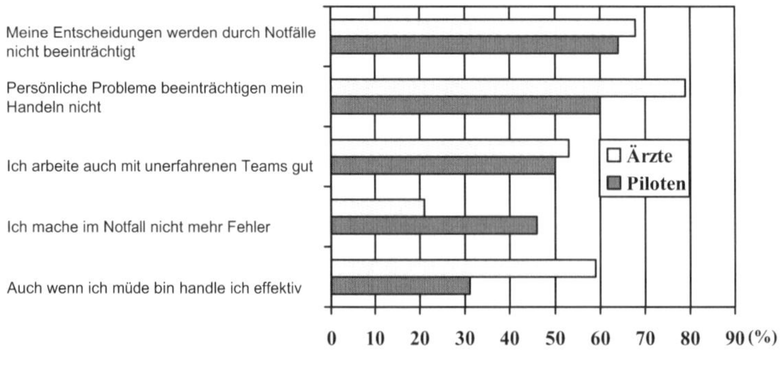

Abb. 8.3. Prozentsatz an Ärzten und Piloten, die eine unrealistische Einstellung bezüglich ihrer persönlichen Leistungsfähigkeit haben. Zwei von drei Ärzten verneinen einen negativen Einfluss von Ermüdung auf ihr Handeln (Helmreich u. Merritt 1998)

Art von Fehleinschätzung zu sein. Im Gegensatz zu anderen Berufsgruppen wie Piloten, aber auch im Gegensatz zu Pflegekräften geben Ärzte häufig an, auch dann noch voll leistungsfähig zu sein, wenn sie ermüdet sind (Flin et al. 2003, Helmreich u. Merritt 1998; ◘ Abb. 8.3.).

Weil das subjektive Gefühl kein verlässlicher Indikator für Ermüdung ist, verspüren Menschen Ermüdung erst, wenn Leistungsminderungen eingetreten sind. Daher werden Pausen oft zu spät gemacht. Erholung benötigt dann mehr Zeit, als wenn man frühzeitig Pause macht. Es ist deshalb im Sinne des Patienten wichtig, auf ausreichende und rechtzeitige Pausen zu achten.

8.3.2 Wenn Schlaf zur Mangelware wird: Müdigkeit

Ermüdung entsteht durch Arbeit oder allgemein Belastung. Müdigkeit dagegen entsteht durch das Bedürfnis zu schlafen. Müdigkeit ist eine natürliche Funktion des Tagesrhythmus und veranlasst Menschen, schlafen zu gehen und sich so zu erholen. Müdigkeit während der Arbeit tritt zum einen mitten am Tag auf, wenn man in der Nacht davor zuwenig geschlafen hat, beispielsweise *nach* Nachtdiensten. Müdigkeit während der Arbeit tritt aber auch dann auf, wenn die Arbeitszeit mit den körpereigenen Rhythmen kollidiert, wie dies *während* des Nachtdienstes der Fall ist.

Müdigkeit führt zu einer Vielzahl von Beeinträchtigungen der physiologischen und kognitiven Leistungsfähigkeit, die alle die Fehleranfälligkeit erhöhen. Die Folgen von *totalem* Schlafentzug (kein Nachtschlaf während eines Bereitschaftsdienstes) sind (Wilker et al. 1994):

- Die allgemeine Aktivierung (tonische Wachheit) sinkt
- Die Aufmerksamkeitsspanne sinkt, d. h. man kann sich nicht mehr so lange konzentrieren
- Der Auflösungsgrad der Wahrnehmung wird vergröbert, dadurch entgehen einem unter Umständen wichtige Details
- Erhöhung der Reaktionszeit
- Verschlechterung der Einspeicherung ins Gedächtnis (Merken, Lernen)
- Verschlechterung der Motorkontrolle, insbesondere der Feinmotorik und der Auge-Hand-Koordination
- Erhöhung der akustischen Schwelle (d. h. man hört Leises nicht mehr)
- Die Flimmerverschmelzungsfrequenz, ab der eine nicht kontinuierlich leuchtende Lichtquelle als kontinuierlich wahrgenommen wird, sinkt.

Die psychomotorischen Funktionseinbußen nach Schlafentzug wurden mit denjenigen nach Alkoholeinnahme verglichen: Nach 17 Stunden Wachheit war die Leistungsfähigkeit in Funktionstests dem eines Probanden mit 0,5 °/oo Blutalkoholkonzentration vergleichbar. Nach 24 Stunden ununterbrochener Wachheit korrelierte die psychomotorische Leistungsfähigkeit mit einem Blutalkoholspiegel von 1 ‰ (Dawson u. Reid 1997).

Schlafmangel verändert neben der Leistungsfähigkeit auch die Motivation: Das Bedürfnis nach Schlaf kann so übermächtig werden, dass Menschen alle anderen Absichten so schnell wie irgend möglich ausführen, um endlich schlafen zu können.

Fehler in der Nacht

Das mehrmalige Aufstehen während des Nachtdienstes führt zu *partiellem Schlafentzug*. Auch wenn dies selbst nach mehreren Wochen nicht zu den massiven Beeinträchtigungen eines vollständigen Schlafentzugs führt (Wilkers et al. 1994), leiden Assistenzärzte mit unterbrochenem Nachtschlaf an chronischem Schlafmangel (Howard et al. 2002; Samkoff u. Jacques 1991). Chronischer Schlafmangel der Leistungserbringer ist ein systemimmanentes Problem des Gesundheitswesens. Eine Fülle an Untersuchungen hat sich mit den Auswirkungen von Nacht- und Bereitschaftsdiensten auf die Leistungsfähigkeit und Fehleranfälligkeit von Ärzten beschäftigt (Übersichten bei Howard et al. 2002 und Samkoff u. Jacques 1991). Neuere Untersuchungen zur Leistungsfähigkeit von Chirurgen (Taffinder et al. 1998, Grantcharov et al. 2001) und Anästhesisten (Howard et al. 2003) nach Schlafentzug konnten zeigen, dass die Fehlerhäufigkeit in Folge Ermüdung ansteigt. Wenngleich eine eindeutige Korrelation zwischen Übermüdung und einer direkten Patientenschädigung nicht nachweisbar ist, ergaben Umfragen unter Anästhesisten, dass mehr als die Hälfte der Befragten sich an einen Handlungsfehler erinnern konnte, der aufgrund von zu starker Müdigkeit begangen wurde (Gaba et al. 1994, Gravenstein et al. 1990).

8.3.4 Nichts zu tun: Monotonie

Als Monotonie wird ein Zustand herabgesetzter psychischer Aktivität und körperlicher Aktiviertheit bezeichnet (Ulich 2001). Dieser Zustand entsteht, wenn Menschen in reizarmen Situationen gleichförmige Tätigkeiten, die Aufmerksamkeit erfordern, häufig wiederholen. Diese Tätigkeiten können nicht automatisiert werden, verlangen aber auch kein Nachdenken.

Im Gegensatz zur Müdigkeit (die der Erholung bedarf) verfliegt Monotonie bei Tätigkeitswechsel sofort: Die »seconds of terror« vertreiben die »hours of boredom«. Monotonie kann am wirksamsten durch einen Wechsel der Aufgaben, durch Musik und durch körperliche Bewegung verhindert werden. Monotonie ist allerdings ein Phänomen, das in der Akutmedizin selten vorkommt. Aufgaben wie die Überwachung von Monitoren erzeugen nicht Monotonie, sondern erfordern Vigilanz.

8.3.5 Zu viel Konzentration: Fehlende Hintergrundkontrolle

Bis hierher wurde beschreiben, wie *zu geringe Aktiviertheit* die Aufmerksamkeit beeinträchtigt. Doch auch das Gegenteil kann der Fall sein, da eine *übermäßige Konzentration* auf eine Tätigkeit ebenfalls eine angemessene Aufmerksamkeitsverteilung erschwert. Ist man zu sehr mit einer Aufgabe beschäftigt, dann entfällt das gelegentliche Absuchen der Umgebung nach relevanten Informationen (*Hintergrundkontrolle*). Man ist nicht mehr offen für andere wichtige Hinweisreize und bemerkt auch nicht mehr, wann ein anderes Problem dringender wird als das aktuell behandelte: Man hat dann »Scheuklappen« aufgesetzt (vgl. die Ausführungen zu Stress, ▶ Kap. 9).

8.4 Tipps für die Praxis

- Nehmen Sie die Auswirkungen von Müdigkeit ernst. Subjektive Wachheit täuscht. Wenn Sie nicht mehr sicher arbeiten können, sollten sie heimgehen.
- Warten Sie nicht, bis Sie sich ermüdet fühlen. Setzen Sie regelmäßig (kurze) Pausen durch. Vermeiden Sie Ermüdung durch gegenseitige Ablösung der Teammitglieder.
- Bevor jemand einen Auftrag bekommt, sollte man sicherstellen, dass er aufmerksam ist.
- Stellen Sie sicher, dass wichtige Handlungen ungestört erledigt werden können.

8.5 Aufmerksamkeit – Auf einen Blick

- Aufmerksamkeit ist die willentliche Ausrichtung des Wahrnehmens und Denkens auf einen Gegenstand.
- Neben der willentlichen Ausrichtung der Aufmerksamkeit gibt es auch den indirekten Weg ins Bewusstsein: Über die vorbewusste Verarbeitung und Relevanzprüfung, die als Gefühl bewusst wird.
- Relevante Reize führen zu einer unwillkürlichen Ausrichtung der Aufmerksamkeit.
- Vigilanz (Wachsamkeit) ist die Bereitschaft, die Aufmerksamkeit über einen längeren Zeitraum auf einem hohen Niveau zu halten und auf seltene und zufällig auftretende Reize zu reagieren.
- Konzentration ist die dauernde Ausrichtung der Aufmerksamkeit auf einen bestimmten, bewusst ausgewählten Bereich des Denkens und Wahrnehmens. Sie beinhaltet selektive Aufmerksamkeit, Motivabschirmung und die Erhöhung der Wahrnehmungsschwellen.
- Der Erwartungshorizont ist eine Prognose darüber, was Menschen von einer Situation erwarten. Er ist die Extrapolation der Gegenwart in die Zukunft.
- Der Erwartungshorizont ist für die Aufmerksamkeitssteuerung wichtig: Ereignisse, die man sicher erwartet, werden nicht bewusst kontrolliert.
- Ermüdung zeigt sich als reversible Minderung der Leistungsfähigkeit und kann nur durch Erholung, nicht aber durch Wechsel der Tätigkeit ausgeglichen werden.
- Müdigkeit entsteht durch das Bedürfnis zu schlafen und ist eine natürlich Funktion des Tagesrhythmus.
- Das Gefühl der Müdigkeit ist kein verlässlicher Indikator für Ermüdung. Menschen verspüren Müdigkeit erst, wenn bereits Leistungsminderungen eingetretenen sind.

- Nach 24 Stunden ununterbrochener Wachheit korreliert die psychomotorische Leistungsfähigkeit mit einem Blutalkoholspiegel von 1 ‰.
- Ärzte sind anfällig für Fehleinschätzungen ihrer Leistungsfähigkeit. Sie geben an, auch dann noch voll leistungsfähig zu sein, wenn sie müde sind.
- Monotonie bezeichnet einen Zustand herabgesetzter psychischer Aktivität und körperlicher Aktiviertheit.

Literatur

Biella M, Schäfer H (2002) Situationsbewusstsein: Definitionen und messtheoretischer Zugang. Aktuelle Projekte und Vorhaben in den DLR-Instituten für Flugführung und Verkehrsführung. (Unveröffentlichtes Manuskript)

Broadbent DE (1958) Perception and communication. Pergamon Press, London

Broadbent DE, Cooper PF, Fitzgerald P, Parkes KR (1982) The Cognitive Failures Questionnaire (CFQ) and its correlates. British Journal of Clinical Psychology, 21: 1–16

Dawson D, Reid K (1997) Fatigue, alcohol and performance impairment. Nature 388: 235

Dörner D (1999) Bauplan für eine Seele. Rowohlt, Reinbek

Endsley MR (1995). Toward A Theory of Situation Awareness in Dynamic Systems. Human Factors, 37: 32–64

Flin R, Fletcher G, McGeorge P, Sutherland A, Patey R (2003) Anaesthetists' attitudes to teamwork and safety. Anaesthesia 58: 233–42

Gaba DM, Howard SK, Jump B (1994) Production pressure in the work environment: California anesthesiologists' attitudes and experiences. Anesthesiology 81:488

Grantcharov TP, Bardram L, Funch-Jensen P, Rosenberg J (2001) Laparoscopic performance after one night call in a surgical department: Prospective study. BMJ 323: 1222–1223

Gravenstein JS, Cooper JB, Orkin FK (1990) Work and rest cycles in anesthesia practice. Anesthesiology 72: 737

Helmreich RL, Merritt AC (1998) Culture at work in aviation and medicine. National, organizational and professional influences. Ashgate, Aldershot

Howard SK, Gaba DM (1997) Human performance and patient safety In: Morell R, Eichhorn J (eds) Patient safety in anesthetic practice. Churchill Livingstone, pp 431–466

Howard SK, Rosekind MR, Katz JD, Berry AJ (2002) Fatigue in anesthesia: implications and strategies for patient and provider safety. Anesthesiology 97: 1281–94

James W (1890) The Principles of Psychology. Henry Holt, New York

Mackworth JF (1970) Vigilance and attention. Penguin Books, Hammondsworth

Münzberger E (2004) Modularer Lehrbrief »Einführung in die Arbeitsmedizin«, Abschnitt Arbeitsphysiologie. www-Dokument. URL: http://arbmed.med.uni-rostock.de/lehrbrief/arbphys.htm

Müsseler J, Prinz W (2002) Allgemeine Psychologie. Spektrum, Heidelberg Berlin

Ramachandran V, Blakeslee S (2001) Die blinde Frau, die sehen kann. Rätselhafte Phänomene unseres Bewusstseins. Rowohlt, Reinbek

Samkoff JS, Jacques CH (1991) A review of studies concerning effects of sleep deprivation and fatigue on residents' performance. Acad Med 66: 687–693

Sexton JB, Thomas EJ, Helmreich RL (2000) Error, stress, and teamwork in medicine and aviation: cross sectional surveys. BMJ 320: 745–749

Schneider W, Shiffrin RM (1977) Controlled and automatic human information processing: I. Detection, search, and attention. Psychological Review, 84: 1–66

Sokolov E (1963) Perception and conditioned reflex. Pergamon, Oxford

Taffinder NJ, McManus IC, Gul Y, Russell RC, Darzi A (1998) Effect of sleep deprivation on surgeons' dexterity on laparoscopy simulator. Lancet 352: 1191

Ulich E (2001) Arbeitspsychologie. 5. Vollst. überarb. und erw. Auflage. Vdf, Zürich / Schäffer-Pöschel, Stuttgart

Weeß HG, Lund R, Gresele C, Böhning W, Sauter C, Steinberg R (1998) Vigilanz, Einschlafneigung, Daueraufmerksamkeit, Müdigkeit, Schläfrigkeit. Die Messung müdigkeitsbezogener Prozesse bei Hypersomnien. Somnologie 2: 32–41

Wilker FW, Bischoff C, Novak P (Hrsg.) (1994) Medizinische Psychologie, Medizinische Soziologie (2. Auflage). Urban & Schwarzenberg, München

Zimbardo P, Gehrig R (1999) Psychologie. 7., neu übersetzte und bearbeitete Auflage. Springer, Berlin Heidelberg u. a.

Stress: Ärzte unter Strom

Fallbeispiel

Das Meldebild der Leitstelle lautet: »Kindlicher Fenstersturz«. Bei Eintreffen am Unfallort findet der Notarzt, der einen seiner ersten Einsätze fährt und mit Patienten diesen Alters keine Erfahrung hat, ein 15 Monate altes bewusstloses Kleinkind mit Tachypnoe und schwachen zentralen Pulsen vor. Der Notarzt untersucht das Kind grob orientierend und diagnostiziert ein Gesichtsschädeltrauma und ein großes subgaleales Hämatom linksparietal. Passanten berichten, dass das Kind aus ungeklärtem Grund aus einem offenen Fenster im 3. Stock gestürzt sei. Während das Kind von einem Rettungsassistenten mit der Maske assistiert beatmet wird, bemüht sich der Notarzt um die periphere Venenpunktion. Diese bleibt jedoch trotz mehrerer Versuche frustran. Während der Punktionsversuche zeigt das Kind kurzzeitig bradykarde Episoden im EKG. Erst nach 20 Minuten, als der Notarzt bereits erwägt, das Kind ohne weitere Versorgung in die Klinik zu begleiten, erfolgt vom Rettungsdienstpersonal der Hinweis auf eine intraossäre Nadel, die sich im Kindernotfallkoffer befindet.

Obwohl der Notarzt diese Technik zuvor noch nie verwendet hat, gelingt es ihm, einen intraossären Zugang an der Tibia zu etablieren. Es erfolgt eine Narkoseeinleitung mit Atropin, S-Ketamin und Dormicum, bei der sich aufgrund des blutigen Rachens die Laryngoskopie und Intubation schwierig und protrahiert gestalten. Unmittelbar nach der Intubation beginnt die pulsoxymetrisch gemessene Sättigung zu fallen. Bei inzwischen deutlich geblähten Abdomen erfolgt eine erneute Laryngoskopie, die eine ösophageale Intubation ergibt. Der Notarzt beatmet das Kind zwischenzeitlich mit der Maske und reintubiert erneut verzögert, diesmal jedoch erfolgreich. Darauf bleibt die Sättigung konstant bei Werten um 85%. Erst die Entlastung des geblähten Abdomens mittels Magensonde führen zu einer Normalisierung der Oxygenierung. 75 Minuten nach Eintreffen am Unfallort wird das Kind mit schwachem Druck und beidseits weiten und lichtstarren Pupillen in die Klinik eingeliefert.

Ein Notarzt wird mit dem vitalen Notfall eines Kleinkindes konfrontiert. Für diese Patientengruppe fehlt ihm jedoch jegliche Erfahrung. Damit wird für ihn der Fall zu einer extremen *fachlichen* Herausforderung. Daneben wird sein Handeln gefühlsmäßig stark von der Tatsache geprägt, dass es sich um ein Kind handelt. Insofern wird der Einsatz auch zu einer *emotionalen* Belastung. Beide Faktoren zusammen setzen den Notarzt erheblich unter Stress. Dieser Stress wird dadurch noch erhöht, dass im Laufe der notärztlichen Behandlung zeitkritische Maßnahmen (sicherer iv-Zugang, Intubation) spät und erst nach mehreren Fehlversuchen erfolgreich sind. Aufgrund der protrahierten Versorgung kann der Patient erst nach über einer Stunde und in einem kritischen Zustand in die Klinik transportiert werden.

9.1 Was ist Stress?

Für den jungen Notarzt bedeutet die Versorgung des kindlichen Polytraumas Stress pur. Er sieht sich einer Situation gegenüber, die ihn an die Grenze seiner fachlichen Kompetenz und emotionalen Belastbarkeit bringt. Die Ursachen für den **akuten Stress** lassen sich in diesem Fall klar benennen: Das Wissen um ein Missverhältnis zwischen situativer Anforderung und fachlichem Können, der Anblick eines schwerstverletzten Kindes, Misserfolgserlebnisse, der subjektiv erlebte Wettlauf gegen die Zeit und die Verantwortung für Leben oder Tod. Möglicherweise hat der Assistenzarzt aber schon »eine Portion Stress« mit an den Unfallort gebracht, die seine Leistungsfähigkeit von Anfang an eingeschränkt hat: Lange Arbeitszeiten, eine hohe Dienstbelastung mit nur ungenügendem Schlaf, eine nicht enden wollende Flut an Büroarbeiten, ein offen ausgetragener Wettbewerb unter den Kollegen in der Klinik und wenig erlebte Unterstützung von Seiten seiner Vorgesetzten. Diese Dauerbelastungen kumulieren zu **chronischem Stress**, der die Handlungsfähigkeit von Menschen langfristig herabsetzen kann.

Ganz allgemein gesprochen ist Stress ein Anspannungszustand, der als *physische* und *psychische* Reaktion auf eine Beanspruchung hin eintritt (Selye 1936; Ulich 2001; Semmer 2003). Unter *Beanspruchung* ist dabei ein Ereignis gemeint, das von Menschen eine sofortige Veränderung oder Anpassung ihres Handelns verlangt. Dieser Anspannungszustand bereitet den Organismus auf eine schnelle und zielgerichtete Aktion vor. Der Begriff des Stress hat im ursprünglichen Sinn keine negative Bedeutung, sondern beschreibt lediglich den Zustand einer kör-

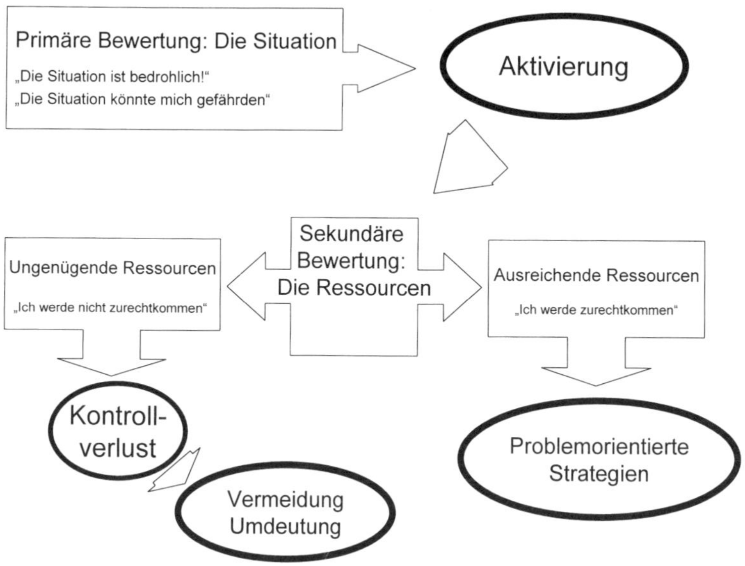

Abb. 9.1. Primäre und sekundäre Bewertung

perlichen Aktivierung und geistigen Konzentration. Der junge Notarzt erlebt Stress jedoch in Verbindung mit einem *unangenehmen Gefühl.* Dies liegt daran, dass die Ereignisse, die eine Veränderung seines Handelns verlangen, als Bedrohung empfunden werden. Bedrohlich ist die Situation für ihn deswegen, weil er spürt, dass es ein Ungleichgewicht zwischen den Anforderungen der Notfallsituation und den ihm zur Verfügung stehenden Ressourcen gibt.

9.1.1 Ab wann wird's stressig? Eine Frage der Bewertung

Bewertung einer Situation

Ein wesentliches Merkmal der Akutmedizin liegt in der Tatsache, dass Menschen schlagartig mit einer für sie unbekannten Situation konfrontiert werden. Was Menschen von dieser neuen Situation innerhalb der ersten Augenblicke wahrnehmen, bewerten sie. Auch die Bewertungen des Notarztes laufen schnell, unbewusst und ganzheitlich ab und werden von ihm als Gefühl wahrgenommen (▶ Kap. 5.3). Da es sich um eine neue Sachlage handelt, lautet die primäre, auf die Situation bezogene Bewertung: »*Ist diese Situation für meine Ziele bedrohlich, neutral oder günstig?*«

Wesentlich für die Bewertung »bedrohlich« ist die *subjektive Einschätzung* der Lage, nicht die *reale Situation* selbst. Diese Bewertung als »bedrohlich« ist von Können, Wissen und Ressourcen, von Werten, dem Weltbild und auch von der persönlichen Tagesform abhängig. Da dem Notarzt jegliche Erfahrung mit Notfällen im Kindesalter fehlt, erlebt er diese Situation als bedrohlich. Diese Einschätzung trifft er jedoch nicht erst beim Eintreffen am Unfallort. Schon auf der Anfahrt setzt die Meldung der Leitstelle den Notarzt unter Stress, weil er um seine mangelnde Erfahrung weiß. Somit kann bereits die Erwartung, dass man mit einer Situation überfordert sein wird, stressauslösend wirken (Greif 1989; Ulich 2001; Semmer 1997). Die gleiche Situation würde jedoch von erfahreneren Notärzten als weitaus weniger bedrohlich empfunden werden. Wird eine Situation als bedrohlich bewertet, kann dies für Menschen nicht so bleiben: Entweder die Situation muss verändert werden oder die handelnde Person selbst muss sich ändern. Auch diese Notwendigkeit zur Veränderung löst Stress aus (Lazarus u. Folkman 1984; Semmer 2003; Ulich 2001).

Dieser ersten Bewertung folgt eine sekundäre (ebenso ganzheitliche und unbewusste) auf die eigenen Ressourcen bezogene. Diese Bewertung entscheidet darüber, mit welcher Strategie ein Akutmediziner auf Stress antworten wird (Abb. 9.1): »*Werde ich mit der Situation zurechtkommen?*«

Für den Notarzt gilt: Um mit dieser Situation zurechtzukommen, müssen seine persönlichen Ressourcen (Erfahrung, Fertigkeiten, Ausrüstung, Teammitglieder) größer sein als die Anforderungen des kindlichen Notfalls (Abb. 9.2).

Seine Einschätzung der verfügbaren Ressourcen hängt ebenso wie die Bewertung der Situation als Bedrohung von *Zielen* ab: Will er beispielsweise das polytraumatisierte Kind schnellstmöglichst *irgendwie* in das nächste geeignete Krankenhaus bringen (was sich der Notarzt ja kurzfristig überlegt) oder will er seinen kleinen Patienten nach allen Regeln der ärztlichen Kunst versorgen und einschließlich eines vorbildlich ausgefüllten DIVI-Protokolls abgeben? Im ersteren Fall wird der Notarzt möglicherweise etwas zuversichtlicher sein, dies schaffen zu können, als im zweiten Fall: Er hat seine Ziele nicht so hoch gesteckt. Je zahlreicher und konkreter Ziele werden, desto wahrscheinlicher wird es für den Notarzt, dass eines oder mehrere davon gefährdet sind. Gefährdete Ziele erzeugen jedoch Stress. Gefährdete Ziele können dabei von *Identitätszielen* (»Ich will in jeder Situation ein guter Notarzt sein.«) über *globalere Ziel* (»Ich will, dass dieses Kind überlebt.«) bis hin zu *konkreten Zielen* (»Ich will dieses Kind intubieren.«) reichen. Ziele, die unmittelbar das Leben eines Patienten betreffen, werden als besonders wichtig bewertet und lösen deshalb bei ihrer Gefährdung in besonderem Maße Stress aus.

Stressoren

Was Stress auslöst, ist wie beschrieben, subjektiv. Es gibt aber Faktoren, welche die Wahrscheinlichkeit erhöhen, Stress zu erleben (Semmer 1997; Kühn et al. 2001). Solche Stress-Risikofaktoren heißen *Stressoren*. Stressoren sind Ereignisse, die von den meisten Menschen als bedrohlich für wichtige Ziele oder für die körperliche Unversehrtheit erlebt werden. Manche Stressoren treten nur in kritischen Situationen selbst auf (*akute Stressoren*), während andere Stressoren ständige Bedingungen der Arbeitswelt sind (*chronische Stressoren;* ◘ Tabelle 9.1).

Wesentlich für den Umgang mit akuten und chronischen Stressoren ist die Tatsache, dass sich beide Arten von Stressoren in ihrer Wirkung addieren (◘ Abb. 9.1). Die unmittelbare Konsequenz für die Akutmedizin liegt darin, dass Mediziner, die ständig chronischen Stressoren ausgeliefert sind, weniger akuten Stress benötigen, um überfordert zu sein. Wer mit akutem Stress erfolgreich umgehen können will, muss sein Augenmerk auch auf die Ursachen von chronischem Stress richten und entsprechende Bewältigungsstrategien entwickeln.

Stressresistenz

Es gibt Menschen, denen Stressoren weniger ausmachen als anderen. Bei ihnen konnte eine Reihe an Merkmalen identifiziert werden, die für *Stressresistenz* (**Hardiness**) verantwortlich gemacht werden. Stressresistente Menschen ...

- haben das Gefühl, dass der Erfolg ihres Handelns von ihnen abhängt (*internale Kontrollzuschreibung*) und nicht von äußeren Bedingungen diktiert wird (*externe Kontrollzuschreibung*).
- sehen Stressoren als Herausforderung an.
- haben eine generell optimistische Haltung, ohne dabei naiv zu sein.
- haben bezüglich ihrer Ziele eine hohe Hingabe, ohne dabei fanatisch zu sein. Sie sind in der Lage, ihre Ziele flexibel den Möglichkeiten anzupassen.
- nehmen Misserfolge und Fehler als normal hin und deuten sie nicht als Zeichen ihrer eigenen Unzulänglichkeit (Semmer 2003).

9.1.2 Die Stressreaktion: Kampf oder Flucht

Die Stressreaktion ist eine stereotype Antwort des menschlichen Körpers auf ganz unterschiedliche Beanspruchungen. Jeder Sinnesreiz, der als Bedrohung körperlicher Integrität oder persönlicher Ziele empfunden wird, setzt die Stressreaktion in Gang. Ziel ist die körperliche Leistungsbereitschaft für Flucht oder Kampf (*fight or flight*-Syndrom). In der Akutmedizin ist »Kampf« in kritischen Situationen nicht körperlich und Flucht schon gleich gar nicht möglich – der Patient muss behandelt werden. Die

Überforderung

Chronischer Stress + Akuter Stress > Persönliche Belastbarkeit + Ressourcen

◘ **Abb. 9.2.** Faktoren, die zu einer Überforderung in einer Notfallsituation führen. Ob eine Person mit einer Situation überfordert ist, ergibt sich aus dem Zusammenspiel aller vier Faktoren

■ **Tabelle 9.1.** Akute und Chronische Stressoren der Akutmedizin

Akute Stressoren	Chronische Stressoren
– Akustische Alarme, abfallender Sättigungston	– Zu lange Arbeitszeiten
– Zeitdruck, aktueller Produktionsdruck (»die OP muss jetzt beginnen«)	– Chronischer Schlafmangel
– Komplexität der Arbeitswelt (▶ Kap. 2.1)	– Ständiger Produktionsdruck: »Schnelle Wechsel im OP, Patienten durchschleusen«
– Verantwortung für Leben des Patienten	– Arbeitsaufwand durch Bürokratie
– Fachliche Überforderung	– Wenig Unterstützung durch Vorgesetzte
– Begangene Fehler	– Abhängigkeit von Vorgesetzten (Karriere)
– Müdigkeit	– Konkurrenz unter Kollegen
– Häufige Unterbrechungen von Routinetätigkeiten	– Berufliches Selbstbild: Falsche Fehlerkultur und illusorische Dogmen (»Kein Patient darf mir versterben«)
– Arbeiten in schlechten Teambedingungen	– Ständige Konfrontation mit Sterben und Leid
– Unklare Kompetenzen	
– Furcht vor medikolegalen Konsequenzen	

körperliche Mobilisierung geht also ins Leere und kann ihrerseits Probleme verursachen.

Physiologie der Stressreaktion

Der Hypothalamus aktiviert das sympathoadrenerge System mit einer Adrenalinausschüttung aus dem Nebennierenmark. Ein zweiter Reaktionsstrang führt vom Hypothalamus über den Hypophysenvorderlappen: Das adrenocorticotrope Hormon (ACTH) induziert die Freisetzung von Glucocorticoiden (z. B. Cortisol) aus der Nebennierenrinde, welche die Gluconeogenese stimulieren und Regenerations- und Aufbauprozesse hemmen. Als Resultat beider Vorgänge werden das Gehirn und die quergestreifte Muskulatur besser durchblutet und mit Sauerstoff und Glucose versorgt. Die Stressreaktion entspricht damit einer evolutionär entstandenen Prioritätensetzung: Alle Körperfunktionen werden der Bewältigung einer Bedrohung zur Verfügung gestellt (Semmer 1997). Cannon (1928) bezeichnete die Stressreaktion dementsprechend als »physiologische Notfallreaktion«.

Physiologische Symptome der Stressreaktion, die unangenehm sind, aber die Bereitschaft des Körpers zu Höchstleistungen anzeigen, sind:
- Erhöhter Puls
- Schwitzen, kühle Haut
- Schnelle Atmung
- Erhöhter Muskeltonus
- Trockener Mund
- Bedürfnis zu urinieren
- Durchfall

Ist die Bedrohungssituation vorbei, verschwinden die Symptome im Laufe der nächsten 15 Minuten. Die Stressreaktion ist optimal auf grobmotorisches *körperliches Handeln* angepasst und beeinträchtigt die Feinmotorik erheblich (Tremor). In Stresssituationen, die gerade diese Feinmotorik erfordern (Notoperation, schwieriger iv-Zugang) kann diese Körperreaktion selber zu einem Problem werden und den vorhandenen Stress verstärken.

Änderungen des Denkens und Fühlens

Stress verändert jedoch nicht nur die Physiologie des Menschen, sondern auch das Denken und Fühlen:

- Es findet eine Fokussierung auf das aktuelle Problem statt
- Der Auflösungsgrad der Informationsverarbeitung wird reduziert

Fokussierung bedeutet einerseits *Konzentration* auf das Wesentliche: Die Schwelle zur Auswahl eines anderen Motivs steigt (► Kap. 4.4.1; Dörner 1999), man bleibt bei dem, was man gerade tut.

Andererseits bedeutet Fokussierung aber auch *Einengung des Denkens:* Indem man sich ausschließlich mit dem aktuellen Problem beschäftigt, wird das Handeln auf kurzfristige Ziele ausgerichtet. Damit verliert man den Blick für mögliche Probleme, die im weiteren Verlauf der Behandlung entstehen könnten (Lantermann et al. 1992; Lantermann u. Otto 1994; Semmer 1997).

Eigene Handlungen werden zudem stärker *durch Gefühle geleitet,* so dass eine tiefergehende Situationsanalyse entfällt und Entscheidungen unüberlegter getroffen werden. Menschen unter Stress planen weniger und greifen stattdessen auf Automatismen und Regeln zurück (► Kap. 2.2). Damit werden auch bei neuartigen Notfallsituationen lediglich alte Verhaltensprogramme aufgerufen: Man tut, was man am besten kann und möglicherweise nicht das, was das Beste wäre. Denkfehler nehmen nicht unbedingt quantitativ zu, aber sie verändern ihre Qualität (Dörner u. Pfeiffer 1992). Die stressbedingten Veränderungen von Denken und Fühlen können auf vielerlei Weise die Fehlerwahrscheinlichkeit erhöhen. Wird ein Fehler begangen, so steigt der Stresslevel weiter an, was wiederum weitere Fehler begünstigt: Eine *Kette schlechter Entscheidungen* kann die Folge sein (► Kap. 10.2.2).

Übertragung von Stress in andere Situationen

Die akute Stressreaktion klingt nach wenigen Minuten ab und hat keine bleibenden Auswirkungen. Da der Abbau der Hormone häufig über die eigentliche Stresssituation hinaus andauert und auch die mentale Beschäftigung mit dem Problem nicht einfach abgeschaltet werden kann, kann Stress in andere Situationen verschleppt werden (z. B. von der Arbeit ins Privatleben und umgekehrt): Es kann zu einer »Stress-Aufschaukelung« kommen (Semmer 1997).

9.1.3 Chronischer Stress

Bleiben die Auslöser für die Stressreaktion erhalten, wird die akute Stressreaktion durch das **Allgemeine Anpassungs-Syndrom (AAS)** abgelöst. Diese »Widerstandsreaktion« ermöglicht die Adaptation an anhaltende Stressbedingungen. Es entsteht eine (scheinbare) Resistenz gegenüber den belastenden Faktoren, da alle Körperfunktionen durch anhaltend hohe Cortisolspiegel auf eine Dauerbelastung eingestellt werden. Körperliche Symptome können eine anhaltend hohe Pulsfrequenz, ein arterieller Hypertonus und anhaltend hohe Blutzuckerwerte sein. Regenerations- und Aufbauprozesse bleiben gedämpft. Bleibt diese Aktivierung über Wochen oder Monate bestehen, so kann dies körperlich und psychisch die Gesundheit gefährden.

Auswirkungen von Langzeitstress

Die *physischen Auswirkungen* von chronischem Stress können sich in vielfältigen psychosomatischen Erkrankungen, Depressionen etc. zeigen. Es gibt nicht *die* klassische Stresskrankheit, vielmehr gibt jeder Mensch an seiner schwächsten Stelle nach (Überblick in Semmer 2003). Darüber hinaus verleitet Stress zu ungesundem Verhalten wie Rauchen, erhöhtem Alkoholkonsum und unausgewogener Ernährung.

Die *psychischen Symptome* von Langzeitstress sind:

- Konzentrationsprobleme, Aufmerksamkeitsstörungen, Vergesslichkeit
- Emotionale Befindlichkeitsstörungen wie Sorge, Ängstlichkeit, Verwirrung
- Stimmungsschwankungen, schlechte Stimmungen, Reizbarkeit
- Schlafstörungen
- Suchtverhalten (v. a. Alkohol und Tabak)
- Verhaltensstörungen wie Nägelkauen, nervöse Tics, Zähneknirschen

Die Auswirkungen von chronischem Stress können die Patientensicherheit gefährden. Obwohl das Wissen um den Zusammenhang zwischen Stress und persönlicher Leistungsfähigkeit jedem Mediziner theoretisch bekannt ist, scheint dies wenig Einfluss auf das Handeln zu haben: Ärzte (vor allem Chirurgen) schätzten sich im Vergleich mit anderen Berufsgruppen als weniger stressanfällig ein (Sexton et al. 2000; Flin et al. 2003). Jeder zweite Arzt (in einigen Berufsgruppen bis zu 70%) stimmte der Aussage zu: »Auch wenn ich erschöpft bin, handle ich effektiv« (◘ Abb. 8.3).

Die in weiten Teilen der Ärzteschaft wirksamen *chronischen Stressoren* (lange Arbeitszeiten, hohe Dienstbelastung, wenig Schlaf, Bürokratie, verständnislose Vorgesetzte) können darüber hinaus die persönliche Wahrnehmung der Welt verändern: Das *Lebensgefühl* wird von der Ohnmacht bestimmt, an den Umständen nichts ändern zu können (**Kontrollverlust**). Damit wird auch die Fähigkeit zur Bewältigung von Belastungen untergraben. Chronisch überlastete Menschen können als persönlich unfähig erscheinen, Stress zu bewältigen, obwohl ihre Arbeitsbedingungen diese Unfähigkeit erst mit sich gebracht haben (Semmer 2003).

Vom Langzeitstress zum Burnout

Entsteht chronischer Stress auf dem Boden eines besonderen Engagements (z. B. bei helfenden Berufen), kann sich die Stressreaktion bis hin zum Gefühl des *Ausgebrannt-Seins* (**Burnout**, Maslach 1982, Kühn et al. 2001) steigern. Es entsteht über mehrere Phasen hinweg ein Syndrom aus emotionaler Erschöpfung, Depersonalisation und reduzierter Leistungsfähigkeit. Typische Phasen des Burnout sind

- **Überengagement:** Man kennt keine Distanzierung von der Arbeit, sondern »gibt alles«
- **Erste Erschöpfungsanzeichen:** Man ist ständig angespannt und begeht häufiger Fehler
- **Zunehmende Erschöpfung:** Es entwickeln sich negative Einstellungen zum Beruf, ein reduziertes Engagement und emotionale Reaktion wie Schuldgefühle, Selbstmitleid und Ohnmachtgefühle
- **»Ausgebrannt sein«:** Bei anhaltend hohem Stresslevel fühlt man sich ausgebeutet und distanziert sich von der eigenen Arbeit. Die bestimmenden Gefühle sind Affekt-Verflachung und Verzweiflung. Psychosomatische Krankheiten nehmen zu. Im Extremfall kommt es zur reaktiven Depression und zu Nervenzusammenbrüchen.

9.1.4 Ein bisschen Stress muss sein!

Stress hat nicht nur negative Seiten. Im Gegenteil: Menschen brauchen ein gewisses Maß an Stress, um überhaupt Leistung bringen zu können, da Stress eine Aktivierung und Fokussierung auf das Wesentliche bewirkt. Ständige Unterforderung hat zudem selber den Charakter eines Stressors: Man fühlt sich angespannt und belastet, gerade weil man zuwenig zu tun hat oder durch die Aufgabe unterfordert ist (► Kap. 8.3.4).

Wie viel Stress zu einer maximalen Leistung führt, hängt von der Aufgabe ab. Jede Aufgabe hat einen spezifischen Erregungslevel, bei dem sie am besten bewältigt werden kann. Ist der Stress zu gering oder zu groß, verschlechtert sich das Ergebnis (◘ Abb. 9.3).

Stress bedeutet auch, dass die Situation oder das eigene Denken oder Verhalten geändert werden muss. Dieser Druck führt dazu, dass man lernt – ohne Notwendigkeit verändern Menschen ihre Denkmodelle meistens nicht.

9.2 Formen der Stressbewältigung

Stressbewältigung umfasst alles, was jemand tut, um die spezifischen internen oder externen Anforderungen einer Situation zu managen (**coping**; Lazarus u. Folkman 1984). Bewältigungsstrategien kann man danach unterscheiden, ob sie sich mit dem Problem selbst oder mit den eigenen Gefühlen

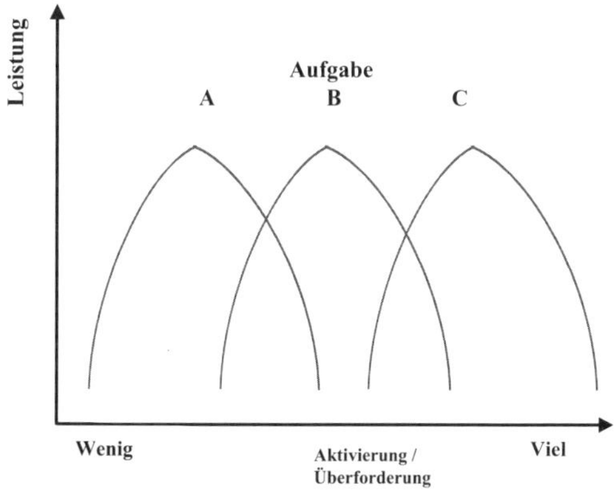

◘ **Abb. 9.3.** Zusammenhang zwischen der Aktivierung und der erbrachten Leistung. Das für eine Höchstleistung optimale Maß an Stress hängt von der zu bewältigenden Aufgabe ab. (Nach Yerkes u. Dodson 1908)

und der Wahrnehmung des Problems beschäftigen. Beides kann sowohl in der gedanklichen Auseinandersetzung als auch in sichtbarem Verhalten stattfinden (Semmer 2003). Entsprechend der ursprünglichen Flucht-oder-Angriffsreaktion können Bewältigungsversuche zudem eher *vermeidend* (indem man ein Problem einfach ignoriert und Ärger »runterschluckt«) oder eher *assertiv* sein (indem man konstruktiv handelt oder seinen Ärger zeigt). Grundsätzlich sind *assertive, problemorientierte* Strategien erfolgreicher und gesünder. Welchen Weg man wählt, um eine Belastung zu bewältigen, ist sowohl von der Situation als auch von dem persönlichen Bewältigungsstil abhängig. Dieser Stil ist auch kulturell festgelegt: Der offene Ausdruck von Ärger ist beispielsweise in südeuropäischen Ländern selbstverständlich, während er in asiatischen Kulturen als unangemessen empfunden wird.

Gefühlsorientiertes Bewältigen: Schrei's raus?

Akuter Stress löst starke Emotionen aus. Daher kann es nötig sein, seine eigenen Gefühle zu bewältigen (wieder ruhig werden, »runterkommen«, sich ablenken) bevor man ein Problem inhaltlich lösen kann. Wenig hilfreich ist es, Emotionen einfach »rauszulassen« und sich an seinen Mitmenschen abzureagieren. Dieser Weg verschafft zwar für einen Moment Entlastung, für die eigene und soziale Akzeptanz ist dieser Weg hingegen schädlich (Billings u. Moos 1984). Die Konzentration auf die eigenen Gefühle als Bewältigungsstrategie kann diese noch verstärken: Man bleibt mit seiner Aufmerksamkeit bei sich selbst und den Gefühlen und nimmt die eigene Aktivierung wahr. Diese Wahrnehmung fließt dann wieder in die Situationsbewertung ein (Baumeister et al. 1994). Für die Patientenversorgung ist dieser Weg kontraproduktiv: Man kann nur mit wenig Unterstützung von Teammitgliedern rechnen, an denen man gerade seine Gefühle ausgelassen hat. Der angemessene Umgang mit Emotionen liegt darin, seine vorab gefilterten Gefühle »kooperativ« einzubringen und nicht »antagonistisch«, indem man andere emotional attackiert (Weber 1994). Diese *Vorbearbeitung von Gefühlen* erfordert aber ein Minimum an Selbstkontrolle. Und sie funktioniert nur solange, wie der akute Stress einen Menschen nicht überfordert.

Kognitive Bewältigungsstrategien: Sieh's mal anders!

Wenn Ziele nicht erreicht werden können und damit Stress entsteht, kann man sich fragen, ob die Ziele unrealistisch hoch gesteckt waren und sie entsprechend anpassen. Gerade für den Umgang mit chronischen Stressoren und für Menschen mit perfektionistischen Persönlichkeitszügen kann diese Bewältigungsstrategie hilfreich sein. Die Grenze dieser Vorgehensweise in der Akutmedizin liegt in der Tatsache, dass manche Ziele nicht aufgegeben werden dürfen: Kein Notarzt kann bei der Versorgung eines kindlichen Polytraumas innehalten und sagen: »Lasst es gut sein mit der Aufrechterhaltung der Vitalfunktionen, das Ziel ist einfach zu hoch für mich.« Gelegentlich können kognitive Bewältigungsstrategien dazu führen, dass Menschen sich als »anderen Blickwinkel« eine negative Weltsicht wählen. Man beginnt zu resignieren, sich mit einer ungünstigen Situation zufrieden zu geben und erwartet keine Veränderung mehr.

Bei allen Versuchen, Stress zu bewältigen, sollte man sich daher immer auch die Frage nach dem Preis stellen, den man *langfristig* für eine Strategie zahlen muss: Auch unangemessene Bewältigungsstrategien helfen, den Stresszustand zu beenden – allerdings nur kurzfristig: Rauchen hilft zu entspannen, aber schadet gesundheitlich; Ziele weniger hoch anzusetzen, vermeidet Stress, aber hindert möglicherweise ein berufliches Vorwärtskommen; Teamkollegen anzuschreien verringert psychischen »Druck«, zerstört aber soziale Beziehungen. Außerdem führen solche Strategien zu höherer Unzufriedenheit und häufigeren Krankheiten (Semmer 2003).

Formen der Copingstrategien

- Problemorientiert vs. gefühlsorientiert
- Kognitive Strategien vs. Verhaltensstrategie
- Vermeidend vs. assertiv

9.3 Vom Stress überwältigt

Bisher wurden die Auswirkungen »normaler« Stresssituationen beschrieben. Nicht selten überschreitet gerade in der Akutmedizin der Stress die

Grenzen der persönlichen Leistungsfähigkeit. Dann werden Menschen von einer Situation *überfordert*. In solchen Überforderungssituationen kommt es zu einer charakteristischen Einengung des Denkens und Verhaltens. Diese Veränderung wurde in Anlehnung an die physiologische Reaktion in Stresssituationen als **kognitive Notfallreaktion** beschrieben (Dörner et al. 1983; Dörner 1989).

9.3.1 Die kognitive Notfallreaktion

Sind Menschen mit einer Situation überfordert, weil ein Problem weder kontrollierbar noch lösbar ist, bedroht dies ihr **Kompetenzgefühl** (► Kap. 4.3.2). Da das Kompetenzgefühl aber nötig ist, um die eigene Handlungsfähigkeit zu erhalten, muss es geschützt werden. Das kognitive System macht daher »die Schotten dicht«: Wichtiger als die *Lösung* eines noch so vitalen Problems wird die Aufrechterhaltung des *Gefühls*, die Sache im Griff zu haben oder wenigstens etwas in der Umwelt kontrollieren zu können. Jede weitere Belastung des Kompetenzgefühls, etwa Zweifel an dem eigenen mentalen Modell oder an der eigenen Planung, wird vermieden. Man sieht nur noch, was man sehen möchte (*Informationsverzerrung*; ► s. Kap. 6.3). Zugleich wird die eh schon belastete Ressource bewussten Denkens (Reflexion, Planen) sparsamer eingesetzt (*Prinzip der Ökonomie*; ► Kap. 6.2.1).

Die kognitive Notfallreaktion äußert sich in folgenden Symptomen:

Externalisierung des Handelns
- Die Konzentration liegt weniger auf internen Prozessen (Denken, Planen), sondern mehr auf dem Handeln (► Kap. 4.3.2)
- Weil weniger gedacht und geplant werden kann, wird das Handelns durch Außenreize gesteuert, weniger durch Ziele. Daraus resultiert ein sprunghaftes Vorgehen

Schnelle Lösungen
- Es erfolgt ein Rückgriff auf *bekannte* Denk- und Handlungsschemata (*Methodismus*)
- Es werden schnelle und einfache Lösungen bevorzugt

Unangemessene Komplexitätsreduktion
- Es werden einfache und reduktionistische Denkmodelle gebildet
- Das eigene (reduzierte) Modell der Situation wird gegenüber anderen Sichtweisen geschützt. Es resultieren Dogmatismus, Rechthaben wollen, Abwehr von Kritik und Zweifeln sowie die Vermeidung des Wörtchens »aber ...«
- Informationen werden nicht mehr analysiert oder nicht mehr beachtet, widersprüchliche Information wird aktiv ausgeblendet: Auch vor der Realität kann man sein Denkmodell schützen
- Die Verantwortung für Probleme wird der Dummheit oder den schlechten Motiven anderer Personen zugeschrieben statt der Komplexität des Realitätsbereichs (*Personalisierung*)

Für den Betroffenen läuft die kognitive Notfallreaktion in aller Regel unbewusst ab. Bewusst fühlt man sich dem Problem durchaus gewachsen, da das Kompetenzgefühl erfolgreich gegen alle Anfeindungen verteidigt wurde.

9.3.2 Wenn Gruppen unter Druck geraten

Die Antwort von Teams auf überfordernden Stress gleicht im Prinzip der Reaktion einer Einzelperson: Man versucht, handlungsmächtig zu bleiben und die negative Gefühle nicht übermächtig werden zu lassen. Teams zeigen dabei über die oben beschriebenen Reaktionen der einzelnen Mitglieder hinaus Verhaltensweisen (Badke-Schaub 2000), die eine erfolgreiche Patientenversorgung ernsthaft gefährden können (► Kap. 11.3):
- Keine Diskussion von Zielen mehr
- Früher Abbruch der Informationssammlung
- Keine Suche nach Lösungsalternativen
- Gruppendruck, Unterdrückung von Widerspruch
- Risikoschub
- Keine Reflexion mehr
- Koordination verschlechtert sich
- Diffusion der Verantwortung
- Ruf nach einer starken Führung

Führungskräfte in Teams neigen unter Stress zu einem *Alleingang*: Man konzentriert sich ganz auf das eigene Denken und Tun und teilt Teammitgliedern keine Informationen oder Gedanken mit. Es wird weniger delegiert, weil die Führungskraft alles unter Kontrolle behalten will (▶ Kap. 13.3).

9.4 Umgang mit Stress

9.4.1 Stressresistenz: Eine vierfache Strategie

Leider gibt es keine Patentlösung, um den Stress einer Notfallsituation zu reduzieren. Ein gewisses Maß an Stress wird den Akutmediziner sein Berufsleben lang begleiten (Jackson 1999). Da die Überforderung in einer kritischen Situation das Zusammenspiel mehrerer Faktoren ist, lassen sich jedoch vier Ansatzpunkte definieren, mit Hilfe derer eine Überforderung mit kognitiver Notfallreaktion weniger wahrscheinlich wird (◘ Abb. 9.4).

Strategien der Stressbewältigung (Kaluza 1996, 2004; Kühn et al. 2001) können auf drei Ebenen greifen:
- Problemorientiert (z. B. Problemlösestrategien, Ressourcenvergrößerung)
- »Palliativ«-regenerativ (z. B. Entspannung, Ausdauersport)
- Kognitiv (z. B. Einstellungsänderung, »innere Achtsamkeit«, Selbstinstruktion)

Reduktion von chronischem Stress
- Stressmanagement kann bedeuten, eine entspannte, gelassene Grundhaltung im Leben anzustreben und so weniger Stress zu erleben
- Persönliche Stressoren erkennen, die eigene Reaktion auf sie einschätzen können und sie (wenn möglich) gezielt beeinflussen
- Auf ausgeglichene Lebensbalance achten: Zeiten der Anspannung müssen sich mit Zeiten der Entspannung abwechseln

Reduktion von akutem Stress
- Vorausschauend planen hilft Stress zu reduzieren. In Handlungspausen nächste Schritte vorbereiten (evtl. benötigte Perfusoren aufziehen etc.). Motto für den klinischen Alltag: »Always stay ahead of the game«
- Auf bewusste Kontrolle des Handelns achten, da diese unter Stress eher entfällt, sich bewusst zum Nachdenken bringen
- Strategie guten Handelns (▶ Kap. 10) anwenden
- Die einengende Wirkung der Stressreaktion aufheben: Einen Schritt zurücktreten und eine andere Perspektive einnehmen, den Blick schweifen lassen, sich fragen, was sonst noch wichtig wäre
- Sicherstellen, dass man realistische, also unter den gegebenen Bedingungen erreichbare Ziele verfolgt
- Eine wichtige kognitive Strategie besteht darin, das Problem nicht übermächtig werden zu lassen (nicht in Panik zu geraten)
- Misserfolge als Einzelereignisse sehen und nicht auf sich als Person beziehen
- Kurzfristig körperorientierte Strategie anwenden: Bewusst und kontrolliert atmen, auf einen guten »geerdeten« Stand achten

Erhöhung der persönlichen Belastbarkeit
- Zwischenfälle und Teamverhalten in realistischer Umgebung üben (*Simulatortraining*)
- Eine vorsichtig optimistische Grundhaltung einnehmen
- Ausreichend Sport und gesunde Ernährung sind nicht nur allgemein gesund, sie helfen auch, kör-

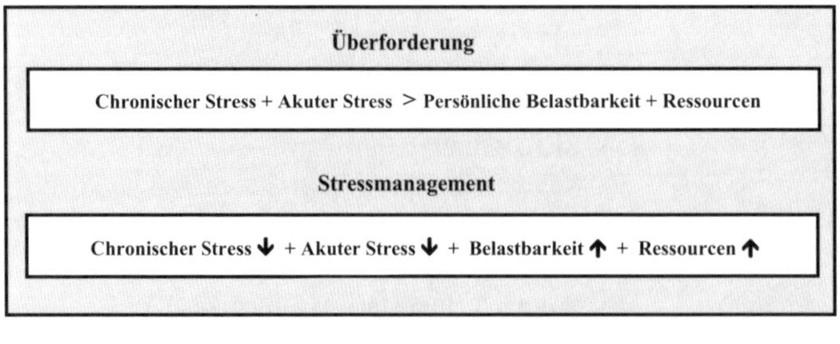

◘ **Abb. 9.4.** Faktoren, die zu einer Überforderung in einer Notfallsituation führen, und praktische Ansatzpunkte, diese Stressresistenz zu erhöhen perliche Ressourcen für Stresssituationen aufzubauen

Vergrößerung der Ressourcen

- Wissen und Können helfen, weniger Stress zu erleben. Daher sollte man Fertigkeiten trainieren, Wissen aneignen und Problemlösestrategien einüben. Das Fachwissen auf dem neuesten Stand halten, kann dazu beitragen, sich auch schwierigen Situationen gewachsen zu fühlen
- In kritischen Situationen frühzeitig das Team erweitern, Führungskräfte rufen und ausreichend Ressourcen beschaffen

9.4.2 Teams aus dem Stress führen

Das Team ist die wichtigste Ressource im Notfall: Bei der Informationsbeschaffung, der Modell- und Zielbildung und bei der Ausführung können sich Teammitglieder gegenseitig unterstützen. Die Voraussetzungen dafür sind gute Kommunikation und ein gutes Klima untereinander. Führungskräfte sollten die Ressourcen des Teams gut verteilen und sich selbst um den Überblick über die Situation bemühen. Gestresste Teammitglieder brauchen klare Aufträge und wertschätzende Kommunikation. Im Stress muss die Führungskraft die Bildung gemeinsamer mentaler Modelle durch Benennung des Problems und Vorgabe der Richtung des Handelns erleichtern (► Kap. 12, Kap. 13).

9.5 Beitrag der Organisation zur Stressreduktion

Aus arbeitspsychologischer Sicht spielt eine Organisation bei der Entstehung und Prävention von Stress eine ebenso wichtige Rolle wie das Verhalten von und Stressmanagement-Empfehlungen an Einzelpersonen: Die Arbeitsbedingungen zu verändern, die als chronische Stressoren Arbeitnehmer prägen, ist effektiver, als viele einzelne Menschen zu Veränderungen zu veranlassen. In der Akutmedizin sind viele akute Stressoren unvermeidbar – der Anblick schwerstverletzter Menschen, das Erleben von Sterben und Tod und der eigenen Hilflosigkeit. Gleiches gilt für chronische Stressoren wie Nachtarbeit oder Schichtdienst. Andere Stressoren, an die Akutmediziner sich gewöhnt haben, sind aber durchaus veränderbar. Organisationen können über folgende Maßnahmen die Stressbewältigung ihrer Mitarbeiter unterstützen:

- Ein Klima der Unterstützung schaffen: Um Hilfe fragen ist selbstverständlich, man weiß jederzeit, wen man anrufen kann
- Auf die Regeneration der Mitarbeiter achten (Pausen und Dienstzeiten einhalten, angemessene Dienstzimmer, für gute Verpflegung sorgen)
- Debriefing oder Beratung nach kritischen Situationen
- Regelmäßige Fortbildung und Fallkonferenzen

9.6 Tipps für die Praxis

Tipps für die Praxis sind in ► Kapitel 9.4. eingebaut. Versuchen Sie ebenfalls, diese in ihren klinischen und privaten Alltag einzubauen.

9.7 Stress – Auf einen Blick

- Stress ist ein Anspannungszustand, der als physische und psychische Reaktion auf eine Beanspruchung hin eintritt und den Organismus auf eine schnelle und zielgerichtete Aktion vorbereitet.
- Ob und inwieweit eine Situation Stress auslösen kann, liegt an der persönlichen Beantwortung der beiden Fragen: »Ist diese Situation für meine Ziele bedrohlich, neutral oder günstig?« (Situationsbewertung) und »Werde ich mit der Situation zurechtkommen?« (Ressourceneinschätzung)
- Stress ist kein Ereignis, das von außen auf Menschen einstürmt. Stress ist vielmehr das Ergebnis einer aktiven Auseinandersetzung mit einer Situation und deren Bewertung.
- Stress verändert nicht nur die Physiologie, sondern auch das Denken und Fühlen: Es findet eine Fokussierung auf das aktuelle Problem statt und der Auflösungsgrad der Informationsverarbeitung wird reduziert.

- Die Stressreaktion versetzt Menschen körperlich, geistig und emotional in einen Zustand, der rasches und zielgerichtetes Handeln zur Abwehr einer Bedrohung ermöglicht. Dies gilt auch dann, wenn die Situation weder Angriff noch Flucht verlangt, was bei einer Patientenversorgung in der Akutmedizin der Fall ist.
- Stress ist eine *funktionale Reaktion* auf eine wahrgenommene Gefahr, auch wenn die Folgen der Stressreaktion selber zum Problem werden können.
- Werden Menschen von einer Notfallsituation überfordert, kommt es zu einer charakteristischen Einengung des Denkens und Verhaltens. Diese Veränderung wird als kognitive Notfallreaktion bezeichnet.

Literatur

Badke-Schaub P (2000) Wenn der Gruppe Flügel fehlen: Ungeeignete Informations- und Entscheidungsprozesse in Gruppen. In: Mey H, Lehmann H, Pollheimer D (Hrsg) Absturz im freien Fall oder Anlauf zu neuen Höhenflügen. vdf, Zürich, S 113–130

Baumeister RF, Heatherton TF, Tice DM (1994) Losing Control: How and Why People Fail at Self-Regulation. Academic Press, San Diego CA

Billings AG, Moos RH (1984) Coping, stress, and social resources among adults with unipolar depression. Journal of Personality and Social Psychology, 46: 877–891

Cannon WB (1928) Bodily changes in pain, hunger, fear, and rage. Appleton-Century-Crofts, New York

Dörner D (1989) Die Logik des Misslingens. Rowohlt, Reinbek

Dörner D, Kreuzig HW, Reither F, Stäudel Th (1983) Lohhausen: Vom Umgang mit Unbestimmtheit und Komplexität. Huber, Bern

Dörner D, Pfeiffer E (1992) Strategisches Denken, strategische Fehler, Stress und Intelligenz. Sprache & Kognition, 11: 75–90

Flin R, Fletcher G, McGeorge P, Sutherland A, Patey R (2003) Anaesthetists' attitudes to teamwork and safety. Anaesthesia 58: 233–243

Greif S (1989) Stress. In: Greif S, Holling H, Nicholson N (Hrsg) Arbeits- und Organisationspsychologie. Internationales Handbuch in Schlüsselbegriffen. PVU, München, S 432–439

Jackson SH (1999) The role of stress in anaesthetists' health and well-being. Acta Anaesthesiol Scand 43: 583–602

Kaluza G (1996) Gelassen und sicher im Stress. Springer, Berlin und Heidelberg

Kaluza G (2004) Stressbewältigung. Trainingsmanual zur psychologischen Gesundheitsförderung. Springer, Berlin und Heidelberg

Kühn D, Luxem J, Runggaldier K (Hrsg.) (2001) Rettungsdienst. Urban & Fisher, Jena und München

Lantermann ED, Döring-Seipel E, Schima P (1992) Ravenhorst – Gefühle, Werte und Unbestimmtheit im Umgang mit einem ökologischen System. Quintessenz, München

Lantermann ED, Otto JH (1994) Emotionale und kognifizierte Gefühlszustände und ihre Kontrollierbarkeit. Zt. für Experimentelle und Angewandte Psychologie, 41: 211–231

Lazarus, RS, Folkman S (1984) Stress, appraisal, and coping. Springer, New York

Maslach C (1982) Burnout. The cost of caring. Prentice Hall, Englewood Cliffs

Selye H (1936) A Syndrome Produced by Diverse Nociuous Agents. Nature 138: 32

Semmer N (2003) Individual Differences, Stress, and Health. In: Schabracq MJ, Winnubst JA, Cooper CL (eds) Handbook of Work and Health Psychology (2. Aufl.) Chichester: Wiley, pp 83–120

Semmer N (1997) Stress. In: Luczak H, Volper W (Hrsg.) Handbuch Arbeitswissenschaft. Schäffer-Pöschel, Stuttgart, S 332–340

Sexton JB, Thomas EJ, Helmreich RL (2000) Error, stress, and teamwork in medicine and aviation: cross sectional surveys. BMJ 320: 745–749

Ulich E (2001) Arbeitspsychologie. 5. Vollst. Überarb. und erw. Auflage. Vdf, Zürich; Schäffer-Pöschel, Stuttgart

Weber H (1994) Ärger. Psychologie einer alltäglichen Emotion. Juventa, Weinheim u. München

Yerkes RM, Dodson JD (1908) The Relation of Strength of Stimulus to Rapidity of Habit-Formation. Journal of Comparative Neurology and Psychology, 18: 459–482

Handlungsstrategien: Wege zur guten Entscheidung

Fallbeispiel

Auf einer kinderkardiologischen Station verständigt eine Mutter den Stationsarzt, weil ihr Kind, das vor einer Woche an einem Herzfehler operiert wurde, im Laufe der letzten halben Stunde zunehmend über Unwohlsein und Schwindel klagt. Als der Assistenzarzt den 5-jährigen Jungen sieht, reagiert dieser kaum mehr auf Ansprache. Der Pädiater lässt das Kind in das Untersuchungszimmer fahren und an das Monitoring anschließen. Das Kind hat bei einem Blutdruck von 60/40 mmHg eine Herzfrequenz von 130/min. Die pulsoxymetrisch gemessene Sättigung schwankt zwischen 88–92%. Da erst am gestrigen Tag die letzte Thoraxdrainage entfernt wurde, auskultiert der Assistenzarzt die Lunge. Der Auskultationsbefund ergibt ein linksseitig abgeschwächtes Atemgeräusch bei insgesamt sehr leisen Herztönen. Auffallend sind deutlich gestaute Venen am Hals. Der Arzt erwägt als Grund für die klinische Verschlechterung eine verspätete Komplikation der Operation, einen Spannungspneumothorax oder einen Perikarderguss. Das Kind erhält über eine Gesichtsmaske 6 l Sauerstoff pro Minute. Über den liegenden iv-Zugang wird kristalloide Lösung gegeben.

Da das Kind weiterhin auf Ansprache kaum reagiert und auch die Sättigung unverändert bleibt, überlegt sich der Arzt, das Kind noch an Ort und Stelle zu intubieren. Er entscheidet sich dagegen, weil sich der Blutdruck bei zwei der möglichen Ursachen, dem Spannungspneumothorax und dem Perikarderguss, durch die Beatmung weiter verschlechtern könnte. Stattdessen beginnt er mit der kontinuierlichen Zufuhr eines Katecholamins. Darunter steigt der Blutdruck und die Sättigung verbessert sich. Der Assistenzarzt verständigt die pädiatrische Intensivstation und begleitet das Kind dorthin. Dort wird sofort eine transthorakale Echokardiographie durchgeführt, in der bei global guter Pumpfunktion des Ventrikels ein breiter, teilweise gekammerter Flüssigkeitssaum um das ganze Herz mit einer deutlichen Komprimierung des rechtsventikulären Einflusstrakts zu sehen ist. Unter der Diagnose einer Perikardtamponade wird das Kind umgehend rethorakotomiert.

Ein Pädiater wird mit einem Notfall konfrontiert, dessen Symptome eine Reihe von Ursachen haben können. Die Problematik der Situation liegt für ihn darin, dass die Ursachenzuschreibung aufgrund der Vieldeutigkeit der Symptome nicht eindeutig ist und einige Handlungen (Intubation, Anlegen einer Thoraxdrainage) ohne Kenntnis der Ursache den Zustand des Patienten verschlechtern können. Da die vitale Bedrohung und die Dynamik der Situation ein sofortiges Handeln nicht zwingend vorschreiben, entscheidet er sich gegen diese Handlungen. Stattdessen stabilisiert er die Vitalfunktionen des Patienten und bringt ihn damit in einen klinischen Zustand, der eine genauere Diagnostik erlaubt. Als die Ursache für die klinische Verschlechterung evident ist, kann die weitere Therapie gezielt erfolgen.

Weil der Assistenzarzt eine umsichtige und vorausschauende Verhaltensweise an den Tag legt, kann er verhindern, dass sein Patient durch eine unbedachte Maßnahme weiter geschädigt wird. Damit zeigt er, dass Human Factors nicht nur die Quelle vieler Handlungsfehler, sondern auch die entscheidende Sicherheitsressource für gutes Handeln sind. Human Factors sind der Grund dafür, warum die meisten Zwischenfälle erfolgreich bewältigt werden können.

10.1 Strategien guten Handelns

10.1.1 »Gute Entscheidungen« in der Akutmedizin

Das Ziel des pädiatrischen Assistenzarztes ist es, ein schwerkrankes und vital bedrohtes Kind erfolgreich zu behandeln. Um jedoch *erfolgreich handeln* zu können, muss er unter den Bedingungen der Komplexität und Dynamik *gute Entscheidungen treffen*. Wodurch sind »gute Entscheidungen« in der Akutmedizin charakterisiert?

Eine »gute Entscheidung« in einer Notfallsituation ...

- *unterstützt eine effektive Bewältigung der Aufgabe* im Sinne von Patientensicherheit, Effektivität der Maßnahmen und Effizienz der Ressourcennützung.
- *berücksichtigt die momentane Situation*, in der sich der Akutmediziner befindet. Die Planungs- und Handlungsmöglichkeiten sind durch Zeit und begrenzte Ressourcen limitiert.

- *respektiert die »psychische Verfasstheit« des Menschen:* Die Verarbeitungskapazität für Informationen ist begrenzt, Motivationen und Emotionen spielen beim Handeln eine Rolle. Gute Strategien überfordern den Handelnden nicht.
- bewirkt, dass die aus Entscheidungen resultierenden Handlungen *situations- und zeitgerecht realisierbar* sind. Nur eine Entscheidung, die man auch umsetzen kann, ist gut.

Eine gute Entscheidung ist *nicht* gleichbedeutend mit ...

- *einem guten Ergebnis:* Entscheiden hat vor allem damit zu tun, *wie* man zu einem Ergebnis kommt. Häufig führen auch »Abkürzungen« und Routineverstöße gegen bestehende Regeln zu guten Ergebnissen und können gefährliche Einstellungen positiv verstärken. Andererseits kann auch eine gute Entscheidung das »Restrisiko« für den Patienten nicht aufheben: Auch nach einer erfolglosen Reanimation kann als Fazit die Erkenntnis bleiben, dass richtig entschieden und gehandelt wurde. Daneben gibt es auch Situationen, in denen man einfach Glück gehabt hat.
- *einer guten Absicht*: Geplante Handlungen müssen auf ihre Risiken und die Wahrscheinlichkeit ihres Erfolges hin überprüft werden. Eine sofortige Intubation wäre eine solche gute Absicht gewesen, die möglicherweise mehr Schaden angerichtet als geholfen hätte. Absichten müssen zudem von dem Vermögen begleitet sein, sie auch realisieren zu können. »Das Hegen guter Absichten ist eine äußerst anspruchslose Geistestätigkeit« (Dörner 1989).
- *der besten denkbaren Entscheidung*: Nach einer kritischen Situation finden sich oft noch bessere Lösungen. In einer Akutsituation hat man oftmals nicht alle Informationen und kann die beste denkbare Entscheidung daher nicht treffen.

Kritische Situationen unterscheiden sich anhand der Anforderungen, die sie dem Handelnden auferlegen: Es kann sowohl der Einsatz von Fähigkeiten, die Anwendung von Regeln als auch das Finden neuer Lösungen erforderlich sein (▶ Kap. 2). Eine gute Entscheidung in der Akutmedizin hängt davon ab, ob es mit ihrer Hilfe gelingt, in einer kritischen Situation den situativen Anforderungen gerecht zu werden.

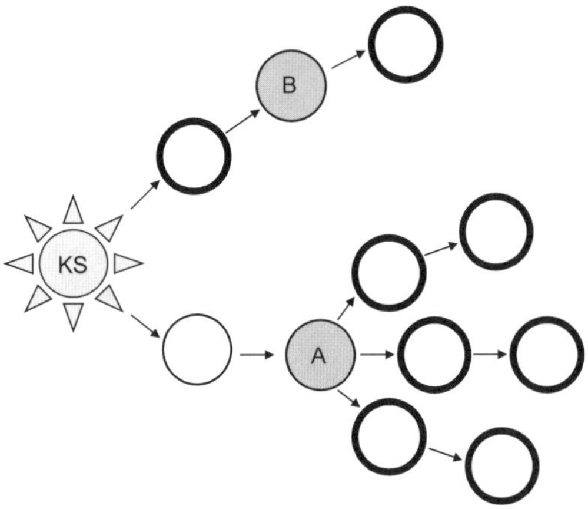

Abb. 10.1. Handlungsstrategie der maximalen Effizienz-Divergenz (Oesterreich 1981). Eine Patientenversorgung ist als Aufeinanderfolgen verschiedener klinischer Zustände gedacht (Kreis). Wird man mit einer kritischen Situation konfrontiert (KS), stehen in der Regel mehrere Handlungsoptionen offen. Manche Ziele (B) erlauben jedoch nur die Weiterentwicklung des Handelns in eine Richtung. Strebt man hingegen einen Zustand maximaler Effizienz-Divergenz (A) an, hält man sich mehrere Handlungsoptionen offen

10.1.2 Maximale »Effizienz-Divergenz«

Als der Assistenzarzt das Kind zum ersten Mal sieht, ist die weitere Entwicklung des Geschehens nicht absehbar. Teil einer guten Strategie ist es daher, sich nicht zu frühzeitig auf einen einzigen Behandlungsweg festzulegen, sondern etwas zu tun, mit dem man sich noch möglichst viele Türen offen hält. Daher entscheidet sich der Assistenzarzt gegen die sofortige Intubation, weil eine kontrollierte Beatmung die Vorlast des Herzens weiter reduziert und möglicherweise eine Verschlechterung des Blutdrucks bewirkt hätte. Stattdessen beginnt er mit der kontinuierlichen Gabe von Katecholaminen zur Blutdrucksteigerung. Mit dem dadurch erzielten stabilen Blutdruck ist ein Zustand erreicht, von dem aus der Pädiater in viele Richtungen hin diagnostizieren und therapieren kann. Auch wenn dieses Vorgehen gängiger Bestandteil akutmedizinischer Praxis ist, sollte man es sich *bewusst vornehmen*, solche Punkte »maximaler Effizienz-Divergenz« (Oesterreich 1981) anzustreben (◘ Abb. 10.1).

Diese zugegebenermaßen etwas komplizierte Formulierung besagt, dass man in komplexen Situationen Zustände ansteuern soll, von denen aus man noch möglichst viele (daher »Divergenz«) Freiheitsgrade für das weitere Handeln hat, die alle eine hohe Aussicht auf Erfolg (daher »Effizienz«) bieten.

10.1.3 Fünf Schritte einer guten Strategie

Die Versorgung des kritisch kranken Kindes konfrontiert den Pädiater mit einer neuartigen Situation, auf die er nicht einfach mit der Anwendung einer Regel antworten kann. Stattdessen muss er mit *Problemlösen*, einem relativ langsamen und in seinen Ressourcen begrenzten Prozess, die Aufgabe bewältigen. Derartige Entscheidungssituationen stellen die größte Herausforderung für den Akutmediziner dar. Eine Aufgliederung des Entscheidungsprozesses in systematische Schritte kann das Handeln unter den Bedingungen der Komplexität und Dynamik entscheidend verbessern. In der akutmedizinischen Literatur finden sich einige Entscheidungshilfen (Runciman 1988; Gaba 1992; Risser et al. 1999; Small 1999; Murray u. Foster 2000). Sie alle beinhalten auf die eine oder andere Weise die folgenden fünf Schritte einer guten Strategie:

1. Vorbereitet sein
2. Situation analysieren
   - Informationsmanagement
   - Modellbildung
3. Pläne entwerfen
   - Zielbildung
   - Risikoabschätzung
   - Planen
   - Entscheiden
4. Strategien umsetzen
5. Ergebnis überprüfen
   - Ergebniskontrolle
   - Selbstreflexion

10.1.4 Entscheidungshilfen

Erfahrungen aus anderen komplexen Arbeitswelten haben gezeigt, dass Menschen ihre Neigung zu vorschnellen Entscheidungen dadurch reduzieren können, dass sie Entscheidungsprozesse anhand einer Regel strukturieren und »durchbuchstabieren« (Benner 1975; Orasanu u. Connolly

Tabelle 10.1. Entscheidungsmodell »DECIDE« (nach Benner 1975)

	Frage/Aussage	Bedeutung
Detect	»Etwas hat sich verändert!«	– Man entdeckt, dass der momentane Verlauf des Geschehens vom erwarteten Verlauf abweicht
Estimate	»Hat die Veränderung eine Bedeutung?«	– Die wahrgenommene Veränderung wird auf ihre Bedeutung für den Patienten und den Verlauf des Geschehens hin untersucht
Choose	»Ich werde mich für eine sichere Handlung entscheiden!«	– Man nimmt sich explizit vor, die kommende Entscheidung unter dem Aspekt der Patientensicherheit zu fällen
Identify	»Welche konkreten Handlungsmöglichkeiten habe ich?«	– Es wird die Option mit den geringsten Risiken und besten Erfolgsaussichten ausgewählt – Zugleich wird ein »Plan B« festgelegt, falls die erste Wahl versagt
Do	»Ich handle nach den besten Alternativen!«	– Die Maßnahme wird konkret geplant und durchgeführt
Evaluate	»Was hat die Handlung bewirkt?«	– Die Handlung wird überprüft – Es erfolgt ein kritischer Vergleich der tatsächlichen und der erwarteten Wirkung – Man sollte sich fragen: Haben sich die Umstände inzwischen geändert? Ist dieser Plan der richtige? – Ggf. kehrt man zurück zu »Identify«

Tabelle 10.2. Entscheidungsmodell »FORDEC« (nach DLR/LH)

	Frage/Aussage	Bedeutung
Facts	»Was ist das Problem?«	– Der Entscheidungsbedarf wird erkannt – Es erfolgt eine Situationsanalyse und eine Sammlung von Fakten – Die Dringlichkeit wird bewertet: Wie viel Zeit steht zur Verfügung?
Options	»Welche Möglichkeiten haben wir?«	– Realistische Handlungsmöglichkeiten werden von den Teammitgliedern zusammengetragen
Risks/ Benefits	»Was spricht für welche Handlung?«	– Die Erfolgsaussichten der Handlungsmöglichkeiten und – die Risiken der Handlungsmöglichkeiten und – die Unsicherheitsfaktoren werden abgeschätzt
Decision	»Was tun wir also?«	– Es wird die Option mit den geringsten Risiken und besten Erfolgsaussichten ausgewählt – Zugleich wird ein »Plan B« festgelegt, falls die erste Wahl versagt – Vor der Ausführung erfolgt ein Re-Check: Ist die Situationsanalyse noch gültig?
Execution	»Wer macht wann, was und wie?«	– Die Maßnahme wird konkret geplant und durchgeführt
Check	»Ist alles noch in Ordnung?«	– Die Handlung wird überprüft – Es erfolgt ein kritischer Vergleich der tatsächlichen und der erwarteten Wirkung – Ggf. kehrt man zurück zu »Facts«

1992; Jensen 1995). Solche Regeln sind häufig als Akronyme formuliert, weil sie sich so besser lernen lassen. Immer dann, wenn eine Entscheidung unter Unsicherheit gefällt werden muss, kann die Anwendung einer Entscheidungshilfe dazu beitragen, die eigenen Gedanken zu systematisieren und verhindern, dass impulsiv gehandelt wird, Abkürzungen gewählt oder wesentliche Fakten übersehen werden.

Entscheidungshilfen für zeitkritische, eingegrenzte Probleme

Es werden zwei Beispiele vorgestellt, die sich in Branchen mit kritischen Situationen, die denen der Akutmedizin ähneln, bewährt haben:

- DECIDE aus der Brandbekämpfung (Tabelle 10.1, Benner 1975): Der Schwerpunkt liegt bei diesem Modell auf dem *Sicherheitsaspekt* der Entscheidung.
- FORDEC aus der Luftfahrt (Tabelle 10.2, DLR/LH): Dieses Modell stellt den Weg zu einer *ausgewogenen Entscheidung* in den Vordergrund.

Beide Entscheidungshilfen beschreiben einen geschlossenen Regelkreis: Sobald eine Handlung ausgeführt wurde, erfolgte eine erneute Beurteilung der Situation: Haben sich die Umstände verändert oder bleibt das erwartete Ergebnis der Handlungen aus, beginnt man wieder von vorne. Da es sich um *Entscheidungs*hilfen handelt, die davon ausgehen, dass das Ziel der Handlung (die Korrektur der gestörten Vitalfunktionen) eindeutig ist, wird der Punkt der *Zielbildung* nicht besonders betont.

Entscheidungshilfen für komplexe Probleme mit mäßigem Zeitdruck

Es gibt auch Probleme, in denen der Zeitdruck nicht sehr groß, hingegen die Komplexität ausgeprägt ist.

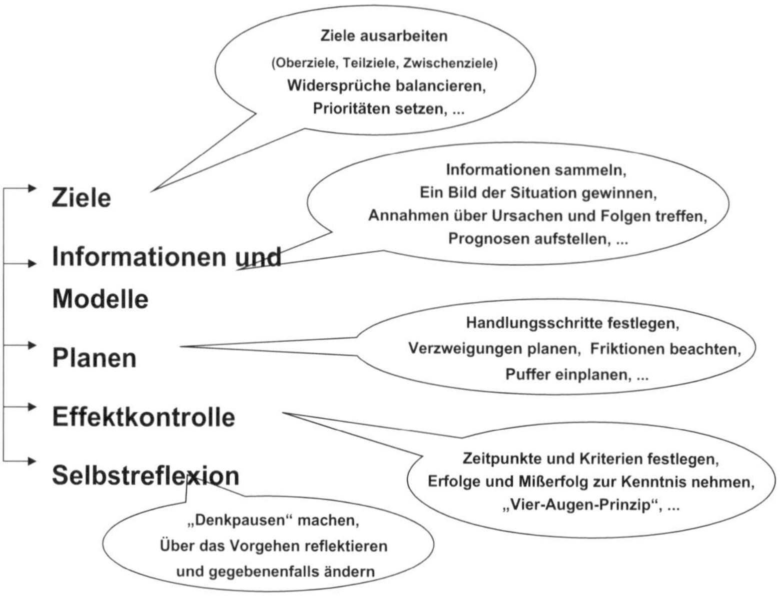

Abb. 10.2. Entscheidungsmodell für Situationen mit mäßigem Zeitdruck und hoher Komplexität (nach Dörner 1989)

Dazu zählen beispielsweise Intensivpatienten, die sich kontinuierlich klinisch verschlechtern. Hier gewinnt die Bildung von Zielen eine große Bedeutung. Das folgende Modell (Dörner 1989; Dörner u. Schaub 1995) konnte in anderen komplexen Arbeitswelten mit Erfolg zur Organisation des Handelns eingesetzt werden.

Die Pfeile verdeutlichen, dass die Reihenfolge der Schritte nicht zeitlich festgelegt sind – je nach Problem muss man beispielsweise vor der endgültigen Festlegung von Teilzielen erst Informationen sammeln oder man muss während des Planungsprozesses die Ziele revidieren.

Das Modell der Handlungsorganisation dient also eher als Checkliste: Sind alle Stationen der Handlungsorganisation angemessen gründlich bearbeitet worden? Inhaltlich dient es als Hilfe für die Ausarbeitung der einzelnen Stationen (Abb. 10.2).

Ziele, Pläne, Modelle und der Umgang mit Informationen sind in den ► Kapiteln 6 und 7 besprochen worden.

Effektkontrolle ist die Überprüfung der Handlungsergebnisse und ein zentraler Bestandteil aller Entscheidungshilfen. Sie wird erschwert durch Zeitverzögerungen (► Kap. 2) und die Überlagerungen von Effekten verschiedener Handlungen. Effektkontrolle ist Informationsmanagement – es gelten hier alle Begrenzungen, die in ► Kapitel 6 beschrieben wurden. Hinzu kommt, dass das Auslassen oder oberflächliche Durchführen von Kontrollen hilft, das Kompetenzgefühl zu schützen, insbesondere wenn Misserfolg droht.

Selbstreflexion meint bewusste Analyse des eigenen Handelns (allein oder im Team). Dazu gehört, Ursachen für Erfolg und Misserfolg zu suchen und Veränderungen der Strategien für zukünftiges Handeln zu bedenken. Sie ist unbequem, und es ist häufig schwer, einen guten Zeitpunkt zu finden – *in* einer kritischen Situation kann man nur in Bruchstücken oder gar nicht reflektieren. Danach ist man meist schon mit andern Problemen befasst und möchte sich u. U. auch nicht mehr mit abgeschlossenen Situationen befassen. Trotzdem ist Reflexion für das Handeln in komplexen Arbeitsbereichen essentiell: Sie ermöglicht (bewusstes) Lernen und Veränderung.

10.2 Strategien im Umgang mit Fehlern

10.2.1 Fehler frühzeitig erkennen

Fehler sind absichtsvoll begangene Handlungen, die ihr geplantes Ziel nicht erreichen. Handlungsfehler entspringen keinen pathologischen psychischen Mechanismen, sondern nehmen ihren Ursprung in nützlichen psychologischen Prozessen und in der

Begrenztheit der kognitiven Verarbeitungskapazität. Deswegen ist es für Menschen *unmöglich, keine Fehler zu machen*. Um jedoch die *Auswirkungen* von unvermeidlichen Fehlern auf die Patientenversorgung so gering wie möglich zu halten, sollten Fehler frühzeitig entdeckt und korrigiert werden. Dies ist für die fehlerhaft handelnde Person selbst oft nur eingeschränkt möglich. Menschen nehmen eine nur grobe Übereinstimmung zwischen ihrem aktuellen Modell und dem tatsächlichen Zustand der Welt allzu gerne hin. Durch einige bewusst durchgeführte Maßnahmen kann jedoch das Erkennen von Fehlern verbessert und die Auswirkung einer fehlerhaften Handlung auf den Gesundheitszustand des Patienten minimiert werden. Bei den im Folgenden aufgeführten Punkten handelt es sich um personenbezogene Vorschläge. Auf das Fehlermanagement in Organisationen wird in ► Kapitel 14 näher eingegangen.

Damit rechnen, dass Fehler passieren

Da Fehler immer passieren werden, ist es wichtig, diese auch im eigenen Handeln zu erwarten. Eine selbstkritische und fehlerbewusste Einstellung kann dazu beitragen, hinter einer Abweichung tatsächlicher von geplanten Handlungen eine Fehlhandlung zu vermuten.

Die eigene Wahrnehmung verbessern

Bei Handlungen, bei denen man eine körperliche Handlung vollzieht und eine unmittelbare Rückmeldung bekommt, bemerkt man Fehler sofort (z. B. Akzidentelle Carotispunktion bei der Anlage eines Cava-Katheters). Bei Handlungen, die keine unmittelbaren Rückmeldungen über Erfolg oder Misserfolg geben, müssen die Hinweise dafür *aktiv gesucht* werden. Man sollte es sich daher zur Gewohnheit machen, aktiv nach Anzeichen dafür zu suchen, dass das momentane Modell der Situation *nicht* zutrifft.

Um die Rückmeldung von Teamkollegen bitten

Andere Teammitglieder sind eine sehr wirksame Ressource bei der Entdeckung von Fehlern (*Cross-Monitoring*; *Vier-Augen-Prinzip*; Risser et al. 1999). Eine Überwachung eigener Handlungen durch eine zweite Person wird im ärztlichen Selbstverständnis häufig noch als unerwünschte Einmischung in die eigene Autonomie und nicht als notwendiger Tribut an die menschliche Fehlerhaftigkeit gesehen. Insbesondere dann, wenn die betreffende Person kein Arzt ist. Diese Überwachung kann jedoch zu einem neuen Verständnis der Situation beitragen: »*Jemand der zu einem späteren Zeitpunkt neu in die Situation eintritt, ist, zumindest am Anfang, noch nicht so theoriegebunden. Die Nacktheit des Kaisers sehen diejenigen sofort, die nicht glauben mussten, er sei bekleidet.*« (Reason 1994, S. 121)

10.2.2 Die Wirkung eingetretener Fehler abschwächen

Die »Kette schlechter Entscheidungen« durchbrechen

Ein Fehler allein bewirkt keinen deletären Ausgang eines Zwischenfalls. Erst die Aneinanderreihung schlechter Entscheidungen und das Unvermögen, diese frühzeitig zu erkennen und zu beheben, führt zu schwerwiegenden Zwischenfällen.

Fehlerhafte Entscheidungen ...

- reduzieren den Sicherheitsbereich für sicheres Handeln
- untergraben das Kompetenzempfinden
- erzeugen Gefühle wie Scham über das Fehlverhalten oder Schuld und erhöhen dadurch das Stressniveau

Aus diesen Gründen erhöht ein einzelner Fehler die Wahrscheinlichkeit für weiteres Fehlverhalten, das nicht selten in einer Kette schlechter Entscheidungen (**poor judgement chain**, Jensen 1995) mündet: Man beginnt, »kopflos« zu handeln. Eine Selbstwahrnehmung bezüglich der Auswirkung von Handlungsfehlern auf die eigenen Urteils- und Entscheidungsprozesse ist erlernbar.

Teamressourcen nützen

Die Auswirkungen von Fehlern können den Akutmediziner bis an die Grenze seiner psychischen und physischen Leistungsfähigkeit belasten. Daher sollten schwerwiegende Fehlhandlungen nicht vom Verursacher alleine korrigiert werden. Wo immer möglich sollten weitere Teammitglieder zur Unterstützung dazu gerufen werden.

Umgang mit begangenen Fehlern

Fehler frühzeitig erkennen

- Damit rechnen: »Es kann auch mir passieren!«
- Die eigene Wahrnehmung verbessern
- Um die Rückmeldung von Teamkollegen bitten

Wirkung eingetretener Fehler reduzieren

- Die »Kette schlechter Entscheidung« durchbrechen
- Die Teamressourcen nützen

10.3 Tipps für die Praxis

- Wenden Sie die oben genannten Entscheidungshilfen (DECIDE, FORDEC) im Team an.
- Wenn Sie Entscheidungshilfen in kritischen Situationen anwenden wollen, müssen Sie diese vorher gut geübt haben. In Stresssituationen stehen nur vertraute Handlungsmuster zur Verfügung.
- »Nur wer nichts macht, macht nichts falsch.« Manchmal müssen Sie eine Entscheidung treffen und dabei das Risiko in Kauf nehmen, dass Sie sich falsch entschieden haben. Aus dieser Tatsache dürfen Sie jedoch nicht die Lizenz zum Leichtsinn ableiten.
- Korrigieren Sie jeden Fehler sofort – Verbesserung ist wichtiger als Rechtfertigung!
- Holen Sie sich frühzeitig Hilfe (Oberarzt, Kollegen), die »unbelastet« in der Situation handeln kann. »Ask, your only risk is pride!«
- Bedanken Sie sich für jeden Hinweis auf mögliche Fehler, auch wenn Sie gar nichts falsch gemacht haben. Damit bewirken Sie langfristig, dass andere Ihnen bei der Entdeckung von Fehlern helfen können
- Weisen Sie andere auf mögliche Fehler hin. Tun Sie dies am besten in Form einer Frage.

10.4 Handlungsstrategien – Auf einen Blick

- Eine gute Entscheidung in der Akutmedizin bewirkt, dass man den Anforderungen der Notfallsituation gerecht wird.
- Teil einer guten Strategie ist es, sich nicht zu frühzeitig auf einen einzigen Behandlungsweg festzulegen. Man sollte sich für eine Handlung entschließen, die einem noch möglichst viele Türen offen hält.
- Eine gute Strategie beinhaltet fünf Schritte: Vorbereitet sein, Situation analysieren, Pläne entwerfen, Strategien umsetzen, Ergebnis überprüfen.
- Entscheidungshilfen (DECIDE, FORDEC) ermöglichen es, Entscheidungsprozesse anhand einer Regel zu strukturieren und »durchzubuchstabieren«.
- Unterlaufen dem Akutmediziner Fehler, so darf daraus keine »Kette schlechter Entscheidungen« werden.

Literatur

Benner L (1975) D.E.C.I.D.E. in hazardous materials emergencies. Fire Journal 69:13–18

Dörner D (1989) Die Logik des Misslingens. Rowohlt, Reinbek bei Hamburg

Dörner D, Schaub H (1995) Handeln in Unbestimmtheit und Komplexität. Organisationsentwicklung 14: 34–47

Gaba D (1992) Dynamic decision-making in anesthesiology: cognitive models and training approaches. In: Evans DA, Patel VL (eds) Advanced models of cognition for medical training and practice. Springer, Heidelberg, pp 123–148

Jensen RS (1995) Pilot judgement and crew resource management. Ashgate Publishing, Vermont USA

Murray WB, Foster PA (2000) Crisis resource management among strangers: principles of organizing a multidisciplinary group for crisis resource management. J Clin Anesth 12: 633–8

Oesterreich R (1981) Handlungsregulation und Kontrolle. Urban & Schwarzenberg, München

Orasanu J, Connolly T (1992) The reinvention of decision making. In: Klein G, Orasanu J, Calderwood R, Zsamboka E (eds) Decision making in action: models and methods. Ablex Publishing, New Jersey, pp 3–20

Reason J (1994) Menschliches Versagen. Spektrum, Heidelberg

Risser DT, Rice MM, Salisbury ML, Simon R, Jay GD, Berns SD (1999) The potential for improved teamwork to reduce medical errors in the emergency department. The MedTeams Research Consortium. Ann Emerg Med 34: 373–83

Runciman WB (1988) Crisis management. Anaesth Intensive Care 16: 86–8

Small SD, Wuerz RC, Simon R, Shapiro N, Conn A, Setnik G (1999) Demonstration of high-fidelity simulation team training for emergency medicine. Acad Emerg Med 6: 312–23

III Human Factors im Team

In Teil II wurden Faktoren besprochen, die das Handeln jedes Einzelnen beeinflussen. Die Patientenversorgung in der Akutmedizin erfolgt jedoch in den seltensten Fällen durch eine einzelne Person. Vielmehr arbeiten mehrere Menschen aus den unterschiedlichsten Berufsgruppen und Fachrichtungen zusammen, um als Team einen Patienten zu betreuen. Teams sind jedoch mehr als nur die Summe von Individuen. Teams haben ihre eigenen Stärken und Schwächen und können eine besondere Dynamik entwickeln. Teil III behandelt deshalb Teamarbeit unter dem Blickwinkel der Human Factors in kritischen Situationen.

Die Leitfragen sind:

- Welche Anforderungen an Teams werden in der Akutmedizin gestellt? Was sind typische Einflussfaktoren von Gruppen auf Fehler?
- Kommunikation ist *die* Ressource der Teamarbeit. Was zeichnet gute Kommunikation in kritischen Situationen aus? Welche typischen Fehler in der Kommunikation gibt es?
- Welchen Einfluss hat Führung auf die Bewältigung von Notfällen? Was zeichnet gute Führung aus, welche Führungsprobleme gibt es in kritischen Situationen?

Teamarbeit hängt jedoch nicht nur von den Menschen ab, sondern wird durch die Organisation, in der die Menschen arbeiten, maßgeblich geprägt: Die Organisation setzt die Rahmenbedingungen für Teamarbeit, teilt Ressourcen zu und ermöglicht regelmäßige Teambesprechungen und Schulungen. Die Einbettung von Teams in Organisationen wird in Teil IV behandelt.

Teamarbeit: Der Schlüssel zum Erfolg

Fallbeispiel

In einer Druckerei versucht ein Arbeiter, im laufenden Betrieb einen Fremdkörper von einer Druckwalze zu entfernen, als die Ärmel seines Arbeitskittels zwischen zwei tonnenschweren Walzen gezogen werden und beide Arme mitreißen. Trotz augenblicklicher Abschaltung der Druckwalzen durch Arbeitskollegen sind beide Arme zwischen den Walzen eingeklemmt. Der erstversorgende Notarzt, Assistenzarzt der inneren Medizin, findet einen bewusstseinsgetrübten Patienten vor, der an der Walze stehend von mehreren Arbeitskollegen gestützt wird. Die Einleitung einer Narkose ist unter diesen Bedingungen nicht möglich. Der Notarzt legt 2 großlumigen Zugänge an den Füßen des Patienten und beginnt mit der Volumentherapie. Nach der fraktionierten Gabe von Ketanest ist es möglich, ein provisorisches Podest seitlich an den Walzen zu errichten, auf dem der Patient zu liegen kommt. Aus dem nahe gelegenen städtischen Krankenhaus fordert der Notarzt einen Chirurgen – einschließlich operativen Bestecks – sowie einen Anästhesisten nach, da nach einer ersten Lageeinschätzung durch den Betriebstechniker von einer langwierigen Demontage des Gerätes ausgegangen werden muss.

Eine primäre Amputation beider Arme zieht der Notarzt nach Rücksprache mit dem Chirurgen angesichts des jungen Alters des Patienten nicht in Betracht. Zur Unterstützung des Betriebstechnikers bei der Demontage des Gerätes lässt der Notarzt die Feuerwehr nachalarmieren. Nachdem der Anästhesist eine Narkose eingeleitet hat, können die Betriebstechnik und die Feuerwehr mit der Zerlegung des Gerätes beginnen. Nach weiteren 3 Stunden können die beiden Arme des Mannes befreit werden; eine schlagartig einsetzende Blutung kann durch eine beidseitige Blutsperre am Oberarm zum Stillstand gebracht werden. Durch eine rasche operative Intervention können beide Extremitäten mit einer zufriedenstellenden Restfunktionalität erhalten werden.

Der Unfallmechanismus und das Verletzungsmuster dieses Arbeitsunfalls stellen eine komplexe Herausforderung sowohl an die ärztliche Versorgung als auch an die technische Rettung des eingeklemmten Patienten dar. Die optimale und koordinierte Bewältigung dieser Aufgabe ist nur durch Teamarbeit möglich. Das zufällig zusammengestellte Team aus Ärzten verschiedener Fachrichtungen, Feuerwehr, Betriebstechnik und Angestellten der Druckerei kann diese Herausforderung mit Erfolg bewältigen, da die anstehenden Aufgaben arbeitsteilig unter Nutzung der speziellen Fähigkeiten und Erfahrungen aller Beteiligten erfüllt werden.

Dass Teamarbeit so gut funktioniert wie in dem Fallbeispiel, wird häufig vorausgesetzt. Welche Faktoren konkret zu einer gelungenen Zusammenarbeit in Notfallsituationen beitragen, interessiert jedoch häufig nicht – solange wie die Zusammenarbeit eben funktioniert. Erst in den vergangenen Jahren hat man in der Akutmedizin die Wichtigkeit erkannt, sich systematisch mit den Grundlagen guter Teamarbeit auseinander zu setzen, um die Erkenntnisse in Trainingskonzepte einbinden zu können. Der Bedarf dafür scheint gegeben: Nicht selten scheitert die Teambildung und Teamarbeit in kritischen Situationen daran, dass ein gemeinsames Verständnis von Teamarbeit und einheitliche Rahmenbedingungen für das Verhalten aller Beteiligten fehlen. In Folge dessen beeinträchtigen Konflikte und Reibungsverluste das Zusammenspiel, so dass vorhandene Ressourcen nicht ausgenutzt und zusätzliche Probleme möglicherweise erst geschaffen werden. Mangelhafte Teamarbeit steht neben ungenügender Kommunikation und Überarbeitung ganz vorne in der Liste der Human Factors, die Behandlungsfehler verursachen (Barrett et al. 2001; Morey et al. 2002).

Hier macht sich ein Ausbildungsdefizit bemerkbar: Ärzte, Rettungsdienst- und teilweise auch Pflegepersonal lernen zwar intensiv die Ausführung klinischer Einzelaufgaben, jedoch werden sie kaum mit den grundlegenden Verhaltensweisen vertraut gemacht, die Teamarbeit effizienter und sicherer gestalten. Diese Teamverhaltensweisen werden in anderen Hochrisikobereichen seit über einem Jahrzehnt gelehrt und mit Erfolg angewendet (Helmreich u. Merrit 1998; Stout et al. 1997; Thomas et al. 2003).

11.1 Kennzeichen von Teams und Teamarbeit

11.1.1 Das Team

Die Psychologie kennt verschiedene Definitionen von »Team«. Wenn im Folgenden von »Team« die

Rede sein wird, so ist dieses anhand der folgenden Kriterien definiert (Kriz 2002; Katzenbach u. Smith 1993; Salas et al. 1998). Ein akutmedizinisches Team ...

- besteht aus *mindestens zwei konkreten Personen* und ist an diese Personen gebunden. Das Team *ändert sich*, sobald ein Teammitglied ausscheidet. In diesem Punkt unterscheiden sich Teams von Organisationen oder Vereinen, die unabhängig von ihren konkreten Mitgliedern bestehen
- hat eine *gemeinsame Aufgabe*, wobei die Rollen und Funktionen in Abhängigkeit von der Berufsgruppe differieren
- ist darauf angewiesen, dass die Teammitglieder *miteinander reden* und interagieren. Hierin unterscheiden sich Teammitglieder von Mitgliedern einer Arbeitsgruppe, die unabhängig voneinander arbeiten können
- besteht aus einer Führungsperson und mehreren *gleichberechtigten Mitgliedern* (Rettungsdienstpersonal, Intensivpflegekräfte)
- folgt in seinem Handeln *expliziten und impliziten Normen*, so dass Entscheidungen auf einer gemeinsamen Basis getroffen werden können
- hat in seiner aktuellen Konstellation eine *begrenzte Lebensdauer*, die sich häufig auf einen Notfall oder einen Einsatz beschränkt

Solch ein akutmedizinisches Team benötigt zur erfolgreichen Bewältigung einer kritischen Situation ...

- ein *gemeinsames Ziel*: Das Wohl des Patienten
- einen *dynamischen Austausch* von Informationen und Ressourcen zwischen den Teammitgliedern
- eine *Koordinierung* der gemeinsamen Aktivitäten
- eine *beständige Anpassung* an die augenblicklichen Anforderungen des Notfalls
- eine bestimmte *organisatorische Struktur und eine Führungsstruktur*
- *Vertrauen* zueinander

Wenn Menschen in dieser Weise in einem Team zusammenarbeiten, dann wird Handeln in komplexen Situationen und unter Zeitdruck wesentlich effektiver als das Tun eines Einzelnen.

Stärken von Teams

- *Außergewöhnliche Leistungen* können durch das Zusammengehörigkeitsgefühl im Team vollbracht werden. Bei komplexen Problemen ist die Teamleistung größer als die zu erwartende Summe aller Einzelleistungen
- *Verschiedene Begabungen und Fähigkeiten* werden gezielt als Stärken und nicht als Konkurrenzfaktor eingesetzt
- *Größere kognitive Kapazität* durch die vielen Augen, Ohren und »Mitdenker«. Es können mehr Informationen aufgenommen und verarbeitet werden. Damit sind fundiertere Entscheidungen möglich
- *Mehr Standpunkte und Alternativen* können eingebracht werden. Es entsteht möglicherweise ein umfassenderes Bild der Wirklichkeit, was die Führungsperson in ihren Entscheidungen unterstützt
- *Gegenseitiges Monitoring* kann verhindern helfen, dass Handlungsfehler eines Einzelnen unbemerkt bleiben
- *Verteilte Arbeitsbelastung* kann die Überlastung eines Einzelnen vermeiden helfen und sicherstellen, dass alle geplanten Aufgaben zeitgerecht durchgeführt werden können
- *Gegenseitige Unterstützung und Ermutigung* kann die Teammitglieder befähigen, auch mit schwierigen Situationen zurecht zu kommen.

11.1.2 Die Teamarbeit

Bei der geschilderten Versorgung des eingeklemmten Patienten wird von mehreren Menschen gemeinsam eine Aufgabe bewältigt. Alle Aufgaben werden arbeitsteilig unter Nutzung der speziellen Fähigkeiten und Erfahrungen der Teammitglieder ausgeführt. Teamarbeit rückt das gemeinsame Ziel aller Beteiligten ins Zentrum. Es kommt weniger darauf an, wer wann welchen Beitrag geleistet hat. Wichtig ist, dass die Struktur und die Qualität der Zusammenarbeit die Voraussetzung dafür geschaffen haben, dass diese Notfallsituation bewältigt werden konnte.

Teamarbeit ersetzt nicht klinische Fertigkeiten, Regeln oder Wissen; Teamarbeit ist vielmehr ein Managementwerkzeug, um diese effizient einzusetzen. Teamarbeit stellt darüber hinaus ein *Sicherheitsnetz* dar, das Patienten und Behandler vor den Konsequenzen der unvermeidlichen menschlichen Fehlhandlungen schützen kann (GIHRE 2004).

Dass die Teamarbeit von Rettungsdienst, Ärzten, Feuerwehr und Betriebstechnik so gut funktioniert, ist das Ergebnis eines dynamischen Prozesses, der maßgeblich davon bestimmt wird, wie Teammitglieder miteinander kommunizieren und ihre Aufgaben koordinieren. Ganz allgemein gesprochen wird dieser Prozess von vielen Faktoren beeinflusst: in welcher Art von Notfallsituation man sich befindet, aus welchen Individuen sich ein Team zusammensetzt und wie das Team strukturiert ist. Darüber hinaus haben aber auch grundlegendere Faktoren wie die Komplexität und Dynamik der Notfallsituation (▶ Kap. 2) und die Rahmenbedingungen, die innerklinische Abteilungen oder Hilfsorganisationen bezüglich Teamarbeit vorgeben, einen starken Einfluss auf das Ergebnis der gemeinsamen Arbeit (◘ Abb. 11.1).

11.2 Teams und Teamarbeit in der Akutmedizin

Anhand des Fallbeispiels wird deutlich, dass Teams in der Akutmedizin in Ergänzung und Erweiterung der allgemeinen Eigenschaften eines Teams eine Reihe weiterer charakteristischer Merkmale und Probleme haben:

- **Teams in der Akutmedizin organisieren sich »unterwegs«**: Im Gegensatz zu Teams in anderen komplexen Arbeitswelten hat das Team in der Druckerei keine Gelegenheit, sich vor einem Einsatz zu formieren. In dem Moment, als die

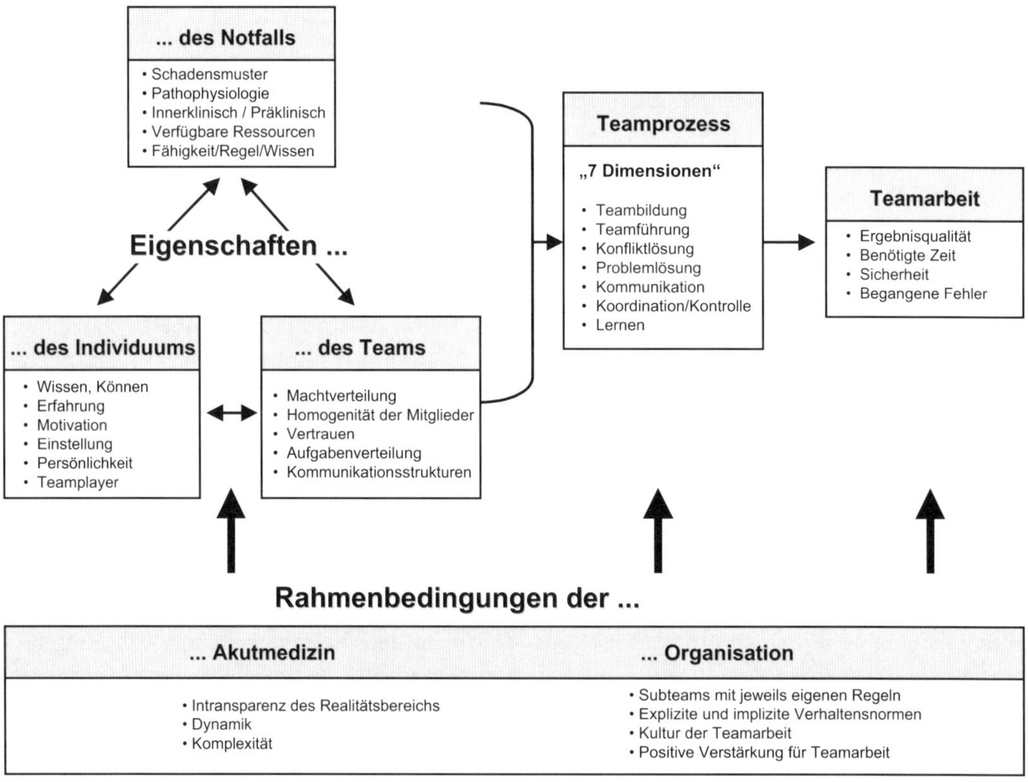

◘ **Abb. 11.1.** Integrierendes Modell der Teamarbeit in der Akutmedizin. Erfolgreiche Teamarbeit ist das Ergebnis der Interaktion von situativen Merkmalen, den Menschen und Eigenschaften der Teams und dem Teamprozess. Die Rahmenbedingungen der Akutmedizin und der Organisationen beeinflussen alle drei Ebenen

Teammitglieder zusammentreffen, ist der Patient mit seiner schweren Verletzung bereits da. Daher müssen alle Beteiligten versuchen, zeitgleich mit dem Beginn der Patientenversorgung ein Team zu bilden (ad-hoc Team).

- **Das Team am Patienten ist funktional vordefiniert**: Die Aufgabenverteilung während der medizinischen Versorgung und parallelen technischen Rettung ist durch Ausbildung und Status vorgegeben und muss nicht »ausgehandelt« werden. Es können jedoch auch Funktionsänderungen während einer Behandlung vorgenommen werden. Beispielsweise delegiert der erstversorgende Notarzt die Narkoseführung an den Anästhesisten und überlässt die weitere Versorgung der Extremitäten dem Chirurgen. Dass Rollenerwartungen nicht in jedem Einzelfall neu definiert werden müssen, ist für *ad-hoc-Teams* wichtig, in denen Mitglieder bisher nur wenig (OP, Intensivstation) oder noch gar nicht (Rettungsdienst, Notarzt, Feuerwehr) miteinander gearbeitet haben.
- **Teams in der Akutmedizin sind hierarchisch**: Hierarchie ist durch die Notwendigkeit eines letztverantwortlichen Entscheidungsträgers, in diesem Fall der Notarzt, begründet. Hierarchie unterstützt das *Management* von kritischen Situationen, kann jedoch zum Hindernis werden, wenn eine *Problemlösung* gefunden werden muss.
- **Das Gesamtteam besteht häufig aus Subteams mit jeweils eigenen Regeln**: Jede der am Gesamtteam beteiligten Fachrichtungen (Notarzt, Anästhesist) oder Berufsgruppen (Rettungsdienst, Feuerwehr, Betriebstechnik) hat ihre berufsspezifischen Verhaltensregeln, die den anderen oftmals nicht explizit bekannt sind. Daraus können Konflikte entstehen, wenn die Subteams nicht auf eine gute Kommunikation achten.
- **Fehlende Verfügbarkeit gemeinsamer mentaler Modelle**: Aufgrund der Zugehörigkeit zu unterschiedlichen Fachrichtungen und Berufsgruppen ist es nicht selbstverständlich, dass gemeinsame Vorstellungen über das Problem und eine gemeinsame Sprache vorhanden sind. Für den Notarzt und den Rettungsdienst werden medizinische Probleme im Vordergrund stehen, für die Feuerwehr hingegen Fragen der technischen Rettung. Eine Voraussetzung gelungener Teamarbeit sind jedoch gemeinsame mentale Modelle.
- **Äußere Umstände erschweren Teamarbeit**: Teamarbeit in der Akutmedizin muss unter emotionaler Anspannung und unter großer körperlicher Nähe zu relativ Fremden funktionieren. Die medizinische Versorgung des Patienten kann nicht in der Übersichtlichkeit eines RTW durchgeführt werden, sondern ist durch die eingeklemmten Arme an den Ort der Druckerwalzen »gebunden«. Oft müssen Entscheidungen unter Zeitdruck getroffen werden, wobei der Preis für Fehlentscheidungen hoch ist.

Befragungen zur Qualität der Teamarbeit ergaben, dass die Mehrheit der Akutmediziner der Kommunikation und Teamkoordination den gleichen Stellenwert für effizientes Handeln in kritischen Situationen einräumen wie dem Beherrschen technischer Fertigkeiten. Diese Ergebnisse wurden einstimmig für die Anästhesie (Flin et al. 2003; Helmreich u. Schaefer 1994; Schäfer et al. 1995; St.Pierre et al. 2004), für Notaufnahmen (Barrett et al. 2001; Risser et al. 1999), Intensivstationen (Brown et al. 2003; Kaissi et al. 2001; Ohlinger et al. 2003; Sherwood et al. 2002; Thomas et al. 2003) und für die präklinische Notfallmedizin (Matera 2003) erhoben.

Die aktuelle Bestandsaufnahme ist jedoch alarmierend: Unzureichende Teamarbeit war beispielsweise für 43% aller Behandlungsfehler in Notaufnahmen verantwortlich (wobei durchschnittlich 8,8 Fehler pro Patient gemacht wurden). Häufigster Fehler in der Teamarbeit war das Versäumnis eines Teammitglieds, die Handlungen eines Kollegen zu hinterfragen, obwohl Zweifel an der Richtigkeit von Diagnosen oder Handlung bestanden (Risser et al. 2000; ◘ Abb. 11.2).

11.3 Probleme und Fehler in der Teamarbeit

11.3.1 Defizite des Individuums

Gelegentlich scheitern Teams an der *mangelnden Fähigkeit* einzelner Mitglieder, ein guter Teamplayer zu sein. Gründe für dieses Unvermögen können

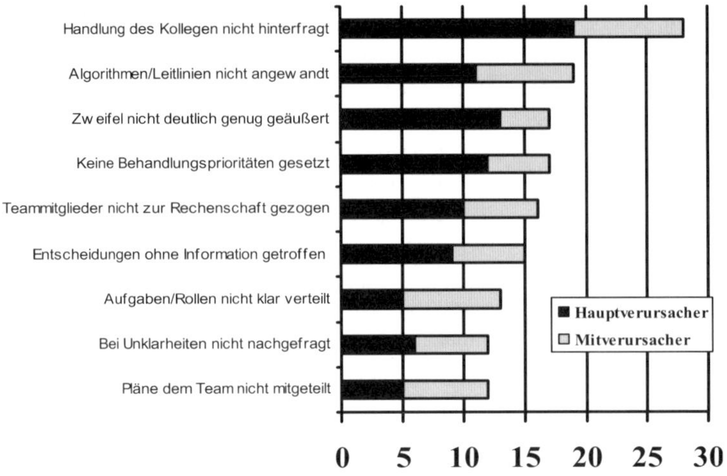

Abb. 11.2. Häufigste Behandlungsfehler in der Notaufnahme. Ursachen für Behandlungsfehler in 54 Fällen, in denen ungenügende Teamarbeit zur Fehlerentstehung beitrug (Risser et al. 2000)

- in einer besonderen Persönlichkeitsstruktur liegen oder
- in bestimmten Verhaltensmerkmalen (z. B. übersteigerter Perfektionismus)

Mangelt es dem verantwortlichen Arzt an Teamfähigkeit, wird wirkliche Teamarbeit unmöglich gemacht. Anstelle eines Teams gibt es dann lediglich mehrere Handlanger und einen Star.

Neben der – selten – mangelnden Fähigkeit gibt es jedoch auch eine *mangelnde Bereitschaft*, gemeinsam mit anderen im Team zu arbeiten. Gründe hierfür können sein:

- Im Team handeln zu müssen, obwohl man lieber alleine arbeitet
- Mit Menschen zusammen arbeiten zu müssen, die man nicht mag
- Persönliche Konflikte über eine Patientenbehandlung auszutragen
- Das Team für Eigeninteressen zu instrumentalisieren
- Sich auf formale Macht innerhalb des Teams zu fixieren
- Die eigene Arbeit zu Lasten aller anderen ineffektiv zu organisieren (*Trittbrettfahrer*)

11.3.2 Schwächen von Teams

Teams haben nicht nur Stärken. Werden die Grundregeln für einen erfolgreichen Teamprozess nicht beachtet oder geraten Teams in Stress, kann die Teamarbeit zu einer Reihe von Verhaltensweisen führen, die eine erfolgreiche Patientenversorgung ernsthaft gefährden (z. B. Badke-Schaub 2000; Schulz u. Frey 1998).

Mangelnde Kommunikation

Um eine kritische Situation erfolgreich bewältigen zu können, muss ein *dynamischer Austausch* von Informationen und Ressourcen zwischen den Teammitgliedern und eine *Koordinierung* der gemeinsamen Aktivitäten stattfinden. Ohne Kommunikation ist es unmöglich, ein gemeinsames Verständnis der Situation und der Probleme zu entwickeln und gemeinsam zu handeln. Werden wesentliche Informationen nicht mitgeteilt, müssen Entscheidungen auf einer unvollständigen Datenlage aufgebaut werden. Missverständnisse können entstehen, weil mentale Modelle nicht ausgetauscht, geplante Handlungen nicht angekündigt und Annahmen, was Teammitglieder gemeint haben könnten, nicht hinterfragt werden (Stout et al. 1999).

Ungenügende Festlegung von Verantwortlichkeit

Ohne eine klare Festlegung der Verantwortlichkeit kommt es in kritischen Situationen regelmäßig zu einer **Verantwortungsdiffusion** (Darley u. Latane 1968): Einige Aufgaben werden von Allen gleichzeitig erledigt, obwohl eine Person dafür ausreichend gewesen wäre; andere Aufgaben bleiben unerledigt, weil jeder davon ausgeht, dass jemand anderes sich darum kümmern wird. Zeitlimits für kritische Aufgaben werden von Einzelnen nicht eingehalten, weil ihnen nicht klar ist, dass sie für die Ausführung verantwortlich sind. Wenn aufgrund der Anwesenheit von mehreren Ärzten nicht erkennbar ist, wer die letzte Verantwortung bei einem Notfall trägt, dann nimmt die Tendenz zu risikoreicheren Entscheidungen zu (**risky shift**, Kogan u. Wallach 1969).

Gemeinsame Fehlüberzeugungen

Sobald Menschen in Teams arbeiten, erhöht sich die Wahrscheinlichkeit, dass der Urteils- und Entscheidungsprozess nicht mehr der logischen Konsistenz der Argumente, sondern dem Mehrheitsvotum folgt. Vor allem in erfolgreichen Teams erzeugt die *Illusion der Einmütigkeit* ein Gefühl der Unverwundbarkeit: Wenn alle etwas für richtig halten, kann es nicht falsch sein. Weil alle Beteiligten einer Meinung sind, werden nicht alle Lösungsmöglichkeiten diskutiert und die Lösungssuche wird frühzeitig abgebrochen. Auf das Einholen von Expertenmeinung außerhalb des Teams wird verzichtet (**groupthink**; Janis 1972).

Entstehen von Gruppendruck

Hat die Mehrheit der Teammitglieder sich eine Meinung gebildet, hält sie auch dann noch an ihr fest, wenn gegenteilige Informationen die Meinung als falsch und unrealistisch entlarven. Die Kritik Andersdenkender wird unterdrückt, Widerspruch als Störung empfunden. Teammitglieder werden überstimmt, nicht überzeugt. Die Gefahr des Gruppendrucks liegt darin, dass nicht alle Lösungsmöglichkeiten bedacht werden können, weil nur Informationen, die eine vorbestehende Meinung bestätigen, zur Entscheidungsfindung herangezogen werden. Ein einmal eingeschlagener Weg wird nicht mehr geändert, weil niemand Zweifel äußert und kritische Fragen bezüglich der Richtigkeit des Weges stellt.

»In-Group« und »Out-Group«

Durch das Zusammengehörigkeitsgefühl im Team können außergewöhnliche Leistungen vollbracht werden. Wird das Zusammengehörigkeitsgefühl übersteigert gelebt, grenzt man sich gegenüber anderen Gruppen ab. Positive Verhaltensweisen werden nur für das eigene Team entwickelt, weitere Subteams werden nach anderen Maßstäben behandelt. Wer nicht in dem eigenen Team ist, erntet wenig Verständnis und Hilfsbereitschaft. Weil Teamarbeit unter diesen Bedingungen nicht mehr alle Beteiligten einschließt, können Gruppeninteressen stärker wiegen als das Interesse um die Gesundheit des Patienten.

Schwächen von Teams
- Mangelnde Kommunikation
- Ungenügende Festlegung von Verantwortlichkeit
- Gemeinsame Fehlkonzeption
- Entstehen von Gruppendruck
- »In-Group« und »Out-Group«

Diese Probleme können bereits in alltäglichen Situationen auftreten. Mit den Pathologien der Teamarbeit in emotional belastenden Situationen befasst sich ▶ Kapitel 9.

11.3.3 Wenn Organisationen Teamarbeit erschweren

Auch wenn die Arbeit des Notarztes und der Rettungsassistenten an ständig wechselnden Orten stattfindet, bleiben sie doch in ihre jeweilige Organisation (Krankenhaus, Rettungsorganisation) eingebunden. Organisationen können die in ihnen arbeitenden Teams vor allem beeinflussen (◘ Abb. 11.1) über
- Führungsstrukturen
- Arbeitsklima, Gewohnheiten, Identität
- Fehlerkultur
- Ressourcenzuteilung

Durch die Rahmenbedingungen, die Organisationen ihren Teams für die Ausführung ihrer Arbeit vorgeben, kann Teamarbeit erleichtert oder behindert werden. Wenn die Kultur eines Krankenhauses davon geprägt ist, dass verschiedene Fachdisziplinen geringschätzig miteinander umgehen, wird dies Auswirkungen auf die Zusammenarbeit in der Notaufnahme, im OP und auf Intensivstationen haben. Man hilft sich nicht mehr, als unbedingt nötig, ein echtes Teamgefühl wird kaum entstehen. Hingegen wird das Beispiel eines Chefarztes, der seine Assistenten bittet, ihn auf etwaige Fehler hinzuweisen, eher zu einer positiven Fehlerkultur (**Sicherheitskultur**) führen, in der die gegenseitige Kontrolle von Handlungen dazu beitragen kann, dass Handlungsfehler frühzeitig entdeckt werden.

Mängel in der Organisation müssen nicht unmittelbar zu schlechter Teamarbeit führen: Motivierte Teams können über längere Zeit Organisationsprobleme verdecken, in dem sie beispielsweise Personalmangel auf einer Intensivstation durch engagierte gegenseitige Hilfe in der Pflege kaschieren. Langfristig zahlt sich dies jedoch nicht aus: Auf Dauer wird es zu einer Überlastung der Mitarbeiter, zu sinkender Motivation, abnehmender Zufriedenheit mit der Arbeit und möglicherweise zu Burnout-Problemen führen. Spätestens dann wird dies Auswirkungen auf die Qualität der Teamarbeit haben.

11.4 Kennzeichen guter Teamarbeit

11.4.1 Individuelle Voraussetzungen

Die medizinische und technische Versorgung des eingeklemmten Patienten ist davon geprägt, dass die einzelnen Mitglieder sich in dieser kritischen Situation als **Teamplayer** erweisen können. Welche Eigenschaften benötigt man, um ein Teamplayer zu sein?

Ein Teamplayer kann …

- zuhören und sich aktiv einbringen
- die richtigen Fragen stellen
- sowohl eine eigene Meinung vertreten als auch von der eigenen Meinung abrücken
- die Fähigkeiten anderer einschätzen und wertschätzen
- einschätzen, was er selber gut kann und was andere besser können
- Absprachen einhalten und sich mit der Aufgabe identifizieren
- selbstkritisch sein
- Konflikte konstruktiv lösen

11.4.2 Die 7 Dimensionen erfolgreicher Teamarbeit

Mit der Charakterisierung eines guten Teamplayers wurden bereits einige Faktoren genannt, die der Einzelne als Vorraussetzung für eine erfolgreiche Teamarbeit mitbringen muss. Um auch das Miteinander in einer kritischen Situation, den *Teamprozess*, erfolgreich gestalten zu können, setzen gute Teams *7 Dimensionen erfolgreicher Teamarbeit* ein (◘ Abb. 11.1; in Anlehnung an Risser 2002):

1. Teambildung und positives Arbeitsklima
   - Wir-Gefühl entwickeln
   - Wertschätzende Kommunikation üben
2. Teamführung etablieren, wenn nicht durch Beruf vorgegeben
   - Führung festlegen
   - Rollen und Verantwortlichkeiten festlegen
3. Konflikte konstruktiv lösen
4. Problemlösestrategien anwenden
   - Gemeinsame Planung (Briefing)
   - Gemeinsame mentale Modelle entwickeln
5. Kommunikation mit dem Team
   - Informationsmanagement: Umfassende Information aller Beteiligten
   - Situationsbewusstsein: Gemeinsames mentales Modell beibehalten
6. Koordination: Pläne gemeinsam ausführen und Arbeitsbelastung verteilen
   - Geplante Handlungen absprechen
   - Vollzogene Handlungen gegenseitig überwachen
   - Hilfe anbieten und um Hilfe bitten
   - Handlungsschritte antizipieren
7. Teamfähigkeiten verbessern
   - Lernen ermöglichen (Feedback, Debriefing)
   - Coaching von einzelnen Teammitgliedern

Teambildung und positives Arbeitsklima

Gute Teamarbeit »ergibt« sich nicht einfach, sondern muss bewusst herbeigeführt und aufrecht erhalten werden. Teambildung ist sowohl eine Führungsaufgabe als auch die Verantwortung jedes Einzelnen. Der Zusammenhalt im Team (**Kohäsion**) und das vertrauensvolle Klima kann eine entscheidende Bedeutung für die erfolgreiche Bewältigung einer kritischen Situation haben.

Teamführung etablieren

Um einem Team eine Richtung zu geben, muss es geführt werden (► Kap. 13). Bei rein medizinischen Notfällen sollten Führungsaufgaben von Ärztinnen und Ärzten wahrgenommen werden. Bei Unfällen wie im Fallbeispiel am Anfang des Kapitels kann die Teamführung je nach Situation und Aufgabe vorübergehend von wechselnden Personen besetzt werden (Notarzt und Einsatzleiter der Feuerwehr). Bei einem Massenanfall von Verletzten und Großschadenslagen sind Führungsaufgaben hingegen klar verteilt (LNA, OrgL etc.; Sefrin et al. 1996).

Konflikte konstruktiv lösen

Konflikte gehören zum Wesen der Teamarbeit. Immer dann, wenn eine Situation von mehreren Menschen erlebt wird, ergeben sich verschiedene Standpunkte, da jeder Einzelne nur ein begrenztes Bild der Wirklichkeit erfasst hat. Konflikte können hilfreich und konstruktiv sein, wenn sie sich auf fachliche Themen beziehen. Sie werden destruktiv, sobald sie zu persönlichen Machtkämpfen werden. *Beziehungskonflikte* sollten nicht in der Akutsituation gelöst werden, sondern in einer ruhigen Zeit danach. *Fachliche Konflikte* dagegen (z. B. die Wahl der richtigen Therapie) müssen sofort gelöst werden. Auch in hierarchischen Teams und unter Zeitdruck sollten die Positionen offengelegt werden, selbst wenn dann die Führungskraft entscheidet.

Problemlösestrategien anwenden

Die Versorgung eines Patienten mit zwei eingeklemmten Armen ist kein alltägliches Problem. Die konkrete Vorgehensweise kann daher nicht einfach aus Regeln abgeleitet, sondern muss durch Problemlösen festgelegt werden. Kritische Situationen lassen sich erfolgreich bewältigen, wenn eine Problemlösestrategie angewendet wird (► Kap. 10). Eine wesentliche Voraussetzung dafür ist ein gemeinsames mentales Modell der Situation (Stout et al. 1999).

Kommunikation mit dem Team

Neben der Aufrechterhaltung sozialer Beziehungen sind die Strukturierung des Teams, der dynamische Austausch von Informationen und die Koordination der Arbeitsabläufe die Grundfunktionen der Kommunikation in der Akutmedizin. Die Aufrechterhaltung gemeinsamer mentaler Modelle verbessert die Koordination und erhöht die Stressresistenz von Teams (Entin u. Serfaty 1999). Der Erfolg jeder akutmedizinischen Behandlung hängt in hohem Maße davon ab, dass die Kommunikation zwischen beteiligten Personen gelingt. Aufgrund der Wichtigkeit wird dies in ► Kapitel 12 ausführlich dargestellt.

Koordination: Pläne gemeinsam ausführen und Arbeitsbelastung verteilen

Komplexität erhöht die Wahrscheinlichkeit für Handlungsfehler. Deswegen sollten alle Handlungen durch Teammitglieder überwacht und kritisch hinterfragt werden (**Monitoring**, **Vier Augen-Prinzip**; ► Kap. 10.2). Assistenzpersonal sollte zu kritischen Rückfragen und zum Äußern von Bedenken ermutigt werden. Die Zuteilung von Verantwortlichkeit und Arbeitsaufträgen sollte ausgeglichen erfolgen, um die Überlastung Einzelner zu verhindern. Eigene Stress- oder Überlastungszustände sollten erkannt, anderen Kollegen mitgeteilt (»Es geht mir zu schnell, ich bin noch nicht soweit«) und gegebenenfalls um Hilfe gebeten werden (»Kannst du bitte kurz übernehmen?«).

Erfordert es die Situation, dass Behandlungspläne geändert werden müssen, sollten alle Beteiligten über das neue Ziel, den verfolgten (Be-)Handlungsplan und die sich daraus ergebenden Konsequenzen für das eigene Handeln Bescheid wissen. Wo immer möglich, sollte das Tempo der weiteren Entwicklungen durch den Akutmediziner selbst bestimmt werden, indem er voreilige Handlungen, die ihn unter Zeitdruck bringen, vermeidet. Phasen geringerer Arbeitsbelastung können für die Vorwegnahme später notwendiger Handgriffe (z. B. der Bereitstellung von Perfusoren für den Bedarfsfall) verwendet werden. Arbeitsbelastung kann dadurch reduziert werden, dass notwendige Ressourcen frühzeitig angefordert werden.

Teamfähigkeiten verbessern

Gute Teamarbeit ist eine erlernbare Fähigkeit. Das Erlernen neuer Teamverhaltensweisen braucht jedoch Zeit und regelmäßiges Training und setzt zudem voraus, dass Teammitglieder eine Rückmeldung über ihre augenblickliche Teamfähigkeit erhalten. Diese Rückmeldung kann in Form persönlicher Gespräche oder als Teambesprechung erfolgen. Besprechungen im Anschluss an einen Einsatz ermöglichen es den Teammitgliedern, unmittelbare Konsequenzen aus dem Erlebten zu ziehen und bieten die Gelegenheit, anderen zu ihrem Teamverhalten eine Rückmeldung geben zu können. Diese Art des Lernens setzt voraus, dass dieses Feedback und Kritik angemessen vorgebracht werden.

Teamarbeit hängt nicht nur von den Menschen ab, sondern wird durch die Organisation maßgeblich geprägt: Sie setzt die Rahmenbedingungen für Teamarbeit, teilt Ressourcen zu und ermöglicht regelmäßige Teambesprechungen und Schulungen (vgl. Teil IV).

11.5 Tipps für die Praxis

- Beachten sie die 7 Dimensionen erfolgreicher Teamarbeit. In ihnen sind alle wesentlichen Hilfen für die Praxis enthalten
- Klären Sie Rollen und Funktionen in einem Notfall
- Ohne Reden geht es nicht! Alle Teammitglieder müssen ein gemeinsames Situationsbewusstsein entwickeln und behalten
- Teamarbeit und Führung hängen voneinander ab: Viele Teamprobleme sind Führungsprobleme und umgekehrt
- Alle, die einen Patienten behandeln, sind ein Team

11.6 Teamarbeit – Auf einen Blick

- Wenn Menschen in einem Team zusammenarbeiten, wird Handeln in komplexen Situationen und unter Zeitdruck wesentlich effektiver als das Tun eines Einzelnen
- Teams in der Akutmedizin haben charakteristische Merkmale und Probleme
- Akutmediziner messen der Teamarbeit in kritischen Situationen eine hohe Bedeutung zu. Gegenwärtig sind jedoch noch viele Behandlungsfehler in der Akutmedizin auf ungenügende Teamarbeit zurückzuführen
- Teamarbeit kann daran scheitern, dass einzelne Mitglieder eine mangelnde Fähigkeit oder eine mangelnde Bereitschaft zur Teamarbeit haben
- Teams in der Akutmedizin können Verhaltensweisen zeigen, die eine erfolgreiche Behandlung des Patienten gefährden
- Erfolgreiche Teamarbeit lässt sich anhand von 7 Dimensionen beschreiben
- Organisationen haben über ihre Rahmenbedingungen und Ressourcenzuteilung einen Einfluss auf Teamarbeit

Literatur

Badke-Schaub P (2000) Wenn der Gruppe Flügel fehlen: Ungeeignete Informations- und Entscheidungsprozesse in Gruppen. In: Mey H, Lehmann Pollheimer D (Hrsg) Absturz im freien Fall oder Anlauf zu neuen Höhenflügen. Vdf, Zürich, S 113–130

Barrett J, Gifford C, Morey J, Risser D, Salisbury M (2001) Enhancing patient safety through teamwork training. J Healthc Risk Manag 21: 57–65

Brown MS, Ohlinger J, Rusk C, Delmore P, Ittmann P (2003) Implementing potentially better practices for multidisciplinary team building: creating a neonatal intensive care unit culture of collaboration. Pediatrics 111: 482–488

Darley JM, Latane B (1968) Bystander intervention in emergencies: Diffusion of responsibility. Journal of Personality and Social Psychology, 8: 377–383

Entin EE, Serfaty D (1999) Adaptive team coordination. Human Factors, 41: 312–325

Flin R, Fletcher G, McGeorge P, Sutherland A, Patey R (2003) Anaesthetists' attitudes to teamwork and safety. Anaesthesia 58: 233–42

GIHRE (Group interactions in High Risk Environments) (2004) The better the team the safer the world. WWW–document URL: http://www.gihre.de

Helmreich R, Schaefer H (1994) Team performance in the operating room. In: Bogner M (ed) Human error in medicine. Lawrence Erlbaum, Hillsdale, pp 225–253

Helmreich B, Merrit, AC (1998) Culture at work in aviation and medicine. National, organizational and professional influences. Ashgate Publishing Limited, Vermont, USA

Janis I (1972) Groupthink. Psychological Studies of Policy Decisions and Fiascoes. Houghton Mifflin, Boston

Kaissi A, Johnson T, Kirschbaum MS (2003) Measuring teamwork and patient safety attitudes of high-risk areas. Nurs Econ 21: 211–218

Katzenbach JR, Smith, DK (1993) Teams. Der Schlüssel zu Hochleistungsorganisationen. Redline Wirtschaft, Wien

Kogan N, Wallach MA (1969) Risk Taking. Holt, New York

Kriz WC (2000) Teamkompetenz. Konzepte, Trainingsmethoden, Praxis. Vandenhoeck & Ruprecht, Göttingen

Matera P (2003) The power of teamwork. J Emerg Med Serv 28: 26

Morey JC, Simon R, Jay GD, Wears RL, Salisbury M, Dukes KA, Berns SD (2002) Error reduction and performance improvement in the emergency department through formal teamwork training: evaluation results of the MedTeams project. Health Serv Res 37: 1553–1581

Ohlinger J, Brown MS, Laudert S, Swanson S, Fofah O (2003) Development of potentially better practices for the neonatal intensive care unit as a culture of collaboration: communication, accountability, respect, and empowerment. Pediatrics 111: 471–81

Risser DT, Rice MM, Salisbury ML, Simon R, Jay GD, Berns SD (1999) The potential for improved teamwork to reduce medical errors in the emergency department. The MedTeams Research Consortium. Ann Emerg Med 34: 373–83

Risser DT, Simon R, Rice MM, Salisbury ML (2000) A structured teamwork system to reduce clinical errors. In Spath PL (ed) Error reduction in health care. A system approach to improving patient safety. AHA press, Chicago, pp 235–278

Salas E, Dickinson TL, Converse SA, Tannenbaum SI (1998) Toward an understanding of Team Performance and Training. In: Swezey RW, Salas E (ed) Teams: Their training and performance. Ablex Publishing, New Yersey pp 3–30

Schaefer HG, Helmreich RL, Scheidegger D (1995) Safety in the operating theatre – part 1: interpersonal relationships and team performance. Curr Anaesth Crit Care 6: 48–53

Schulz S, Frey D (1998) Wie der Hals in die Schlinge kommt: Fehlentscheidungen in Gruppen. In: Ardelt-Gattinger E, Lechner H, Schlögl W (Hrsg) Gruppendynamik. Anspruch und Wirklichkeit der Arbeit in Gruppen. Verlag für Angewandte Psychologie, Göttingen, S 139–158

Sefrin P, Knuth P, Stratmann D (1996) Handbuch für den Leitenden Notarzt. Ecomed, Landsberg

Sherwood G, Thomas E, Bennett DS, Lewis P (2002) A teamwork model to promote patient safety in critical care. Crit Care Nurs Clin North Am 14: 333–340

Stout RJ, Salas E, Fowlkes JE (1997) Enhancing teamwork in complex environments through team training. Group Dyn 1: 169–182

Stout RJ, Cannon-Bowers JA, Salas E, Milanovich DM (1999) Planning, shared mental models, and coordinated performance: An empirical link is established. Human-Factors, 41: 61–71

St.Pierre M, Hofinger G, Buerschaper C, Grapengeter M, Harms H, Breuer G, Schüttler J (2004) Simulatorgestütztes modulares Human Factor Training in der Anästhesie. Konzept und Ergebnisse des Moduls «Kommunikation und Teamarbeit". Anaesthesist 53: 144–152

Thomas EJ, Sherwood GD, Helmreich RL (2003) Lessons from aviation: teamwork to improve patient safety. Nurs Econ 21: 241–243

Kommunikation: Reden ist Gold

Fallbeispiel

Das Notfallteam einer Intensivstation wird am späten Nachmittag zu einer Reanimation auf eine allgemeinchirurgische Station gerufen. Das Team findet einen Patienten im Herz-Kreislaufstillstand vor, an dem drei Pflegekräfte und eine Schwesternschülerin eine Herz-Lungen-Wiederbelebung durchführen. Der Intensivarzt hat den Eindruck, dass die Reanimation unkoordiniert abläuft. Er übernimmt sowohl die Beatmung des Patienten als auch die Führung des Geschehens. Zuerst weist er allen Anwesenden je eine Aufgabe zu. Wenige Minuten nach dem Beginn der erweiterten Reanimationsmaßnahmen trifft der chirurgische Dienstarzt bei dem Patienten ein. Der Intensivarzt weist ihn in die aktuelle Lage ein und bittet um Unterstützung. Beide Ärzte tauschen sich über die Verdachtsdiagnose »Lungenembolie« aus, die aber nach Hinweis einer Pflegekraft auf eine am Morgen durchgeführte Splenektomie verworfen wird. Unter dem Verdacht eines hämorrhagischen Schocks wird die Reanimation um einen forcierten Volumenersatz erweitert. Dazu wird ein Shaldon-Katheter in die rechte V. jugularis interna eingelegt, 2500 ml Volumenersatz zugeführt und fraktionierte Boli von Suprarenin appliziert.

Die Spontanzirkulation des Patienten lässt sich wieder herstellen. Während der Intensivarzt den Patienten hämodynamisch stabilisiert und für den Transport vorbereitet, organisiert der chirurgische Dienstarzt telefonisch die Notfall-Laparotomie des Patienten. Das anästhesiologische und operative Team werden alarmiert, blutgruppengleich ungekreuzte Erythrozytenkonzentrate bestellt und ein Cellsaver für den OP geordert. Der Intensivarzt begleitet den Patienten auf einem raschen Transport in den OP, wo eine Übergabe des Patienten an das vollständig versammelte OP-Team erfolgt. Der Intensivarzt geht alle wesentlichen Fakten zum Patienten durch und das OP-Team nutzt die Anwesenheit des Notfallteams für weitere Fragen. Zu diesem Zeitpunkt beträgt der Hb-Wert des Patienten 3,8 mg%. Der intraoperative Befund ergibt als Ursache für den Herzkreislaufstillstand eine massive Blutung aus der A. lienalis aufgrund einer gelösten Durchstichligatur. Mit Hilfe von 9 Erythrozytenkonzentraten, 1 Thrombapheresekonzentrat und 12 Gefrierplasmen gelingt es, eine adäquate Sauerstofftransportkapazität und eine normale Gerinnung wiederherzustellen. Postoperativ kommt der Patient in ein akutes Nierenversagen, von dem er sich nach 3 Wochen ohne Residuen wieder erholt.

Diese Reanimationssituation muss mit einem Team aus bekannten und unbekannten Mitarbeitern (**ad-hoc Team**, ► Kap. 11.2) durchgeführt werden. Der Intensivarzt hat hierbei eine Mehrfachanforderung zu bewältigen. Er weist Teammitglieder an, koordiniert zeitgleich die Reanimationsmaßnahmen und muss alle verfügbaren Informationen zusammentragen, um eine Ursache für den Herz-Kreislaufstillstand zu finden. Aufgrund der Verdachtsdiagnose einer schweren abdominellen Nachblutung wird aus der Reanimation heraus die weitere anästhesiologische und operative Versorgung organisiert. Eine mündliche Übergabe des Patienten an das OP-Team gewährleistet, dass alle wesentlichen Informationen weitergegeben werden. Dass der Patient wenige Wochen später geheilt von der Intensivstation entlassen werden kann, ist zu einem großen Teil dem Gelingen der Teamarbeit und der guten Kommunikation in der Notfallsituation zuzuschreiben.

12.1 Das Chaos gestalten: Funktionen von Kommunikation

Gute Kommunikation in einer Notfallsituation bedeutet weit mehr als nur reden. Kommunikation in einer Notfallsituation muss vier Funktionen erfüllen, um erfolgreich zum Notfallmanagement beitragen zu können:

Strukturierung eines Teams

Im Fallbeispiel erfolgt die Strukturierung des Teams durch den Intensivmediziner, der aufgrund seines Status als Arzt a priori dazu ermächtigt ist. Er kann Teammitgliedern Funktionen und Rollen zuweisen und festlegen, wer verantwortungsvolle Aufgaben wie die Herzdruckmassage und wer einfachere Tätigkeiten wie Botendienste übernimmt. Die Strukturierung eines Teams ist eine Voraussetzung für die effiziente Bearbeitung des Sachproblems »Herz-Kreislaufstillstand«. Da in der Akutmedizin die Patientenversorgung oft durch ad-hoc-Teams erfolgt, müssen auch einander unbekannte und wenig vertraute Personen in die Lage versetzt werden, erfolgreich miteinander zu arbeiten. Aus der Teamstruktur muss klar hervorgehen, wer in welcher Rolle handelt und wessen Anweisungen Folge zu leisten ist.

Teamstrukturen sind teilweise durch berufsspezifische Rollen vorgegeben, andererseits ist gerade bei Anwesenheit von gleichrangigen Teammitgliedern (Intensivpflegekräfte, Ärzte) explizit eine Struktur der Zusammenarbeit festzulegen. Ist ein Team bereits strukturiert, kann Kommunikation diese Struktur *stabilisieren*. Teammitglieder mit wenig Notfallerfahrung (z. B. Pflegekräfte der Normalstation) erfahren dadurch zunehmende Sicherheit in der Ausübung ihrer Rollen.

Koordination von Arbeitsabläufen

In der geschilderten Reanimationssituation dient Kommunikation auch der Koordination von Arbeitsabläufen. Arbeitshandlungen werden dadurch koordiniert, dass von der Führungskraft Aufträge gemäß den Fähigkeiten der Personen verteilt werden. Je weniger vertraut die Führungskraft mit Notfallsituationen und dem konkreten Team ist, um so höher ist der Aufwand, der in Koordination investiert werden muss. Koordination bedeutet darüber hinaus, dass *innerhalb des Teams* jedes Mitglied über die Handlungen und Zwischenergebnisse der anderen Personen im Bilde ist.

Informationsaustausch

Der intensive *Informationsaustausch* und die Weitergabe von Informationen ist die dritte Funktion, mit der Kommunikation in dem vorliegenden Fallbeispiel zu einem erfolgreichen Arbeiten im Notfallteam und zur Kooperation mit dem OP-Team beiträgt. Ein adäquater Informationsaustausch ist entscheidend dafür, dass eine Situation angemessen bewertet und eine gute Handlungsstrategie festgelegt werden kann.

Beziehungen schaffen

Während des ganzen Reanimationsgeschehens erfüllt die Kommunikation noch eine vierte, ständig »mitlaufende« Funktion: Kommunikation schafft *Beziehungen zwischen den Beteiligten*. Wie diese Beziehungen gestaltet sind, hängt im Wesentlichen von drei Faktoren ab. Welche formalen *Berufsrollen und Funktionen* bringen die Beteiligten mit, welches *Verhalten* zeigen sie und welche *Erwartungen* haben sie aneinander und an ihre Kommunikation. Die drei erstgenannten Funktionen von Kommunikation (Strukturierung, Koordination, Informationsaustausch) sind nicht ohne das *in-Beziehung-treten* denkbar. Man kann nicht *rein sachlich* Informationen austauschen, ohne zugleich eine Beziehung zwischen den Personen zu definieren, die an diesem Informationsaustausch beteiligt sind.

Diese Tatsache beeinflusst mittelbar die Patientensicherheit: Wer in einer Notfallsituation ein ruhiges und entschiedenes Verhalten an den Tag legt, erzeugt eine von Sicherheit, Vertrauen und Verantwortungsübernahme geprägte (Arbeits-)Beziehung unter den Teammitgliedern. Handeln Führungspersonen wiederholt in dieser Weise, geht ihnen ein Ruf voraus und Teammitglieder bilden entsprechende Erwartungen an den nächsten gemeinsamen Einsatz.

Erwartungen können den Verlauf von späteren Interaktionen prägen. Ist ein Arzt beispielsweise bei den Pflegekräften als »arrogant« bekannt, so erwartet man von ihm arrogantes Verhalten. Erteilt dieser Arzt in einer Notfallsituation schroffe Anweisungen, sehen die Pflegekräfte ihre Erwartungen bestätigt – es entsteht ein Teufelskreis aus Erwartung, Wahrnehmung, Bewertung und Reaktion. Würde ein Arzt, der als ruhig und entschieden gilt, die gleichen schroffen Anweisungen erteilen, würde dieses Verhalten vor dem Hintergrund einer »positiv gefärbten« Beziehung als vollkommen normal bewertet werden. Daher sind die »Beziehungsfragen« untrennbar mit dem Thema Kommunikation verbunden.

Grundfunktionen von Kommunikation in der Akutmedizin

- Strukturierung des Teams
- Koordination der Arbeitsabläufe
- Informationsaustausch und -weitergabe
- In Beziehung treten

12.2 Kommunikation verstehen

12.2.1 Grundlegende Annahmen über Kommunikation

Zu Kommunikation gibt es unterschiedliche theoretische Positionen, eine Vielzahl von Definitionen (Merten 1977) und noch mehr praktisch umsetzbare Empfehlungen. Wenn im Folgenden von Kommunikation die Rede ist, liegen folgende Annahmen zugrunde:

- Kommunikation ist immer *beabsichtigt*. Jemand will einer anderen, realen Person etwas mitteilen. Diese beabsichtigte Mitteilung kann sowohl *durch Worte* als auch *durch andere Verhaltensweisen* (Kopfschütteln, Augenrollen, Räuspern etc.) erfolgen (Posner 1993).
- Zur Kommunikation gehören mindestens zwei Personen. Kommunikation heißt, das eigene Denken und Handeln in eine Beziehung zu anderen Personen zu bringen.
- Da menschliches Verhalten immer im Zusammenhang mit einer speziellen Situation stattfindet, kann jedes Verhalten von einem Beobachter wahrgenommen, interpretiert und auf sich selbst bezogen werden. Auch wenn der Intensivarzt manche der anwesenden Pflegekräfte nicht gesondert anspricht, können diese dennoch sein Verhalten auf sich beziehen, beispielsweise indem sie die fehlende Ansprache als »Der Arzt ignoriert mich« deuten. In diesem Fall liegt Kommunikation in einem weiteren Sinne vor: »Man kann nicht nicht kommunizieren« (Watzlawick et al. 1996).
- Weil Menschen keinen unmittelbaren Durchgriff auf das Denken ihres Gegenübers haben, ist Kommunikation *keine einfache Informationsübertragung* von einer Person zur anderen (Maturana u. Varela 1987). Man kann zwar deutlich machen, was das *eigene Handlungsziel* in einer bestimmten Situation ist, aber was andere Personen mit dieser Äußerung anfangen, kann man nicht direkt beeinflussen. Der Intensivarzt des Eingangsbeispiels bittet beispielsweise die Schwesternschülerin, aus dem Notfallwagen einen Shaldon-Katheter zu holen. Da die Pflegekraft einen derartigen Katheter nicht kennt, hat die Aufforderung »holen Sie mir bitte einen Shaldon-Katheter« keinen Informationswert, der ihr Verhalten in der vom Arzt beabsichtigten Weise steuert. Der Intensivmediziner kann sein Handlungsziel bei der Schülerin auf diese Weise nicht erreichen – er kann keine Information übertragen.
- Wenn Menschen miteinander kommunizieren, haben sie keinen Einfluss darauf, wie ihre Worte und ihr Verhalten von ihrem Gegenüber *interpretiert* werden. Da alles, was ein Mensch ausdrücken möchte, von anderen Menschen wahrgenommen und gedeutet wird, kann sich diese Deutung erheblich von der ursprünglichen Absicht des »Absenders« unterscheiden.
- Die Zusammenarbeit in Teams bringt häufig stabile und relativ unveränderbare Muster hervor, wie die Teammitglieder miteinander kommunizieren (Watzlawick et al. 1996). Derartige *Kommunikationsmuster* können mehr oder weniger gut zu den Anforderungen einer Situation passen: Wenn man es gewohnt ist, im Team immer gemeinsam alle Argumente für und wider eine Maßnahme zu diskutieren, kann dies bei der Therapieplanung von Intensivpatienten hilfreich sein. Bei der geschilderten Reanimationssituation wäre ein solches Verhalten dagegen *dysfunktional*.
- Als *gestört* bezeichnet man Kommunikationsmuster, bei denen die Personen gute Absichten haben, aber aus dem Zusammenspiel ein unproduktives und destruktives System entsteht. Ein typisches Denk- und Interpretationsmuster ist hierbei, die Schuld für misslingende Kommunikation eher bei der anderen Person und nicht bei sich selbst zu suchen. Die Verhaltensweisen beider Personen bilden jedoch ein System aus kreisförmigen Ursache-Folge-Beziehungen. Wenn zwei Personen unproduktiv miteinander arbeiten (und kommunizieren), liegt es nicht an *schwierigen Personen* (beispielsweise dem cholerischen Chirurgen oder der hysterischen Pflegekraft), sondern am *schwierigen Kommunikationsmuster*.

12.2.2 Von Sendern und Quadraten: Modelle der Kommunikation

Eine Reihe von theoretischen Modellen setzten sich mit dem Phänomen auseinander, dass in der Kommunikation Inhalte und Zeichen versendet werden (Kalkofen 1983; Nöth 1985). Zwei Modelle sind in diesem Zusammenhang besonders geeignet, sowohl die regelhaften als auch problematischen Aspekte menschlicher Kommunikation zu erklären.

Das nachrichtentechnische Modell von Shannon und Weaver

Das Modell von Shannon und Weaver (1949) beschreibt Kommunikation anhand Grundprinzipien der Nachrichtentechnik. Jede Nachrichtenübertra-

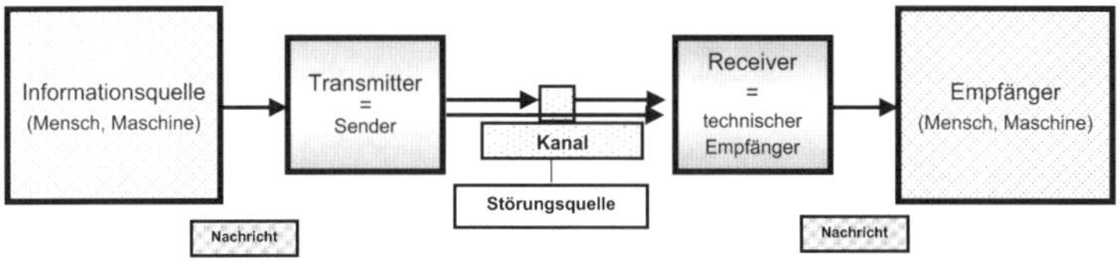

Abb. 12.1. Sender-Übertragungskanal-Empfänger. Ein nachrichtentechnisches Modell der Kommunikation (Shannon u. Weaver 1949)

gung besteht demnach aus den drei Komponenten »*Sender – Übertragungskanal – Empfänger*«. Eine Voraussetzung hierfür ist, dass Sender und Empfänger über einen gemeinsamen Zeichensatz verfügen und die Codierungsvorschrift kennen, so dass eine vom Sender verschlüsselte Nachricht vom Empfänger auch wieder entschlüsselt werden kann. Für ihren Austausch bedienen sich beide eines Übertragungskanals, über den die Nachricht vermittelt wird. Die Empfangsqualität der Nachricht wird durch die Art des Kanals (der nicht unbedingt sprachlicher Natur sein muss), durch die Kanalkapazität und durch Störeinflüsse (»Rauschen«) im Kanal beeinflusst. Das Modell »*Sender – Übertragungskanal – Empfänger*« ist häufig auf die menschliche Kommunikation übertragen worden, obwohl es zu wenig Komponenten hat und zu wenig komplex ist, um den vielschichtigen Informationsprozessen gerecht zu werden, die in der Kommunikation zwischen Menschen ablaufen (Köck 1990).

Das nachrichtentechnische Modell kann aber bestimmte Kommunikationsprobleme verdeutlichen, die mit dem Übertragungskanal zu tun haben. Erfolgt beispielsweise eine Notfallversorgung in einer hektischen und lauten Atmosphäre, so können gesprochene Anweisungen nur unvollständig wahrgenommen oder gar nicht gehört werden. Notwendige Handlungen finden dann möglicherweise nicht statt, weil die *Störung im Übertragungskanal* lag (Abb. 12.1). *Lärm* ist eine typische Störgröße für die Qualität der Nachrichtenübertragung, weil er wichtige Informationen überlagern und maskieren kann. Die *Begrenzung der Kanalkapazität* ist ebenfalls ein technisches Problem, das auf die menschliche Kommunikation übertragen werden kann. Diese Begrenzung bedeutet, dass jeweils nur eine Nachricht je Kanal unterwegs sein sollte. Reden alle gleichzeitig, ist die Kapazität des Übertragungskanals erschöpft.

Die vier Seiten einer Nachricht

Im Gegensatz zu diesem technischen Modell untersuchen **psychologische** Modelle der Kommunikation die Vorgänge, die sich zwischen Menschen abspielen, die miteinander kommunizieren. Psychologische Modelle unterscheiden zwischen

- dem Inhalt einer Botschaft (*Inhaltskomponente*)
- der Art, wie Menschen zueinander stehen (*Beziehungskomponente*)
- der Deutbarkeit einer Nachricht (*Interpretationskomponente*)

Kommunikation ist nicht nur eine Frage von Senden und Empfangen, sondern ist abhängig davon, was gesagt wird, wie es gesagt wird und wie der Empfänger das Gesagte versteht (Bühler 1934, Searle 1971). Psychologische Kommunikationsmodelle heben hervor, dass Menschen nie rein sachlich kommunizieren können, sondern dass in jeder Nachricht auch eine Selbstkundgabe (auch Selbstoffenbarung) des Sprechers und eine Aussage darüber steckt, wie Sender und Empfänger zueinander stehen (Watzlawick et al. 1996).

Ein eingängiges Modell der Kommunikation, die »*vier Seiten einer Nachricht*« (Schulz von Thun 1981), unterscheidet zwischen vier Aspekten einer Botschaft: Sachinhalt, Selbstkundgabe, Beziehung und Appell (Tabelle 12.1 und Abb. 12.2).

Diese vier Aspekte einer Botschaft sind für den Sprecher und den Hörer gleichermaßen relevant. Beide arbeiten mit diesen vier Seiten einer Botschaft. Welche Aspekte der Sender in den Vordergrund der Nachricht rückt, ist durch sein Denken, seine Absichten und Kommunikationsfähigkeiten bestimmt. Für den Empfänger besteht die Möglichkeit, auf jede der vier Seiten einer empfangenen Nachricht zu rea-

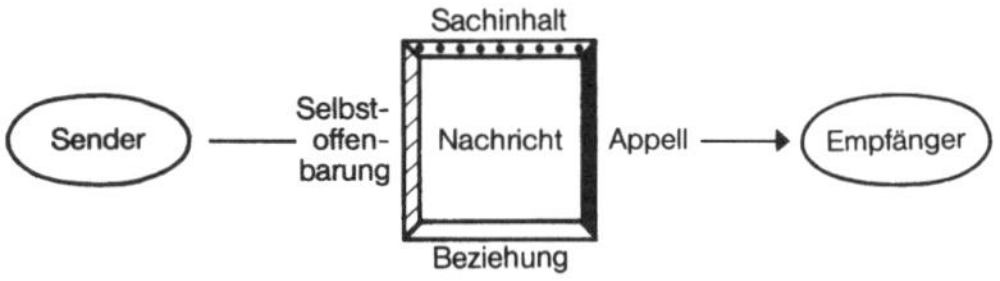

Abb. 12.2. Die vier Seiten (Aspekte) einer Nachricht. Ein psychologisches Modell der zwischenmenschlichen Kommunikation (Schultz von Thun 1981)

■ Tabelle 12.1. Vier Seiten einer Nachricht (Schulz von Thun 1981)

Sachinhalt	**Information über den sachlichen Gegenstand, über Dinge und Geschehnisse**
Selbstkundgabe	Information über den Sender als Person. Dies kann in Form einer gewollten Selbstdarstellung oder einer unfreiwilligen Selbstenthüllung geschehen
Beziehungshinweis	Information über die Beziehung zwischen Sender und Empfänger. In der gewählten Formulierung, im Tonfall und in nichtsprachlichen Begleitsignalen gibt der Sender zu erkennen, wie er den Empfänger sieht und in welcher Beziehung er zum Empfänger steht
Appell	Information über eine Aufforderung zum Handeln. Jede Nachricht sagt dem Empfänger, was er tun oder lassen soll. Der Sender fordert den Empfänger zu etwas auf

gieren, aber welchen Aspekt der Hörer als besonders wichtig empfindet, ist wiederum seiner psychischen Verfassung zuzuschreiben.

Missverständnisse entstehen, wenn der Hörer andere Aspekte für wichtig hält als das vom Sender gemeint war. Ist sich der Hörer zusätzlich auch noch über die Bedeutung einer Botschaft im Unklaren, so hat er die Tendenz, in die unklaren Seiten einer Nachricht etwas »hineinzuhören«, was aus dem Schatz an eigenen Erfahrungen mit dem Gegenüber, aus Erwartungen und Befürchtungen herrührt. Das was der Empfänger dann aus einer Botschaft »heraushört«, ist wahrscheinlich nicht das, was der Sender sagen wollte: »Gehörtes« ist nicht gleich »Gesagtes«.

In jedem Fall von zwischenmenschlicher Kommunikation wird Information mit diesen vier Aspekten erzeugt und wahrgenommen. Menschen sprechen mit »vier Schnäbeln« und hören mit »vier Ohren«, wodurch die Übereinstimmung während einer Kommunikation mitunter gering ist (■ Abb. 12.3).

Ein Fallbeispiel mag dies verdeutlichen (■ Abb. 12.4):

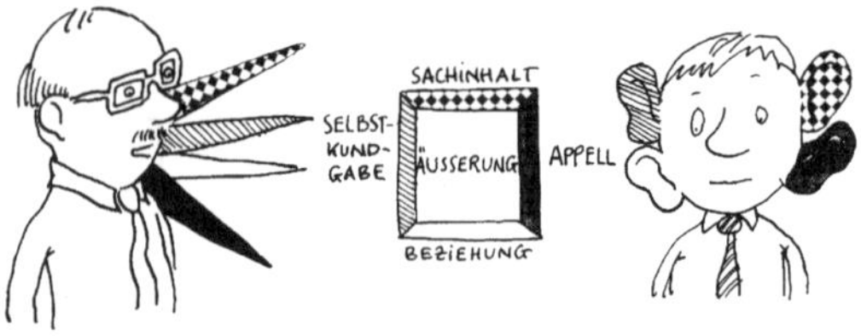

■ Abb. 12.3. Das Vier-Schnäbel und Vier-Ohren-Modell (aus Schulz von Thun 2000)

Fallbeispiel

Während einer Bypassoperation sagt der Herzchirurg zum Anästhesisten: »Der Druck fällt! Wie hoch läuft Ihr Supra?« Aus der Sicht des Operateurs – des Senders – betrachtet geht es auf der **Sachebene** um eine Veränderung der Hämodynamik und der Frage nach einer adäquaten Katecholamintherapie. Gleichzeitig ist mit der Frage ein **Appell** an den Anästhesisten verbunden. Die Handlungsaufforderung könnte lauten: »Schauen Sie auf Ihren Perfusor und sagen Sie mir die eingestellte Laufrate an!« Die geäußerte Frage enthält drittens eine **Selbstkundgabe** über die psychische Befindlichkeit des Operateurs. Möglicherweise kommt hier die Besorgnis über den aktuellen Zustand des Patienten zum Ausdruck. Es könnte jedoch auch sein, dass es auf der **Beziehungsseite** um die Klarstellung von Rollen geht. Der Operateur sieht sich vielleicht in der Rolle des »Hauptverantwortlichen« und leitet daraus eine Zuständigkeit für alle Maßnahmen am Patienten ab. Er gibt durch Formulierung, Tonfall und Begleitmimik zu erkennen, was er von seinem anästhesiologischen Gegenüber hält: Ich als Hauptverantwortlicher traue dir nicht zu, diese Situation ohne meine Hinweise zu bewältigen. Ich halte dich für überfordert. Auch der Anästhesist – der Empfänger – wird die verschiedenen Aspekte der Botschaft seines operativen Kollegen wahrnehmen: Steht für ihn der **sachliche Aspekt** im Vordergrund, so wird er den Hinweis auf den Druckabfall hören und mit einer sachlich orientierten Angabe eines Perfusor-Wertes antworten. Nimmt der Empfänger die **Selbstkundgabe** des Sprechers besonders wahr, könnte die Frage nach dem »Supra« dazu führen, die Besorgnis des Operateurs zu zerstreuen, beispielsweise indem der Anästhesist sagt: »Ich kümmere mich um das Problem, Sie können beruhigt weiter operieren!«
▼

Möglicherweise hat der Anästhesist aber auch für den **Beziehungshinweis** ein sensibles Ohr. Dann würde er die Frage des Operateurs als Einmischung in seinen Zuständigkeitsbereich ansehen und die Geringschätzung seiner Fachkompetenz vernehmen. Wie er den Beziehungsaspekt der Nachricht einschätzt, hat wiederum Konsequenzen für die Wahrnehmung des **Appells** und die anschließenden Maßnahmen.

12.2.3 Der Ton macht die Musik: Non-verbale und para-verbale Kommunikation

Menschliche Kommunikation nutzt gleichzeitig verschiedene Kanäle für die Verbreitung von Informationen: Neben der gesprochenen Sprache können Menschen auch **non-verbale** (Körpersprache, Haltung, Gestik) und **para-verbale** Mittel zur Kommunikation einsetzen (stimmliche Aspekte der Sprache, Lautstärke, Betonung, Sprechgeschwindigkeit). Kommunikation nutzt viele Verhaltensweisen: So kann beispielsweise ein Schweigen auf eine Frage hin »vielsagend« sein. Als Empfänger hat man es gelernt, allen drei Kanälen der Kommunikation die Informationen zu entnehmen, die in der aktuellen Situation für das gemeinsame Handeln relevant sind.

Die größte Bedeutung kommt dabei den Informationen auf dem non-verbalen und para-verbalen Kanal zu, der Menschen viel direkter »ansprechen« kann als Worte. Non-verbale und para-verbale Informationen helfen dem Empfänger, die Bedeutung einer Nachricht im Gesamtzusammenhang der Situation besser zu verstehen. Non-verbale Informationen sind wie ein Kommentar oder eine »Verstehensanleitung« für die gesprochenen Sätze. Die Frage »Wie hoch läuft ihr Supra?«, begleitet von einem Stirnrunzeln, könnte der Anästhesist als Zweifel an seiner Kompetenz deuten. Die gleichen Worte in einer ruhigen und freundlichen Art gesprochen und mit einem interessierten Blick in die Augen würden ihm signalisieren, dass der Chirurg denkt: »Ich bin zuversichtlich, Sie kriegen das schon hin!« Diese Deutung erfolgt in der Regel unwillkürlich: Der non-verbale und para-verbale Kanal sind stärker durch Einstellungen und Emotionen eingefärbt und stehen weniger unter der bewussten Kontrolle als die Informationsverarbeitung des verbalen Kanals.

Empfindet der Empfänger, dass ihm auf dem verbalen und dem non-verbalen Kanal jeweils etwas anderes mitgeteilt wird, beide Botschaften also *inkongruent* sind, so wird er unbewusst der non-verbalen Information die größere Bedeutung beimessen. Was er als Empfänger in der Mimik, der Gestik und an Körpersignalen seines Gesprächspartners wahrnimmt, enthält für ihn im Zweifelsfall den entscheidenden Teil der Botschaft. Deshalb ist es in kritischen Situationen wichtig, dass die durch Körpersprache übermittelten Botschaften hochgradig mit den Botschaften der gesprochenen Sprache übereinstimmen (*Kongruenz*).

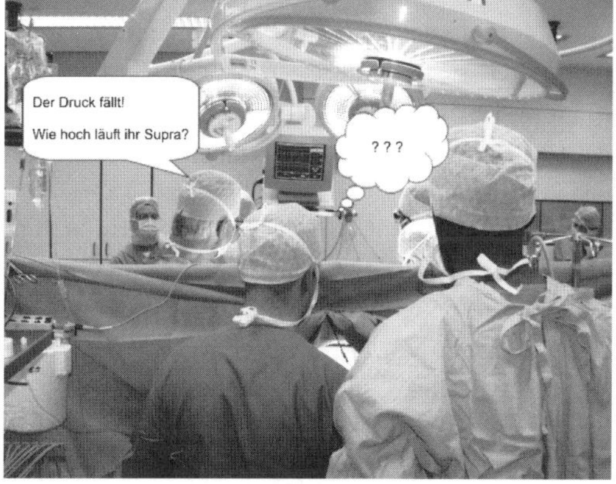

Abb. 12.4. Beispiel für Kommunikation in einer kritischen Situation. Die Reaktion des Anästhesisten auf die Frage des Operateurs wird davon abhängen, welcher der vier Aspekte einer Nachricht für ihn im Vordergrund steht

12.3 Allgemeine Kommunikationsstörungen

Im eingangs geschilderten Fallbeispiel der Reanimation auf einer Normalstation wurde Kommunikation erfolgreich für die Strukturierung und Koordinierung des Notfallteams eingesetzt. Häufig ist Kommunikation nicht so erfolgreich, sondern durch Kommunikationsstörungen sogar potenziell gefährlich für die Patientenversorgung. Die Ursachen dieser Störungen können

- mit den Merkmalen der Information zusammenhängen,
- in dem Empfangs- und Deutungsprozess liegen,

- auf die Beziehungsebene der beiden Gesprächspartner zurückzuführen sein.

12.3.1 Missverstehen

Durch Kommunikation machen sich Personen gegenseitig auf ihre Handlungsziele aufmerksam. Handelt ein Teammitglied nun auf eine Information oder Anordnung hin anders, als der Sender es gewollt hatte, liegt ein Missverständnis vor. Missverstehen kommt unter vertrauten Alltagsbedingungen selten vor, weil die Umgebung und der Sinnzusammenhang einer Handlung sowohl dem Sender als auch dem Empfänger gleichermaßen vertraut sind. Beide haben ein annähernd gleiches mentales Modell einer Situation, so dass sie die Aufforderungen zum gemeinsamen Handeln korrekt verstehen. Hinreichend vertraute Personen wissen, welche Handlung ihr Gegenüber von ihnen erwartet, da sie selbst anstelle des Senders ähnlich handeln würden. Anders verhält es sich in Situationen, die für alle Beteiligten neuartig und unbestimmt sind. Hier kann niemand auf gemeinsame, vertraute Denkmuster zurückgreifen. Unter solchen Bedingungen häuft sich das Missverstehen, das verschiedene Ursachen haben kann:

Sprachliche Mehrdeutigkeit

Sätze können missverstanden werden, weil Aussprache und Grammatik Sätzen eine Mehrdeutigkeit verleihen. Der Sinn einer Botschaft muss dann vom Empfänger je nach Zusammenhang erst erschlossen werden. Geschieht diese Sinn-Deutung unter störenden Randbedingungen wie Lärm, Zeitdruck und Ablenkung, kann es geschehen, dass ein mehrdeutiger Satz unangemessen interpretiert wird. Dies zeigt sich daran, dass die daraus abgeleitete Handlung nicht der Erwartung des Senders des mehrdeutigen Satzes entspricht.

Keine »quadratische Klarheit«

Da jede Nachricht vier verschiedene Aspekte beinhaltet, ist Klarheit der Kommunikation eine vier-dimensionale Angelegenheit. Missverständnisse können entstehen, weil für den Hörer einer Botschaft nicht offensichtlich ist, auf welchen der vier Aspekte der Sender besonderen Wert legt. Hört er aus der Botschaft einen anderen Aspekt heraus, als vom Sender gewollt, liegt ein Missverstehen vor. Manchmal wollen Sender auch mehrdeutig und unklar kommunizieren wie beispielsweise bei einer ironischen Bemerkung. Diese gewollte »quadratische Unklarheit« ist aber in kritischen Situationen der Akutmedizin unangemessen.

Verschiedene mentale Modelle

Eine komplexere Stufe des Missverstehens liegt vor, wenn eigene mentale Modelle und die darauf aufbauenden Handlungspläne stark von denen der anderen Teammitglieder abweichen. Ist dies der Fall, so geht man in einer kritischen Situation fälschlicherweise davon aus, dass alle Beteiligten die gleiche Situationseinschätzung haben. Missverstehen wird dadurch begünstigt, dass Teammitglieder ihre Beobachtungen, Bewertungen und Erwartungen bezüglich des weiteren Verlaufs nicht mitteilen. Damit ist für das einzelne Teammitglied nicht offensichtlich, welches Gesamtbild und welchen Erwartungshorizont die anderen Teammitglieder haben.

Je unabhängiger eigene Handlungspläne von verbalen Rückkopplungen mit anderen Personen werden, umso größer ist die Gefahr des Missverstehens. Ein Team ist dann zwar noch am gleichen Patienten tätig, aber jeder Einzelne behandelt möglicherweise ein anderes Problem. Informationen und Anweisungen werden dann zunehmend durch unpassende Handlungen beantwortet und die Behandlungspläne der Teammitglieder können »auseinander laufen«.

12.3.2 Beziehungsstörungen

Weil Menschen häufig miteinander kommunizieren, haben sie sehr differenzierte Kategorien und Modelle über die Persönlichkeitszüge und das Verhalten ihrer Mitmenschen. Treffen zwei Menschen das erste Mal aufeinander, ordnen sie die wahrgenommenen Verhaltensweisen ihres Gegenübers in ein Modell ein und übertragen Modellannahmen in Form von Erwartungen auf die nachfolgenden Begegnung, Gespräche und Arbeitsprozesse.

Dies sind die berüchtigten *Schubladen*, in denen Menschen landen können. Daher ist der »erste Eindruck« (ob negativ oder positiv) so wichtig für die Kommunikation: Hier wird ein Modell des Gegenübers gebildet mit der Konsequenz, dass sich diese Personen *von nun an voreingenommen begegnen* werden. Aus Verhaltensbeobachtung,

Einordnung in ein Modell und Erwartungen kann schnell ein Teufelskreis entstehen (wie oben beschrieben): Aus konkreten Erfahrungen folgt die Einordnung in ein Modell und daraus die Ableitung von Erwartungen. Erwartungen leiten die Wahrnehmung und diese wiederum die Reaktion auf die andere Person.

Menschen hinterfragen selten kritisch die eigenen Erwartungen, das eigene Verhalten und die Erfahrungen mit anderen Personen, sondern schreiben ein Nicht-Gelingen von oder Schwierigkeiten in der Kommunikation den (fehlenden) Eigenschaften ihres Gegenübers zu. Vor dem Hintergrund dieser modell- oder erfahrungsbasierten Erwartungshaltung wird eher verständlich, warum das kommunikative Miteinander im Berufsalltag eine Reihe an Störungen (**dysfunktionale Interaktionen**) bereit hält. Es lassen sich drei Formen dysfunktionaler Interaktion unterscheiden: Reaktanz, symmetrische Eskalation und komplementäre Eskalation.

Reaktanz: »Du hast mir gar nichts zu sagen«

Reaktanz ist eine erworbene Schutzfunktion, die immer dann in Kraft tritt, wenn Menschen das Gefühl haben, dass die eigene Freiheit und die eigenen Handlungsspielräume durch Manipulation anderer Personen eingeschränkt werden (Brehm u. Brehm 1981). Unter Reaktanz versteht man die körperlich-geistige Aktivierung, eine Kampfreaktion zur Wiederherstellung von Wahlfreiheit. Ist dies der Fall, so zeigen Menschen Verhaltensweisen wie:

- Trotz
- Verweigerung
- Absichtliches Versagen
- Aggression
- Überheblichkeit

Menschen sind in unterschiedlichem Maße empfindlich dafür, wie schnell sie sich durch die Äußerungen einer anderen Person in ihrer Wahlfreiheit eingeschränkt fühlen. Relevant ist das **Reaktanz-Phänomen** bei der Art der Anweisungen, die Ärzte ihren Pflegekräften oder ihrem Rettungsdienstpersonal geben und bei Nachfragen oder Anordnungen fachfremder ärztlicher Kollegen. »Wie hoch läuft denn Ihr Supra?« wäre beispielsweise eine solche Frage, die bei manchem Anästhesisten reaktantes Verhalten auslösen könnte. Reaktantes Verhalten würde sich in diesem Fall in der Wortwahl und Intonation der Antwort zeigen.

Symmetrische Eskalation: »Was du kannst, kann ich schon lange«

Unter symmetrischer Kommunikation versteht man ein Interaktionsmuster, das auf der Gleichheit der beiden Partner beruht. Das Verhalten der einen Person ist spiegelbildlich zum Verhalten der anderen. Entsteht daraus ein Wettkampf, bei dem sich beide Partner zu überbieten versuchen, nimmt das an sich normale Beziehungsmuster dysfunktionale Formen an. Man spricht dann von *symmetrischer Eskalation.* »Was du kannst, kann ich schon lange« lautet die Devise. Ein chirurgischer Oberarzt, der früher einen Teil seiner Assistentenzeit als Anästhesist gearbeitet hat, mag sich heute mit seinem anästhesiologischen Kollegen in einem symmetrischen Kommunikationsmuster »messen«.

»Als ich früher noch Narkosen gemacht habe, da haben wir uns die Patienten während der Narkose noch angeschaut und uns nicht auf die ganze Technik verlassen«, könnte beantwortet werden mit »Gerade weil man keine Technik hatte, waren die Narkosen früher eine wesentlich größere Gefährdung für die Patienten. Erst in den letzten zwei Jahrzehnten sind sie sicher geworden.« Setzt man dieses symmetrische Muster fort, werden beide eher weiter streiten als gemeinsam Probleme lösen.

Komplementäre Kommunikation: »Wie man in den Wald ruft, ...«:

Komplementäre Kommunikationsmuster beruhen auf einander ergänzenden Unterschiedlichkeiten der Partner. Auf den ersten Blick würde man bei komplementären Interaktionen von Gegensätzlichkeiten sprechen. Die besondere Qualität dieser Beziehungen besteht jedoch darin, dass beide Partner für das Verhalten des Gegenübers jeweils die *auslösenden Bedingung* herstellen. Eine unselbständige Pflegekraft »zwingt« einen Arzt zu engmaschigen Arbeitsanweisungen und Kontrollen, obwohl dieser Arzt gerade diese Verhaltensweisen (Anweisen, Vorgeben, Kontrollieren) möglicherweise gar nicht mag. Je kontrollierender er sich verhält, desto mehr wird die Pflegekraft sich auf das Ausführen von Anordnungen zurückziehen und den Eindruck der Unselbständigkeit fördern. Auch hier besteht die

Gefahr der Eskalation. Unter Umständen leiden beide Partner an diesem aufgezwungenen Verhalten, weil es in Widerspruch zu ihren persönlichen Überzeugungen, Vorlieben und Berufsrollenidealen steht.

12.4 Schlechte Kommunikation in kritischen Situationen

Neben diesen allgemeinen Beeinträchtigungen einer guten Kommunikation lassen sich eine Reihe an Verhaltensweisen identifizieren, die in Notfallsituationen häufig zu Problemen führen (Cushing 1994; Ungerer 2004).

Unklarer Adressat

In kritischen Situationen sollten Botschaften eindeutig einer Person zugeordnet werden. Stellt man Fragen und Anordnungen ohne klaren Adressaten in den Raum, ist niemand direkt angesprochen. Weil niemand direkt angesprochen ist, muss sich auch niemand verantwortlich fühlen. Die Prüfung, ob man selbst mit einer unklaren Formulierung gemeint war, ist bei hoher Arbeitsbelastung meist zu aufwendig und wird daher eher unterlassen: Man ist froh, wenn man nicht noch mehr zu tun bekommt oder durch einen schwierigen Arbeitsauftrag überfordert wird. Weil den Teammitgliedern jedoch nicht klar ist, wer mit einer Aufgabe oder Informationen betraut werden sollte, entsteht *Verantwortungsdiffusion* (▶ Kap. 11.3.2).

Eine unklare Adressierung wird an Formulierungen wie »könnte jemand ...«, »hat irgendeiner ...«, »ich würde gerne ...« erkannt.

Sprach- und Sprechprobleme

Schlechtes Kommunizieren hat mit schlechtem Sprechen zu tun. Wenn zu leise oder zu schnell gesprochen, unsauber »genuschelt« und in Halbsätzen geredet wird oder Sätze grammatikalisch unvollständig bleiben, trägt das zu Missverständnissen bei. Die Verwendung von vagen, mehrdeutigen und von der allgemein akzeptierten Fachsprache abweichenden Begriffen kann für Verwirrung sorgen. Diese Problematik der Verwendung von umgangssprachlichen Begriffen anstelle von Fachtermini fällt in der Zusammenarbeit mit vertrautem Personal möglicherweise nicht mehr auf. Jeder weiß, was »Schnorchel«, »grillen«, »Rohr verlegen« bedeutet. Solche informell etablierten Begriffe können in der Kooperation mit fremden Personen (z. B. im Notarztdienst) Ursache für Fehler sein, weil sie falsch interpretiert werden können. Zudem ist der Empfänger solcher Mehrdeutigkeiten jedes Mal gezwungen, die Bedeutung eines Ausdrucks durch direkte Nachfrage erst zu klären, was Zeit kostet und das Gefühl des Zeitdrucks erhöht.

Überlastung mit Informationen

Bezüglich des Informationsgehaltes von Botschaften besteht in kritischen Situationen eher die Gefahr eines zu viel statt eines zu wenig. Folgende Zeichen können ein Hinweis darauf sein, dass eine Botschaft mit Informationen überlastet ist (Ungerer 2004):
- Dichte Folge von Anweisungen für Handlungen, die voneinander unabhängig sind
- Kurze Pausen zwischen Sätzen (<2 Sekunden)
- Mehr als ein Verb und ein Objekt pro Satz
- Lange Listen mit Zahlen- und oder Dosierungsanweisungen
- Aggressiver und druckvoller Tonfall
- Lange, umständliche Erklärungen
- Mehrere Fragen in einem Satz

Wortkarg werden

In kritischen Situationen ist eine präzise und eindeutige Sprache angemessen. Wird die Verwendung der Sprache jedoch auf das Allernötigste beschränkt, ist dies ein Zeichen schlechter Kommunikation. Werden Teammitglieder in Führungspositionen wortkarg, so besteht die Gefahr, dass es in Kürze kein gemeinsames mentales Modell im Team gibt (»doc goes solo«). Typische Indikatoren einer frühzeitigen Verarmung der Sprache sind:
- Verzicht auf Erklärungen
- Keine Angabe von Randbedingungen
- Keine Mitteilung von Hintergrundinformationen
- Geschlossene Fragen
- Ein-Wort-Antworten

Schlechtes Zuhören

Genauso wichtig wie die präzise Verteilung von Informationen oder Handlungsanweisungen ist die sorgfältige Aufnahme einer Botschaft durch den Empfänger. Dazu muss man jedoch zuhören können. Einige Indikatoren für schlechtes Zuhören sind in der folgenden Übersicht zusammengetragen.

Indikatoren für schlechtes Zuhören

- **Unterbrechen:** Wer den Kommunikationspartner fortwährend in dessen Rede unterbricht, ist mehr mit der eigenen Meinung und den eigenen Absichten befasst. Redepausen des Gegenübers werden für das Vorbringen des eigenen Standpunkts genutzt
- **Ablenken:** Man schweift zu irrelevanten Details ab, weil man den Kern des Problems nicht wahrgenommen hat. Um Klarheit über den Standpunkt des Gegenüber zu gewinnen, kann es notwendig sein, beharrlich nachzufragen
- **Debattieren:** Der Grad zwischen kritischem Nachfragen und »Debattieren um des Debattierens willen« ist schmal
- **Streit:** Aus einer normalen Entgegnung wird schnell Streit; die Auseinandersetzung auf der Beziehungsebene nimmt überhand
- **Reaktanz:** Um sein Freiheitsgefühl zu verteidigen, lehnt man eine Meinung ab. In so einem Fall besteht kein Grund mehr, jemandem zuzuhören
- **Abschalten:** Da man entweder bereits weiß oder nicht daran interessiert ist, was der andere sagen wird, klinkt man sich innerlich aus dem Gespräch aus

Vermischung von Beziehungsbotschaft und Sachinhalt

Werden in einer Notfallsituation Beziehungsbotschaft und Sachinhalt miteinander vermischt, so führt dies regelmäßig dazu, dass die Kommunikation aller Beteiligten unproduktiv wird. Diese Vermischung tritt auf, wenn …

- persönliche Antipathie zwischen Menschen besteht,
- ein Klima geringer Wertschätzung vorherrscht,
- persönliche Vorlieben und Gewohnheiten durchgesetzt werden sollen,
- Intoleranz gegenüber Fehlern verbreitet ist,
- »Machtkämpfe« um einen sozialen Status ausgetragen werden.

Beziehungsbotschaften können dabei immer wieder wie »Stecknadeln von unten« (▪ Abb. 12.5) in der scheinbar sachorientierten Rede vorkommen. Beiträge in der Art der »Stecknadeln« können prinzipiell von allen Beteiligten, auch den vermeintlich statusniedrigen Personen im Team, angebracht werden.

Typische Beziehungsbotschaften, die eng mit der Sachebene in kritischen Situationen verwoben sind:

- **Entscheidungen im Alleingang:** Wer in kritischen Situationen plötzlich ohne das Team handelt, signalisiert: Ich halte euren Beitrag für unwesentlich. Ich kann es auch ohne das Team!
- **Durchsetzen per Lautstärke**: Wer seine Teammitglieder nach der Devise »Wer am lautesten brüllt, hat Recht!« behandelt, signalisiert: Ihr seid mir als Mitarbeiter egal, was zählt ist allein meine Meinung
- **Appell mit subtiler Herabsetzung:** Persönliche Antipathie kann auch in Form subtiler Beziehungsbotschaften ausgedrückt werden: »Herr Müller, damit auch Sie sich einmal nützlich machen können, holen Sie doch mal das Bronchoskop!«
- **Offene Beleidigung:** Führt ein Misserfolg in der Bewältigung kritischer Situationen zur Lockerung der Selbstkontrolle, fallen mitunter feindselige, persönlich beleidigende Äußerungen. Solche Äußerungen sind Ausdruck eines Mangels an Wertschätzung und Respekt vor anderen Menschen. Der Aufwand für eine Korrektur der Beziehungsstörung ist immens.

Beziehungsklärung zum falschen Zeitpunkt

Negative Beziehungsbotschaften haben in kritischen Situationen nichts verloren. Treten sie den-

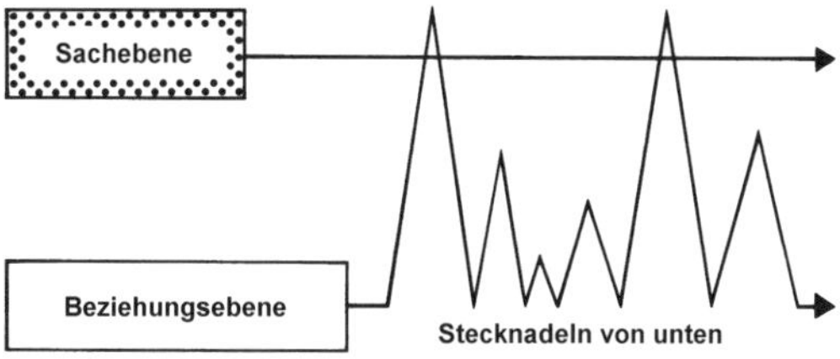

▪ **Abb. 12.5.** Die Sachauseinandersetzung wird durch negative Beziehungsbotschaften (»Stecknadeln von unten«) gestört (nach Schulz von Thun 1981)

noch auf, ist die Klärung des Beziehungsproblems auf einen späteren Zeitpunkt zu verschieben. Das ist nicht defensiv oder konfliktvermeidend. Jede kritische Situation ist eine Arbeitsphase, die für eine nachhaltige Beziehungsklärung absolut ungeeignet ist. Auch wenn die Kommunikation in kritischen Situationen hinsichtlich des Ausdrucks und der Appellformen gelegentlich unangenehm werden kann (laut, harsch, kommandoartig) und in diesem Sinne die Teambeziehungen stört oder belastet, gilt die Regel: Erst die Situation gemeinsam bewältigen, danach über die Beziehungsseite und das persönliche Erleben diskutieren.

12.5 Gute Kommunikation in kritischen Situationen

12.5.1 Dem Glück nachhelfen

Da Menschen immer mit »vier Schnäbeln« sprechen und mit »vier Ohren« hören (■ Abb. 12.3), scheint das Gelingen zwischenmenschlicher Kommunikation *eher ein Glücksfall als die Regel* zu sein. Werden hingegen einige grundlegende Aspekte der Kommunikation beherzigt, so kann man diesem Glück etwas nachhelfen. Gute und effektive Kommunikation liegt in der Verantwortung aller Beteiligten.

Kongruent kommunizieren

Die Botschaft der gesprochenen Sprache und die non-verbalen Begleitinformationen sollten übereinstimmen. Klafft zwischen beiden eine Lücke, so weiß der Empfänger einer Nachricht nicht, welcher Teilbotschaft er nun Glauben schenken soll. Für eine *kongruente Kommunikation* sorgt jeder Sprecher durch Übereinstimmung in Körpersprache, para-verbalen Signalen und gesprochener Sprache.

Gleiche Aspekte einer Botschaft selektieren

Kommunikationspartner können sich darum bemühen, möglichst den *gleichen Aspekt einer Botschaft zu selektieren* und zum gemeinsamen Gegenstand zu machen. Steht die sachliche Information im Vordergrund, sollten beide Kommunikationspartner das »Sachohr« und den »Sachschnabel« benutzen. Ist hingegen die Selbstauskunft besonders wichtig, ist es förderlich, wenn der Gesprächspartner auf die Ebene der persönlichen Mitteilung eingeht.

Störungen der Kommunikation thematisieren

Kommunikationspartner sollten in der Lage sein, über ihre misslungene Kommunikation reden zu können. Häufig scheitert Kommunikation daran, dass ...

- eine Beziehungsstörung auf der Sachebene ausgetragen wird,
- eine Auseinandersetzung über die Beziehung vermieden wird, indem man vorgibt, es gäbe nur rein sachliche Kommunikation.

Sind Kommunikationspartner jedoch in der Lage darüber zu reden, wie sie miteinander umgehen und was sie aus den Worten des Gegenübers heraushören, so lassen sich Schieflagen in der Regel soweit reduzieren, dass ein produktives Zusammenarbeiten (wieder) möglich ist. Diese Fähigkeit zum Gespräch über das Gespräch wird **Metakommunikation** genannt.

Über diese allgemeinen Aspekte hinaus zeichnet sich ein guter Kommunikationsstil in einer kritischen Situation durch weitere Verhaltensweisen aus:

Kennzeichen eines guten Kommunikationsstils in kritischen Situationen

- Kongruent kommunizieren
- Gleiche Aspekte einer Botschaft selektieren
- Störungen der Kommunikation zum richtigen Zeitpunkt ansprechen
- Eine klare Sprache sprechen
- Kommunikationsschleife schließen
- Teammitglieder einweisen/briefen
- Informationen aktiv suchen
- Positionen vertreten
- Bedenken äußern
- Aktives Zuhören und Unterstützen von Teammitgliedern

12.5.2 Eine klare Sprache sprechen

Mehrdeutigkeit beseitigen

Sprache ist nicht frei von Mehrdeutigkeit. Hohe *Eindeutigkeit auf der Sachebene* ist daher ein Merkmal guter Kommunikation. Eine von allen Teammitgliedern geteilte Phraseologie ist hilfreich. Jeder Sprecher soll den Adressaten von Informationen eindeutig festlegen. Informationen sollten strukturiert und mit wenigen Items je Satz vorgebracht werden. Sätze sollten nicht aus mehreren Verben und Objekten bestehen. Alle inhaltlichen Schwierigkeiten oder unerwartete Probleme sind laut anzusagen (»Ich sehe keine Vene, die ich punktieren kann«).

Kommunikationsschleife schließen

Wenn Gesagtes nicht gleich Gehörtes und Gehörtes nicht gleich Verstandenes ist, sollte man Kommunikation einer praktischen Kontrolle unterziehen. Kommunikationsschleifen (»**communication loop**«) werden geschlossen, indem der Hörer wiederholt, was der Sprecher angewiesen hat. Damit kann der Sprecher kontrollieren, ob er das gesagt hat, was der Hörer verstanden hat. Wird die Anweisung dann vom Hörer durchgeführt, so ist die Beendigung oder der Vollzug dieser Handlungen zurückzumelden. Durch ein **readback**, also ein »Zurücklesen« dessen was gesagt wurde, schließt man die Kommunikationsschleife. Bei komplexen Anweisungen ist ein gründliches »Zurücklesen« die einzige Möglichkeit, das vollständige Verstehen zu kontrollieren. Besser eine Anweisung durch Schließen von Kommunikationsschleifen sofort zu kontrollieren, als später während der Ausführung grobe Fehler, Fehlinterpretationen oder Auslassungen festzustellen.

Teammitglieder einweisen

Gemeinsame mentale Modelle sind die Basis für gemeinsames Handeln (▶ Kap. 11). Es ist daher empfehlenswert, das Team vor Beginn von kritischen Maßnahmen in groben Zügen auf den geplanten Verlauf einzuweisen (**Briefing**). Dies gilt insbesondere für Maßnahmen, für die mehrere Handlungsalternativen existieren (Intubation bei möglicherweise schwierigem Atemweg; Um-Intubation, Abstimmung von technischer Rettung und medizinischer Versorgung etc.). Dadurch wird jedes Teammitglied in die Lage versetzt, mitzudenken und vorausschauend den weiteren Verlauf des Geschehens mitzugestalten. Tritt in kritischen Situationen eine Phase geringer Arbeitsbelastung auf, sollte diese Zeit ebenfalls für eine aktuelle Bestandsaufnahme und für einen Ausblick auf den möglichen weiteren Verlauf genutzt werden. Briefings dienen der proaktiven Ausrichtung individueller Pläne und Absichten, dem Abgleich mentaler Modelle und schaffen einen Raum für Fragen, Bedenken und eigene Vorschläge.

Informationen aktiv suchen

Gute Entscheidungen beruhen auf brauchbaren Informationen. Die Wahrscheinlichkeit, dass eine anfängliche Diagnose oder Entscheidung nur teilweise brauchbar ist, weil sie auf der Basis von unvollständigen Informationen gefällt wurde, ist in kritischen Situationen hoch (▶ Kap. 6.3). Man sollte daher immer aktiv nach Informationen suchen, die eine erste Annahme widerlegen könnten.

Benötigt man Information von anderen Personen, so sollte man so lange nachfragen, bis man alle relevanten Informationen erhalten hat. Gerade Berufsanfänger stehen gelegentlich vor dem Dilemma, dass insistierendes Nachfragen als unerwünschte Störung, als Zeichen der Inkompetenz oder als Übervorsichtigkeit angesehen wird. Dies hat nicht selten zur Folge, dass der Gefragte beginnt, auf der Beziehungsebene herabsetzende Botschaften zu senden. Derartige Beziehungskonstrukte können zu gefährlichen Situationen beitragen, weil einerseits notwendige Information vorenthalten wird und andererseits eine spannungsgeladene Atmosphäre entsteht. Menschen neigen in solchen Situationen häufig dazu, sich um des Friedens willen mit unvollständiger Information zufrieden zu geben und alleine klarzukommen. Einer Frage wegen Widerstands nicht nachgegangen zu sein, kann für den Patienten und den Arzt sehr teuer werden.

Beharrlichkeit: Seine Positionen vertreten

Für eine effektive Teamarbeit ist es unerlässlich, dass die Absichten und Handlungen jedes Teammitglieds hinterfragt werden können. Diese Notwendigkeit schließt erfahrene Kollegen und Führungspersonen ausdrücklich ein. Eine eigene Position muss solange aktiv, nachdrücklich und beharrlich vertreten werden können, bis Bedenken bezüglich der Richtigkeit einer Handlung von Teammitgliedern ausgeräumt wurden. Ziel dieser Beharrlichkeit (»**assertiveness**«) ist die Anregung anderer Personen, ihren Standpunkt sorgfältig zu überdenken, bevor Entscheidungen getroffen werden (Lorr u. More 1980; Jentsch u. Smith-Jentsch 2001). Man will aufgrund von Fakten und nicht aufgrund von Autorität von der Richtigkeit einer Maßnahme oder eines Plans überzeugt werden.

Wer den eigenen Standpunkt beharrlich vertritt, nimmt immer auch eine Machtposition ein. Seine Nachricht kann auf der Beziehungsebene als ein »Was du vor hast, führt nicht zum Erfolg! Aber ich weiß, was jetzt zu tun wäre!« gehört werden. Daher sollte die Beharrlichkeit mit der Fähigkeit verbunden sein, klar und eindeutig über Fakten, Bedenken, Gefühle und Vorschläge zu sprechen. Der Grad zwischen Beharrlichkeit und dem Durchsetzen der eigenen Meinung mit Machtmitteln ist schmal. Gelingt es nicht, ihn einzuhalten, so kann dies zu *Reaktanz* (Verteidigungshaltung, dogmatische Verschanzung hinter einer Meinung) oder zu *Ablehnung und Feindseligkeit* führen. Dienstältere Kollegen und Führungspersonen sollten daher mit einer anderen Strategie die eigene Position vertreten als Assistenzärzte in der Weiterbildung, Pflegekräfte oder Rettungsdienstpersonal. Führungspersonen können sich u. a. beraten lassen, die Meinung anderer einholen und offene Fragen stellen. Eine Reihe an Faktoren begünstigen das Vertreten eigener Positionen:

Faktoren, die das Vertreten einer eigenen Position fördern

Persönliche Faktoren
- Unabhängigkeit von der Meinung anderer Personen
- Fähigkeit, die Initiative zu ergreifen
- Fähigkeit, eigene Interessen zu vertreten
- Hohe Autonomie

Situative Faktoren
- Entspannte interpersonelle Beziehungen
- Akzeptanz für das Geschlecht des Teammitglieds
- Souveräner Umgang mit Statusdifferenzen
- Offenes Teamklima

Aktives Zuhören

Zuhören können ist mehr als passive Aufmerksamkeit. Zuhören können bedeutet, die Verantwortung dafür zu übernehmen, dass man den Standpunkt seines Partners versteht. Das setzt Akzeptanz und aktive Aufmerksamkeit für die Person des Sprechers voraus. Nur wenn diese Bedingungen erfüllt sind, kann man der Rede des Anderen folgen, gezielt nachfragen und durch non-verbale Signale das Gespräch beeinflussen. Aktives Zuhören erleichtert den Informationsaustausch, erhöht die Wahrscheinlichkeit, dass man sein Gegenüber versteht und verbessert die gegenseitige Beziehung. Folgende Verhaltensweisen helfen, gut zuzuhören:

Indikatoren für gutes Zuhören

- **Geduldig sein:** Man wartet mit einer Antwort, bis der Kommunikationspartner seine Rede beendet hat und unterbricht ihn nicht. Während er redet, versucht man, seinen Gedankengängen zu folgen
- **Nachfragen:** Nachdem der Partner seine Rede beendet hat, fragt man nach Details, Zusammenhängen, Erklärungen und Konsequenzen
- **Beobachten und Blickkontakt halten:** Man versucht, auch non- und para-verbale Signale wahrzunehmen. Inkongruente Botschaften können frühzeitig erkannt werden
- **Rephrasieren:** Wichtige Inhalte werden im Originalton wiederholt
- **Spiegeln:** Man wiederholt, was man aus der Rede des Partners verstanden hat
- **Unterstützend sein:** Ermutigen, Respekt ausdrücken, Dank sagen, Probleme anerkennen

12.6 Kommunikation nach kritischen Situationen

Zur guten Kommunikation gehören Feedback und Konfliktlösung. Ihr Platz ist *nach* kritischen Situationen, da sie Zeit und Ruhe voraussetzen.

Rückmeldung geben

Rückmeldungen (**Feedback**) können sowohl auf *Äußerungen* als auch auf *Handlungen* eines Teamkollegen gegeben werden. Feedback ermöglicht, frühzeitig Missverständnisse aus dem Weg zu räumen und eine Lerngelegenheit wahrzunehmen. Damit Feedback zu einem wesentlichen Aspekt der Teamkommunikation werden kann, müssen Teammitglieder sicher sein, dass es erwünscht ist und konstruktiv umgesetzt wird.

Feedback unter statusgleichen Personen ist in der Regel reich an positiven und negativen Aspekten. Feedback hingegen, das hierarchiehöheren Personen gegeben wird, hat eine eingebaute Selektionsverstärkung für positive Aspekte: Man lobt viel mehr und lässt problematische Verhaltensweisen unerwähnt. Für Führungskräfte ist es deshalb sinnvoll, *explizit Feedback einzufordern*, indem man um Beobachtungen bezüglich des eigenen Verhaltens und um konstruktive Ratschläge für Verbesserungen bittet.

Die folgenden Grundregeln können für ein konstruktives Feedback hilfreich sein:

Grundregeln für ein konstruktives Feedback

- Wertschätzende Grundhaltung – jeder lernt über Feedback
- Angemessenen Zeitpunkt und Rahmen wählen
- Feedback erteilen, wenn der Empfänger dazu bereit ist
- Positives Feedback geben – negatives Feedback wird dann eher angenommen
- Niemanden bloßstellen – Kritik zuerst unter vier Augen anbringen
- Feedback konkret und sachlich gestalten
- Beobachtbare Handlungen ansprechen – nicht Eigenschaften einer Person
- Verwenden von Ich-Botschaften zur Mitteilung von Beobachtungen
- Klare Beschreibung erwarteter Veränderungen
- Gutes Beispiel sein: Selbst Feedback annehmen und sich dafür bedanken

Sachliche Konflikte ansprechen

Weil jede Situation von verschiedenen Menschen unterschiedlich erlebt wird, ergeben sich zwangsläufig verschiedene Ansichten, Pläne und Absichten. Lassen sich diese individuellen Absichten nur gegen die anderen Personen durchsetzen, spricht man von einem Konflikt. Die meisten Konflikte können durch Annäherung der widersprüchlichen Absichten oder durch *Kompromissbildung* gelöst werden. Man findet gemeinsam den sachlich besseren Standpunkt heraus, man ordnet die widersprüchlichen Absichten »eine nach der anderen« oder man verwirft zwei widersprüchliche Standpunkte zugunsten eines kleinsten gemeinsamen Nenners. Konstruktiv ausgetragene Konflikte verhelfen oft zu einem umfassenderen Bild der Wirklichkeit und zu besseren Lösungen.

In kritischen Situationen und bei hohem Zeitdruck ist schnelles Entscheiden wichtig, so dass die Zeit für das Austragen eines sachlichen Konflikts selten gegeben ist. Daher wird das Zurückweisen einer Meinung oder Ansicht eines Mitarbeiters in der kritischen Situation häufig als Zurückweisung seiner Person, als Disqualifizierung seiner Kompetenz und als Abwertung seines Engagements gewertet. Um Beziehungsstörungen vorzubeugen, sollten nach kritischen Situationen solche möglicherweise unbemerkt durchlaufenen Entscheidungen rekapituliert, Konfliktstoff offen angesprochen und das Erleben der Situation respektvoll erfragt werden.

Beziehungskonflikte ansprechen

Wenn sich Konflikte überwiegend auf fachliche Themen beziehen, sind sie in der Regel durch fachliche Mittel gut zu lösen (Argumente, Modelle, Lehrmeinungen). Da hinter den Konflikten jedoch immer Personen stehen, ist eine Konfliktlösung mehr als nur ein Ausgleich auf der Sachebene. Insbesondere Konflikte mit hohem Beziehungsanteil erweisen sich oft als zäh, schwer lösbar und nachhaltig. Tritt ein Konflikt in einer kritischen Situation auf, können schnell Motive wie Kompetenzschutz das eigene Handeln bestimmen (► Kap. 4.3.2). Man sollte sich daher immer bewusst dafür entscheiden, eine gute Lösung für den Patienten zu finden. Nicht *wer Recht* hat, ist dann die entscheidende Frage, sondern *was richtig* ist (»what is right – not who is right«).

Da Notfallsituationen häufig durch harte sachliche Widersprüche und Ressourcenkonflikte gekennzeichnet sind und schnell ein aggressives Klima mit harten, unverrückbaren Positionen entsteht, sollten Teammitglieder und Führungskräfte vor allem nach solchen Situationen auf der Beziehungsebene einen fairen Ausgleich herstellen. Das geschieht durch gegenseitige Anerkennung des Engagements, der Beharrlichkeit und Kompromissbereitschaft. Einfache Daumenregeln für Konfliktlösungen gibt es leider nicht, aber die Kenntnis einiger Grundregeln kann hilfreich sein.

Maximen der Konfliktlösung

- **Hören Sie gut zu.** Sehen Sie einen Konflikt als (ungefragte) Möglichkeit, noch weitere Standpunkte zu hören. Fragen Sie im Zweifelsfall erst nach und reden Sie dann.
- **»Das Problem ist das Problem«.** Greifen Sie nicht Ihr Gegenüber an, sondern das Problem.
- **Der Patient soll der Gewinner sein** und nicht einer der Behandelnden. Konflikte sind kein Machtkampf mit einem feindlichen Gegenüber. Ziel eines Konfliktes ist eine »win-win«- Situation für alle Beteiligten.
- **Bringen Sie die Gegensätze zur Sprache.** Klären Sie Gemeinsames und Trennendes. Oft besteht mehr Übereinstimmung als man anfänglich dachte.
- **Sprechen Sie Gefühle an.** Menschen nehmen starke Standpunkte oft aufgrund von starken Gefühlen und nicht aufgrund von rationalen Überlegungen ein.
- **Respektieren Sie jedes Teammitglied.** Gerade wenn Sie die Meinung ihres Gegenübers nicht teilen und anders entscheiden, sollten Sie ihm das Gefühl vermitteln, dass Sie seine Person respektieren und seinen Standpunkt sorgfältig abgewogen haben.

12.7 Kommunikation – Auf einen Blick

- Kommunikation erfüllt Funktionen: Strukturierung, Informationsverteilung, Koordination und Stabilisierung.
- Kommunikation geschieht sprachlich, para-verbal und non-verbal.
- Immer dann, wenn Menschen kommunizieren gehen sie Beziehungen zueinander ein.
- Beziehung, Sachinhalt, Appell und Selbstkundgabe sind die vier Aspekte von Botschaften.
- Gutes Kommunikationsverhalten nutzt kongruent verbale und non-verbale Mittel.
- Zuhören können ist mehr als passive Aufmerksamkeit. Zuhören können bedeutet, die Verantwortung dafür zu übernehmen, dass man den Standpunkt seines Partners versteht.
- Störungen der Kommunikation können mit den Merkmalen der Information, mit dem Empfangs- und Deutungsprozess und mit der Beziehungsebene zwischen den Gesprächspartnern zusammenhängen.
- Gestörte Beziehungsmuster und unzureichende Kommunikationsfertigkeiten gefährden den Patienten in Notfallsituationen.
- Erfolgreiche Kommunikation in Notfallsituationen hat Vorläufer in einer guten Alltagskommunikation.

Literatur

Brehm S, Brehm JW (1981) Psychological Reactance – A Theory of Freedom and Control. Academic Press, New York

Bühler K (1934) Sprachtheorie: Die Darstellungsform der Sprache. Fischer, Jena

Cushing S (1994) Fatal words. Communication Clashes and Aircraft Crashes. University of Chicago Press, Chicago

Jentsch F, Smith–Jentsch KA (2001) Assertiveness and team performance: more than »just say no«. In: Salas E, Bowers CA, Edens E (eds) Improving teamwork in organisations. Applications of Resource Management Training. Lawrence Erlbaum, New Jersey, pp 73–94

Kalkofen H (1983) Bestimmungselemente der Kommunikation. In: Dutz KD, Wulff HJ (Hrsg) Kommunikation, Funktion und Zeichentheorie. Münsteraner Arbeitskreis für Semiotik, Münster, S 111–163

Köck W (1990) Kognition – Semantik – Kommunikation. In: Schmidt SJ (Hrsg.) Der Diskurs des radikalen Konstruktivismus. Suhrkamp, Frankfurt am Main

Lorr M, More W (1980) Four dimensions of assertiveness. Multivariate Behavioural Research, 14: 127–138

Maturana H, Varela F (1987) Der Baum der Erkenntnis. Scherz, Bern München Wien

Merten K (1977) Kommunikation. Eine Begriffs- und Prozessanalyse zu einem sozialwissenschaftlichen Grundbegriff. Opladen, Köln

Nöth W (1985) Handbuch der Semiotik. Metzler, Stuttgart

Posner R (1993) Kultur als Zeichensystem: Zur semiotischen Explikation kulturwissenschaftlicher Grundbegriffe. In: Rusterholz P, Svilar M (Hrsg.) Welt der Zeichen – Welt der Wirklichkeit. Haupt, Bern Stuttgart Wien, S 9–54

Schulz von Thun F (1981) Miteinander reden. Bd 1. Rowohlt, Reinbek bei Hamburg

Schulz von Thun F, Ruppel J, Stratmann R (2000) Miteinander reden. Psychologie für Führungskräfte. Rowohlt, Reinbek bei Hamburg

Searle JR (1971) Sprechakte: Ein philosophischer Essay. Suhrkamp, Frankfurt/M

Shannon CE, Weaver W (1949) The Mathematical Theory of Communication. University of Illinois Press, Urbana

Ungerer D (2004) Simple Speech: Improving Communication in Disaster Relief Operations. In: Dietrichs R, Jochum K (eds) Teaming up: Components of Safety under High Risk. Aldershot, Ashgate, pp 81–92

Watzlawick P, Beavin J, Jackson D (1996) Menschliche Kommunikation. Formen, Störungen, Paradoxien. Hans Huber, Bern

Führung: Dem Team Richtung geben

Fallbeispiel

Ein 12-jähriger Junge stürzt mit dem Fahrrad und zieht sich eine offene Unterkieferfraktur zu. Da der Patient nicht nüchtern ist und die Mundöffnung schmerzbedingt eingeschränkt ist, leitet der anästhesiologische Assistenzarzt die Narkose mit Thiopental und Succinylcholin ein. Nach problemloser Intubation führt er die Narkose als total intravenöse Anästhesie (TIVA) mit Propofol und Remifentanil weiter. Nach zunächst unauffälligem Narkoseverlauf beginnt die pulsoxymetrisch gemessene Sättigung langsam zu fallen, gleichzeitig wird der Patient tachykard. Weil er von einer ungenügenden Narkosetiefe ausgeht, vertieft der Assistenzarzt die Anästhesie. Diese Intervention hat jedoch keinen Einfluss auf die hämodynamischen Parameter. Daraufhin verifiziert er die intravenöse Lage des Zugangs und stellt sicher, dass die Lunge beidseits seitengleich belüftet ist. Um die Sättigung über 95% zu halten, muss er den Patienten mittlerweile mit einer F_iO_2 von 0,7 beatmen.

Weil der Assistenzarzt die Bedrohlichkeit der Lage erkennt und keine Ursache für die schwerwiegenden Veränderungen feststellen kann, bittet er den diensthabenden Oberarzt in den Saal. Zu diesem Zeitpunkt liegt das endexspiratorische CO_2 bei einem Atemminutenvolumen von 9 l/min bei 46 mmHg. Vereinzelt sind monomorphe ventrikuläre Extrasystolen auf dem EKG zu sehen. Der Oberarzt lässt den Assistenzarzt eine arterielle Kanüle zur invasiven Blutdruckmessung legen und ein arterielles Blutgas (BGA) bestimmen. Der Befund ergibt eine kombiniert respiratorische und metabolische Azidose mit einer deutlichen alveolo-arteriellen Sauerstoffpartialdruckdifferenz. Die Serumkaliumkonzentration liegt bei 5,6 mmol/l. Aufgrund der Einleitung mit Succinylcholin entschließt sich der Oberarzt, diese Veränderung als Maligne Hyperthermie zu behandeln. Die Körpertemperatur liegt zu diesem Zeitpunkt bei 37,2°C. Er klärt die anwesenden Kieferchirurgen über die Situation und den Ernst der Lage auf und bittet sie, ihre Operation zu unterbrechen. Es erfolgt die Gabe von Dantrolen, die engmaschige Kontrolle der BGA mit Pufferung und Behandlung der Hyperkaliämie und eine Diuresesteigerung. Zur Unterstützung der Hämodynamik erfolgt die kontinuierliche Gabe von Katecholaminen.

Da die Körpertemperatur des Jungen im Lauf der letzten 20 Minuten auf 39,7°C gestiegen ist, lässt der Oberarzt den Körper aktiv von außen kühlen. Bei diesen Maßnahmen helfen die beiden Operateure und das operativ-technische Assistenzpersonal mit. 20 Minuten nach Beginn der Dantrolenzufuhr beginnt die Herzfrequenz zu fallen und der Säuren-Basen-Haushalt normalisiert sich etwas. Die inspiratorische Sauerstoffkonzentration und das Atemminutenvolumen können schrittweise reduziert werden. Nun beginnt der Oberarzt, einen Beatmungsplatz auf der Intensivstation zu organisieren und informiert den diensthabenden Kollegen der Intensivstation über den bisherigen klinischen Verlauf des Patienten. Eine Stunde später kann der Patient hämodynamisch stabil auf die Intensivstation verlegt werden. Im weiteren Verlauf entwickelt der Patient auf der Intensivstation ein Kompartmentsyndrom beider Unterschenkel und muss erneut operiert werden. Zwei Tag nach dem Ereignis wird der Patient extubiert und kurze Zeit später auf eine Normalstation verlegt. Er kann ohne Residuen aus dem Krankenhaus entlassen werden. Eine daraufhin durchgeführte MH-Diagnostik ergibt sowohl bei dem Patienten als auch bei seinem Bruder eine genetische Disposition für die Maligne Hyperthermie.

Ein gesunder junger Mann erleidet aufgrund einer Narkoseeinleitung mit dem depolarisierenden Muskelrelaxans Succinylcholin eine Maligne Hyperthermie. Bei dieser Erkrankung kommt es nach Anwendung von Triggersubstanzen (wie dem Succinylcholin) zu einer ungehinderten Kalziumfreisetzung aus dem sarkoplasmatischen Retikulum in die Muskelzelle. Dies hat eine schwere Azidose und Hypoxie zur Folge, weil der Energieverbrauch unkontrolliert gesteigert wird. Darüber hinaus kommt es zu einem Absterben der Muskulatur mit einer exzessiven Kalium- und Myoglobinfreisetzung. Eine Hyperkaliämie, eine disseminierte intravasale Gerinnung und ein akutes Nierenversagen können die Folge sein. Das Krankheitsbild ist vital bedrohlich und kann nur durch die Gabe von Dantrolen und eine sofortige Intensivtherapie beherrscht werden. Für den behandelnden Arzt ergibt sich daraus die Notwendigkeit, einerseits die Überwachung des sich rasch verschlechternden Patienten zu intensivieren (arterielle Blutdruckmessung, Blutgasanalyse, zentraler Venendruck), andererseits alle verfügbaren

Ressourcen (Personen, Medikamente, medizinische Geräte) herbeizuschaffen und die anfallenden Aufgaben (insbesondere die Gabe vieler Einzeldosen Dantrolen) zu koordinieren.

Aufgrund dieser Diagnose ist der betroffene Anästhesist belastet und kann die Leistung nur mit Hilfe anderer erbringen. Der anästhesiologische Oberarzt übernimmt die Führungsaufgabe für diesen schweren Zwischenfall, indem er sich den Gesamtüberblick verschafft, Prioritäten und Teilziele vorgibt, alle Anwesenden in die Behandlung einbindet und die Ausführung der Anordnungen überwacht.

13.1 Ein-Führung

Wenn im Folgenden von Führung in der Akutmedizin die Rede sein wird, so soll die **Führung im Notfall** von den verschiedenen Formen der **Führung im Alltag** unterschieden werden. An das Führungsverhalten im Notfall werden andere Anforderungen gestellt als an die Führung im Alltag. Beide Führungsarten lassen sich jedoch in der Akutmedizin nicht unabhängig voneinander betrachten. Die gleichen Mitarbeiter können von einem Arzt zunächst im administrativen Sinne und kurz darauf in einem konkreten Notfalleinsatz geführt werden. Soll Führung im Notfall gelingen, so hat dies seine Vorläufer in einer guten Führung im Alltag.

Führung im Alltag

Führung im Alltag soll Mitarbeiter motivieren, ihnen ermöglichen, Verantwortung zu übernehmen und ihnen Wertschätzung entgegenbringen. Führung im Alltag hat zwei Schwerpunkte: Die konkrete Tätigkeit von ärztlichen und nicht-ärztlichen Mitarbeitern und ihre Entwicklung. Führung bezogen auf konkrete Tätigkeiten bedeutet

- Arbeitsaufgaben zuweisen
- Ziele setzen
- Ergebnisse kontrollieren
- Konflikte im Team bearbeiten

Führungsaufgaben bezogen auf die Entwicklung von Mitarbeitern sind

- Ausbildungstand überprüfen
- Lernmöglichkeiten für jede Person schaffen
- Karriereschritte mit vorbereiten

Führung im Notfall

Die geschilderte Maligne Hyperthermie (MH) ist ein Beispiel für eine kritische Situation, deren erfolgreiches Management »Führung im Notfall« erfordert. Im Gegensatz zu Führungshandeln im Alltag ist diese zentralisierter, die Koordination wird als Aufgabe wichtiger. Die Anforderungen an Führung im Notfall werden im Folgenden einzeln beschrieben.

13.2 Führungstheorie

13.2.1 Rahmenmodell Führung

Führung bedeutet, dass eine Person andere Personen und Sachmittel dahingehend beeinflusst, dass ein von ihr vorgegebenes Ziel erreicht werden kann. Drei Einflussfaktoren bestimmen dabei über den *Erfolg* dieses Führungsvorgangs: Die Persönlichkeit dessen, der führt (*Führungspersönlichkeit)*, die Art und Weise, wie dies geschieht (*Führungshandeln)* und die *Situation*, in der Führung stattfindet (◘ Abb. 13.1).

Führungspersönlichkeit

Es ist eine alltägliche Erfahrung, dass die Ausprägung bestimmter Persönlichkeitsmerkmale das Handeln von Menschen in Führungssituationen beeinflusst. Leider lässt sich aus den Untersuchungen der Führungsforschung nicht zufriedenstellend ableiten, welche Merkmale nun genau eine erfolgreiche Führungspersönlichkeit auszeichnen: Einer beliebig langen Liste von nützlichen Persönlichkeitsmerkmalen (z. B. Überzeugungskraft, Initiative, Dominanz, Selbstvertrauen) stehen bei konkreten Personen immer eine Reihe von Schwächen gegen-

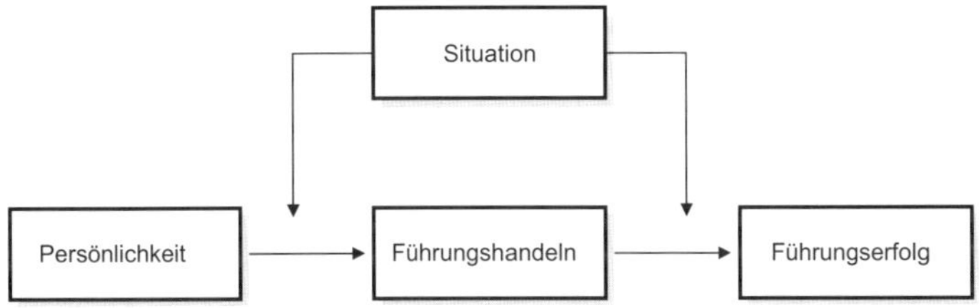

◘ **Abb. 13.1.** Rahmenmodell der Führung (nach Gebert und von Rosenstiel 2002)

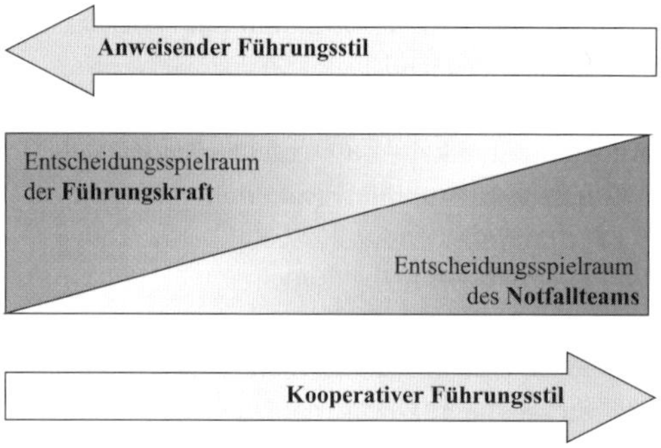

Abb. 13.2. Formen des integrativen Führungsstils in der Akutmedizin (nach Bittger 1996). Sowohl der kooperative als auch der anweisende Führungsstil sind durch eine Balance zwischen Auftrags- und Mitarbeiterorientierung gekennzeichnet

über. Der Einfluss von Persönlichkeitsfaktoren wird damit weithin überschätzt.

Führungshandeln

Führungshandeln ist in hohem Maße mit Kommunikation gleichzusetzen. Führen heißt kommunizieren – mit Kollegen, Pflegekräften, Rettungsdienstpersonal, Patienten und Funktionsbereichen (Labor, Blutbank, Rettungsleitstelle). Man kann Führungshandeln in verschiedene Stile einteilen, die sich im Grad der **Mitarbeiter-Orientierung** (*Beziehungs- oder Personenorientierung*) und der **Aufgaben-Orientierung** (*Leistungsorientierung*) unterscheiden (Blanchard et al. 1986; Hersey 1986). Der **Laissez-faire-Stil** ist durch den Rückzug der Führungskraft aus ihrer Führungsrolle gekennzeichnet. Jedes Teammitglied kann folglich tun und lassen, was es will. Man bezeichnet diesen Stil auch als *Delegationsstil*, obwohl das Delegieren eher der Unlust der Führungsperson als einer bewussten Übertragung von Verantwortung an Mitarbeiter entspringt.
Beim **demokratischen Führungsstil** (Lewin et al. 1939) gilt das primäre Interesse der Führungskraft dem Wohlergehen und den Bedürfnissen der Mitarbeiter. Die Erfüllung von Sachaufgaben wird diesem Ziel untergeordnet. Teammitglieder werden auch dann noch in den Entscheidungsprozess einbezogen, wenn die Situation rasche und klare Anordnungen von Seiten der Führungskraft erforderlich machen würde.

Im Gegensatz dazu ist der **autoritäre Führungsstil** ausschließlich auf die Durchsetzung der Sachziele ausgerichtet. Da keine Rücksicht auf die Bedürfnisse der Mitarbeiter genommen wird, erfolgt die Kommunikation einseitig mit einem klaren, streng hierarchischen Unterstellungsverhältnis. Entscheidungen werden im Alleingang durch die Führungsperson getroffen. Arbeitsaufträge werden detailliert vergeben und deren Ausführung wird streng kontrolliert. Der Übergang vom autoritären Führungsstil zur Willkür und Bevormundung ist fließend. Der autoritäre Führungsstil mit seiner klaren Befehlsstruktur hat in der Akutmedizin seine Berechtigung, wenn Fehlhandlungen von Mitarbeitern sofort korrigiert werden müssen oder ein Großschadensereignis bewältigt werden muss (Sefrin et al. 1996). Der **integrative Führungsstil** vereint eine hohe Ausrichtung auf die Aufgabenerfüllung mit einer hohen Beachtung der Mitarbeiterbeziehungen. Das Interesse der Führungskraft ist gleichermaßen auf die Erreichung der Sachziele wie auf die Integration der Mitarbeiter gerichtet. Führungskräfte vermitteln die hohe Aufgaben- und Beziehungsorientierung durch Argumente, Überzeugungsarbeit und Erklärungen. Je nach Dynamik der Situation kann der Integrationsstil in der Akutmedizin eine **anweisende** oder **kooperative** Form annehmen (Abb. 13.2).

Ein wesentliches Merkmal wirksamen Führungshandelns scheint *Authentizität* zu sein. Diese sollte sowohl der eigenen Persönlichkeit angepasst sein als auch der jeweiligen Situation Rechnung tragen. Dies impliziert, dass man das eigene Führungsverhalten regelmäßig reflektiert, um sich seiner »blinden Flecken« bewusst zu werden (Bittger 1996).

Führungssituation

Akutmediziner werden zwangsläufig mit unterschiedlichen Führungssituationen konfrontiert, da sie verschiedene formale Rollen innehaben: Ein Facharzt für Chirurgie kann beispielsweise in einer morgendlichen Operation einen jüngeren Kollegen ausbilden, danach zur Versorgung eines Polytraumas in den Schockraum gerufen werden, nachmittags einen Qualitätszirkel leiten und am Abend die Notarzt-Bereitschaft auf dem NAW übernehmen. Das Spektrum der Führungssituationen reicht von der Führung im Alltag bis zur Führung im Notfall. Da sich diese Führungssituationen sehr voneinander unterscheiden, ist jeweils anderes Führungshandeln nötig. Akutmediziner sollten sich daher der

Verschiedenheit der Anforderungen bewusst sein und ihr Verhalten danach ausrichten (McCormick u. Wardrobe 2003).

Führungserfolg

Führungshandeln hat immer Folgen, wünschenswerterweise auch Erfolg. Ob eine Führung im Notfall erfolgreich war, wird daran gemessen, wie es dem Patienten am Ende gesundheitlich geht: Das *Ergebnis* ist der Prüfstein. In den letzten Jahren rückt neben dem Ergebnis auch der *Prozess* in den Fokus (Schmidt u. Weber 2003). Erfolgskriterium des Führungshandelns ist ebenfalls, wie eine Führungsperson mit ihren Mitarbeitern umgegangen ist, wie Informationen mitgeteilt und Entscheidungsprozesse herbeigeführt wurden. Ärztliche und nicht-ärztliche Mitarbeiter sind erwachsene und mündige Menschen und wollen auch als solche behandelt werden.

13.2.2 Aufgaben der Führungskraft in kritischen Situationen

In dem Fallbeispiel wird vom Oberarzt eine *Führung im Notfall* gefordert. An seinem Führungshandeln lassen sich beispielhaft die wesentlichen Aufgaben einer Führungskraft erkennen:

Handlungen auf ein Ziel hin koordinieren

Der Oberarzt trägt dafür Sorge, dass alle Teammitglieder ihre Handlungen auf eine effektive Behandlung der Malignen Hyperthermie ausrichten. Dazu gibt er Teilziele vor, die er aus seinem Fachwissen herleitet und deren Prioritäten er situationsabhängig festlegt (▶ Kap. 7.1.2). Die groben Teilschritte des Vorgehens werden allen Teammitgliedern in angemessener Form mitgeteilt; einzelne Arbeitshandlungen werden entsprechend den Fähigkeiten delegiert.

Informationsfluss und Kommunikation zentralisieren

Alle notwendigen Informationen laufen über seine Person. Damit wird gewährleistet, dass alle wesentlichen Hinweise zum Gesundheitszustand des Patienten in die Lagebeurteilung eingehen können. Da jeder der Beteiligten weiß, dass er sich mit Informationen an den Oberarzt wenden muss, wird der Informationsfluss formalisiert.

Strukturen festlegen

Handeln Teams wiederholt in Notfallsituationen, bildet sich eine **Führungsstruktur** heraus. Es entstehen Regeln über die Entscheidungs- und Kommunikationswege, die von den Teammitgliedern und Führungspersonen befolgt werden. Damit laufen der Austausch von Informationen, die Planung von Handlungen und die Entscheidungsprozesse in geordneten Bahnen (*Formalisierung der Führung*). Da diese Regeln bereits im Vorfeld eines konkreten Notfalls festgelegt sind, löst sich Führung zunehmend von konkreten Personen und wird zu einer abstrakten Führungsstruktur. Damit wird Führung zu einer Funktion, die in kritischen Situationen von verschiedenen Personen übernommen werden kann. Welche Person als Oberarzt zu einer Malignen Hyperthermie dazu gerufen wird, sollte für die Ausführung eines Großteils der damit verbundenen Tätigkeiten unerheblich sein. Das behandelnde Team im Operationssaal erwartet ein **Führungshandeln** – unabhängig davon, wie das Gesicht dazu aussieht.

Dieses Führungshandeln geschieht bei der geschilderten Behandlung der MH im Wesentlichen über die Vergabe von Arbeitsaufträgen. Da in diesem Fall wie auch in anderen Bereichen der Akutmedizin häufig eine *Vielzahl an Problemen* unter Zeitdruck mit *wenigen Personen* bewältigt werden muss, sind die Teammitglieder gezwungen, ihre Aufgaben häufig zu wechseln. Dieser Wechsel wird von dem Oberarzt hier *explizit* vorgenommen, indem er Assistenzärzten und Pflegekräften eine neue Aufgabe zuweist.

Emotionen stabilisieren

Als gute Führungskraft ist der Oberarzt in der Lage, die Auswirkungen eigener Gefühle und der Gefühle von Teammitgliedern auf das Notfallmanagement wahrzunehmen. In dem geschilderten Fall ist der erstbehandelnde Anästhesist kurzzeitig mit der Situation überfordert, da er sich heftige Selbstvorwürfe bezüglich des Einsatzes von Succinylcholin macht und in diesem Zustand mehrfach frustran versucht, die V.jugularis interna zu punktieren. Als sich diese negative Emotionen auf die anderen Teammitglieder zu übertragen beginnen, teilt der Oberarzt dem Assistenten eine andere Aufgabe zu und lässt ihn von einem emotional stabileren Teammitglied (erfahrene Pflegekraft) unterstützen.

Das Team repräsentieren

Durch die Führung im Notfall vertritt der Oberarzt das Team nach außen. Außenstehende *identifizieren* das Team über das Auftreten und Verhalten Repräsentanten. Dadurch, dass der Informationsfluss über seine Person läuft, handelt er stellvertretend für das Team. Teammitglieder erwarten von ihren Repräsentanten jedoch auch Verhaltensweisen wie persönliche Integrität, Einhaltung moralischer Standards, zwischenmenschliche Kompetenzen oder bestimmte politisch-religiöse Grundannahmen. Obwohl die Ausprägungen dieser Verhaltensweisen keinen direkten Einfluss auf die sachliche Aufgabenerfüllung nehmen müssen, spielen sie doch für den Zusammenhalt der geführten Menschen eine große Rolle.

Aufgaben der Führungskraft in kritischen Situationen

- **Koordination** von individuellen Handlungen
- **Delegation** von Entscheidungsbefugnissen
- **Formalisierung** von Informationsflüssen
- **Festlegung** von Strukturen
- **Emotionale Stabilisierung**
- **Repräsentanz** nach innen und außen

13.2.3 Aus-Führung: Der Führungsvorgang

Durch Führung sollen Personen und Ressourcen dahingehend beeinflusst werden, ein von der Führungskraft vorgegebenes Ziel zu erreichen (Ebermann u. Scheiderer 2001, Murray u. Foster 2000). Erfolgreiche Führung setzt zunächst voraus, dass der Führende selbst mit den Schritten einer *guten Strategie* in kritischen Situationen vertraut ist (▶ Kap. 10.1.3). Diese Strategie muss dann den Teammitgliedern in *sinnvollen Einzelschritten mitgeteilt* werden. Entscheidend für eine erfolgreiche Führung ist zuletzt die *Kontrolle*, ob Informationen verstanden und Handlungen ausgeführt wurden. Dazu bedarf es der Rückkopplung durch das Team. Führung ist damit keine Einbahnstraße von der Führungspersönlichkeit zu den Geführten, sondern eine ständige Wechselwirkung zwischen der Führungsperson und den von ihr geführten Personen. Erfolgreiche Führung hängt von den Fähigkeiten der Führungsperson und den Aktivitäten der Geführten ab (Gebert u. v. Rosenstiel 2002; Neuberger 2002).

13.3 Führungsprobleme in kritischen Situationen

Führungsprobleme in der Akutmedizin lassen sich auf ein zentrales Problem zurückführen: Eine Führungskraft übernimmt nicht die Verantwortung ihrer Führungsposition und handelt nicht entsprechend. Die fehlende Übernahme von Verantwortung kann sich auf vielerlei Weise äußern:

Führerlos: Wenn keiner die Richtung weist

Wird eine Führungsposition von einer Person eingenommen, die diese Funktion nicht mit entsprechendem *Führungshandeln* ausfüllt, kann dies die Patientenversorgung im Notfall erheblich gefährden. Da die Teammitglieder aufgrund der Führungsstruktur in der Akutmedizin auf Weisungen durch die Führungskraft angewiesen sind, führt eine fehlende Führung zu Zeitverzögerungen, einem Koordinationsverlust mit Nebeneinander-her-arbeiten und dem Ausfall notwendiger Arbeiten. Verstehen sich Teammitglieder blind, weil sie seit langem miteinander arbeiten, so kann fehlende Führung durch **informelle Koordination** teilweise kompensiert werden.

Zum Handeln ver-führt

Die wesentliche Aufgabe von Führung im Notfall besteht darin, ein umfassendes mentales Modell der Situation zu erstellen, Prioritäten und Teilziele festzulegen und die Handlungen aller Anwesenden zu koordinieren. Lässt sich die Führungsperson zu sehr dazu verleiten, selbst die Ausführung von Teilaufgaben zu übernehmen (zentralvenöse Zugänge legen, Medikamente applizieren, Blutkonserven abzeichnen etc.), besteht die Gefahr, dass sie »das große Bild« aus den Augen verliert. Für Führungsvorgänge bei einem Massenanfall von Verletzten ist die Verpflichtung, sich ausschließlich um »das große Bild« zu kümmern, in der Funktionsbeschreibung des Leitenden Notarztes explizit festgelegt (Sefrin et al. 1996).

Ausgeführt? Unterlassen von Kontrolle

Der Führungsvorgang ist ein zielgerichteter, immer wiederkehrender, in sich geschlossener Denk- und Handlungsablauf zur Durchsetzung von Entscheidungen (Roy u. Merz 1996). Aufgrund dieser kreisförmigen Struktur wird jede Führungshandlung von dem Ergebnis der vorangegangenen Handlungen beeinflusst. Ein wesentlicher Teil des Führungsvorgangs besteht daher in der Kontrolle, ob angeordnete Maßnahmen verstanden und durchgeführt wurden. Geschieht dies nicht, bauen nachfolgende Handlungen möglicherweise auf Vermutungen und Erwartungen und nicht mehr auf der Realität auf.

Angespannt: Führung und psychischer Druck

Der anästhesiologische Oberarzt aus dem Fallbeispiel wird mit vielen Anforderungen gleichzeitig konfrontiert. Er muss sich sowohl mit der *inhaltlichen Problematik* eines Notfalls (unklare Diagnose) auseinander setzen, die zur Verfügung stehenden *Ressourcen* ermitteln, dem Bedürfnis aller Teammitglieder nach einer ausreichenden *Kommunikation* nachkommen als auch seine eigenen emotionalen Reaktionen steuern. Obwohl diese Anforderungen in ihrer Gesamtheit eine hohe psychische Beanspruchung darstellen, sollten Führungskräfte damit umgehen können. Können sie dies nicht oder nicht ausreichend, dann besteht die Gefahr, dass sie in die Falle der *kognitiven Notfallreaktion* (▶ Kap. 9.3.1) tappen. Denken und Handeln dient dann nicht mehr der Führung eines Teams, sondern der Wiederherstellung des eigenen Kompetenzgefühls.

Ein weiteres häufig beobachtbares Verhalten ist der *Alleingang der Führungsperson* (Driskell u. Salas 1991): Unter großem Stress neigen viele Menschen dazu, sich ganz auf das eigene Denken und Tun zu konzentrieren. Teammitglieder erhalten dann keine Auskünfte mehr darüber, was der Betreffende denkt, plant und an Unterstützung erwartet (»Doc goes solo«).

Führungswechsel – Rollenwechsel

Als Akutmediziner wird man gelegentlich zu einem Rollenwechsel gezwungen: Als Assistenzarzt leitet man solange die Behandlung eines Notfalls (z. B. einer Malignen Hyperthermie), bis der Oberarzt dazu kommt; als erstversorgender Notarzt übernimmt man bei einem Massenanfall von Verletzten solange die Rolle des Leitenden Notarztes, bis der offizielle Leitende Notarzt eintrifft. In beiden Fällen muss man sich den neuen Umständen anpassen und das Verhalten je nach Rolle ändern. Ein häufiges Problem in der Patientenversorgung entsteht dadurch, dass Verhaltensweisen aus der Führungsrolle (z. B. Koordination, Strukturfestlegung) in die neue, weisungsgebundene Aufgabe übernommen werden.

Wenn einer das Sagen hat: Führung und Macht

Führung als Prinzip der Zusammenarbeit von Teammitgliedern bringt eine ungleiche Verteilung von Macht mit sich. Eine pauschale Ausübung von Macht im Sinne eines autoritären Führungsstils kann zu Problemen in der Teamarbeit führen. Eine forcierte Machtausübung vermittelt den Eindruck, dass die Führungsperson Herr der Lage ist. Aktives Einbringen von Informationen und Situationsbeurteilungen wird unter diesen Bedingungen von den Teammitgliedern als unnötig angesehen und entfällt.

Die anhaltende »Degradierung« eines Mitarbeiters zum reinen Befehlsempfänger kann darüber hinaus zu verdecktem Widerstand, Passivität und eigensinnigem Handeln des Mitarbeiters führen. Da Teams prinzipiell die Macht haben, einer Führungsperson die vertrauensvolle Zusammenarbeit zu verweigern, kann dies faktisch zur Auflösung der Teamarbeit führen. Eine ungleiche Verteilung von Macht kann jedoch auch im Interesse von Teams liegen: In kritischen Situationen neigen Menschen dazu, nach einer starken Führung zu rufen und damit Verantwortung abzugeben. Die Folgen gleichen den eben beschriebenen. Daher sollte eine Führungskraft die Teammitglieder aktiv zum Mitdenken und Einbringen von Informationen ermutigen.

Führungsanspruch: Konflikte zwischen Gleichrangigen

Treffen mehrere hierarchisch gleichgeordnete Führungspersonen in einem Notfall zusammen (Oberärzte verschiedener Fachrichtungen bei der Versorgung eines Polytraumas; Notärzte bei einem Verkehrsunfall mit mehreren Verletzten), kann die Führungsfunktion zu einem Konfliktthema werden. Existiert keine grundsätzliche Regelung über die Aufgabenzuteilung, so sollten sich alle Beteiligten über das geeignetste Führungsmodell einigen. Hierbei sind Modelle von der Übernahme der Führung durch den Erfahrensten bzw. zuerst am Unfallort Eingetroffenen bis hin zur Teamarbeit gleichberechtigter Partner denkbar. Hilfreich ist dabei, wenn diese Festlegung gemeinsam *abgesprochen* wird.

Abgegeben: Verantwortungsübergabe und Drehtüreffekt

Bei der Versorgung der Malignen Hyperthermie übernimmt der Oberarzt als hierarchisch höher stehende Personen die Verantwortung für alle Entscheidungen. Diese *Verantwortungsübergabe* korreliert in der Regel mit dem erforderlichen fachlichen Wissen und Können. Geschieht diese Übernahme jedoch abrupt und drängt den Assistenten aus dem Feld (*Drehtüreffekt),* so kann dies für die Patientenversorgung problematisch werden: Situationsbezogene Informationen und das Wissen um bereits vollzogene Maßnahmen werden dann nicht vollständig und schnell genug an die hinzukommende Führungskraft weitergegeben. Der Vorteil, den die Führungskraft durch ihren unvoreingenommenen Blick auf den Patienten hätte, wird dadurch aufgehoben, dass der Assistenzarzt möglicherweise Fallwissen mitnimmt und sich aus dem Mitdenken verabschiedet.

Unangreifbar: Immunisierung gegen Kritik

Führungspersonen können Fehldiagnosen stellen, fachlich umstrittene Maßnahmen anordnen und Handlungsfehler begehen. Weil Entscheidungen von Führungskräften im Alltag oft widerspruchslos hingenommen werden, kommt es zu einer Immunisierung ihrer Entscheidungen gegen jede Art von Kritik. Auch im Rahmen einer kritischen Situation unterliegen diese dann einem *Kritiktabu*. Im Umgang mit Führungspersonen sollten Teammitglieder jedoch zu einer gesunden Balance zwischen berechtigter Nachfrage und unangemessenen Grundsatzdiskussionen finden. Außer bei Großschadenslagen, wo es ein eindeutiges Befehlsverhältnis gibt und Nachfragen nicht vorgesehen sind, sollten eigene Bedenken solange aktiv und nachdrücklich vertreten werden, bis Zweifel bezüglich der Richtigkeit von Annahmen oder Handlungen der Führungskraft ausgeräumt wurden (► Kap. 12.5.2). Führungskräfte können Teammitglieder als Ressource für ihre Entscheidungen nutzen, indem sie das »Kritikvakuum« um die eigene Person herum immer wieder aufbrechen.

Führungsprobleme

- **Fehlende Übernahme** der Führungsfunktion
- **Übernahme von Teilaufgaben** anstelle Bemühungen um »das große Bild«
- **Unterlassene Kontrolle** von Anordnungen
- **Überforderung** mit einer Situation (*Kognitive Notfallreaktion*)
- **Beibehalten von Führungsverhalten** in eine weisungsgebundene Aufgabe
- **Pauschale Ausübung von Macht** im Sinne eines autoritären Führungsstils
- **Konflikte** zwischen Gleichrangigen
- Abrupte Übernahme von Verantwortung und **Herausdrängen von Teammitgliedern** mit Situationswissen
- **Kritiktabu** auch bei offensichtlichen Fehlentscheidungen in kritischen Situationen

13.4 Situative Führung

Unter situativer Führung versteht man ein ganzheitliches Führungskonzept, das den Mitarbeiter als Person wahrnimmt, respektiert, informiert, fördert und motiviert (Schmidt u. Weber 2003). Situative Führung schätzt die individuelle Leistungsfähigkeit und Motivation der Mitarbeiter ein und bedient sich dann flexibel einer der vier genannten Führungsstile: Man wird mit einer erfahrenen und motivierten Intensivpflegekraft anders umgehen als mit einem unerfahrenen Weiterbildungsteilnehmer oder einem forsch auftretenden Kollegen. Leider sind Führungskräfte nicht immer in der Lage, ein einmal erfolgreiches Führungsmuster rechtzeitig aufzugeben: Ist ein autoritäres Diktieren von Zielen und Aufgaben in einer kritischen Situation angebracht, so sollte man es spätestens dann wieder verlassen, wenn das Team in ruhigeres Fahrwasser zurückgekehrt ist. Eine Notärztin, die ihrem Rettungsassistenten detaillierte Anweisungen gibt, wie der iv-Zugang zu verkleben ist, hat möglicherweise genau diesen flexiblen Wechsel von Führungsstilen nicht vollzogen. Eine wesentliche Voraussetzung für situative Führung ist somit

- die Befähigung, den persönlichen Führungsstil der Situation anpassen zu können,

- die Bereitschaft, die Motivation und Leistungsfähigkeit eines Teammitglieds lediglich als Momentaufnahme zu sehen und das Gegenüber nicht vorschnell auf ein »Personenmodell« festzulegen (▶ Kap. 12.3.2).

13.5 Tipps für die Praxis

- Wer führen will, muss Menschen mögen: Führung funktioniert nur, wenn man sich generell für Mitmenschen interessiert und diesen eine wertschätzende Grundhaltung entgegenbringt. Ohne eine solche Grundeinstellung des »Menschen-mögens« sollte man prinzipiell keine Führungsfunktion anstreben (Ebermann u. Scheiderer 2001).
- Führung beginnt im Alltag. Man kann in einer kritischen Situation nur auf das zurückgreifen, was als Führungsergebnis und als Mitarbeiterbeziehung im täglichen Führungsverhalten entstanden ist.
- Führung geschieht nicht automatisch in Folge einer hierarchischen Position, die man hat. Führung geschieht, wenn man seine Funktion mit Führungshandeln ausfüllt.

13.6 Führung – Auf einen Blick

- Führung bedeutet, dass eine Person andere Personen und Sachmittel dahingehend beeinflusst, dass ein von ihr vorgegebenes Ziel erreicht werden kann.
- Führung im Alltag unterscheidet sich von Führung im Notfall. Führung im Alltag beinhaltet administrative Aufgaben und eine Ausbildungsfunktion. Führung im Notfall hat einen höheren Anteil an koordinierenden Handlungen.
- Der Erfolg eines Führungsvorgangs hängt von der Führungspersönlichkeit, dem Führungshandeln und der Situation ab.
- Führungshandeln ist in hohem Maße mit Kommunikation gleichzusetzen. Führen heißt kommunizieren – mit Kollegen, Pflegekräften, Rettungsdienstpersonal, Patienten und Funktionsbereichen.
- Es werden vier Führungsstile anhand der unterschiedlichen Mitarbeiter- und Aufgabenorientierung unterschieden: Laissez-faire-Stil, demokratischer Stil, autoritärer Stil, integrativer Stil.
- Die Aufgaben der Führungskraft in kritischen Situationen sind: Koordination, Delegation, Formalisierung von Informationsflüssen, Festlegung von Strukturen, emotionale Stabilisierung, Repräsentanz.
- Führungsprobleme in der Akutmedizin lassen sich darauf zurückführen, dass eine Führungskraft nicht die Verantwortung ihrer Führungsposition übernimmt und entsprechend handelt.
- Unter situativer Führung versteht man ein ganzheitliches Führungskonzept, das den Mitarbeiter als Person wahrnimmt, respektiert, informiert, fördert und motiviert.

Literatur

Bittger J (1996) Großunfälle und Katastrophen. Einsatztaktik und -organisation. Schattauer, Stuttgart

Blanchard K, Zigarmi P, Zigarmi D (1986) Der 101-Minuten-Manager: Führungsstile. MVG-Verlag, München

Driskell JE, Salas E (1991) Group decision making under stress. Journal of Applied Psychology, 76: 473–478

Ebermann HJ, Scheiderer J (2001) Führungs- und Teamverhalten. In: Vereinigung Cockpit (Hrsg.) VC-Human Factor-Konzept. VC, Frankfurt am Main, S 191–222

Gebert D, von Rosenstiel L (2002) Organisationspsychologie (5.Aufl.). Kohlhammer, Stuttgart

Hersey P (1986) Situatives Führen – die anderen 59 Minuten. Verlag moderne Industrie, Landsberg

Lewin K, Lippitt R, White RK (1939) Patterns of aggressive behaviour in experimentally created «social climates". Journal of Social Psychology, 10: 271–299

McCormick S, Wardrobe J (2003) Major incidents, leadership, and series summary and review. Emergency Medicine Journal, 20: 70–74

Murray WB, Foster PA (2000) Crisis resource management among strangers: principles of organizing a multidisciplinary group for crisis resource management. J Clin Anesth 12: 633–638

Neuberger O (2002) Führen und führen lassen: Ansätze, Ergebnisse und Kritik der Führungsforschung. Lucius & Lucius, Stuttgart

Roy H, Merz H (1996) Führen – Führungsgrundsätze und Praxis der Führung. In: Sefrin P, Knuth P, Stratmann D (Hrsg.) Handbuch für den Leitenden Notarzt. VI Führungslehre. Ecomed, Landsberg, S 1–12

Schmidt F, Weber G (2003) Situatives Führen im Rettungsdienst. Notfall & Rettungsmedizin, 6: 256–264
Sefrin P, Knuth P, Stratmann D (1996) Handbuch für den Leitenden Notarzt. Ecomed, Landsberg

IV Fehler und Sicherheit in Organisationen

Der vierte Teil des Buches befasst sich mit dem Einfluss von Organisationen auf das Handeln in der Notfall- und Akutmedizin. Auf den ersten Blick liegen viele dieser Faktoren nicht im Verantwortungsbereich von Ärzten und Pflegekräften: Die Unternehmenskultur, Fragen der Patientensicherheit oder Grundsätze der Personalentwicklung scheinen vorgegebene Größen zu sein, in denen sich der Einzelne wiederfindet. Organisationen nehmen in der Tat durch übergeordnete Entscheidungen bezüglich dieser Themen Einfluss auf das Handeln von Ärzten, Pflegekräften und Rettungsdienstpersonal. Da es jedoch immer die Mitarbeiter eines Krankenhauses oder einer Rettungsorganisation sind, die durch ihr Handeln das Gesamtergebnis »Patientensicherheit« beeinflussen, ist die Kenntnis der Zusammenhänge hilfreich.

Kapitel 14 stellt Organisationen als Systeme dar und zeigt die Unvermeidbarkeit von Fehlern in Organisationen. Als Einflussfaktoren, die im Sinne latenter Fehler auf das Handeln der Ärzte und Pflegekräfte »am scharfen Ende« des Systems wirken, werden Konzepte der Ablauforganisation, Medizingerätetechnik und Personalmanagement, dargestellt.

Kapitel 15 beschäftigt sich mit den Möglichkeiten der Fehlervermeidung und Fehlerbewältigung. Konzepte aus anderen Hochrisikobereichen wie die der »Zuverlässigen Organisation« und der »Lernenden Organisation« könnten auch für die Medizin hilfreich sein, da sie den Denkrahmen der Mitarbeiter für ihre tägliche Arbeit verändern. Komplexe Organisationen wie Krankenhäuser werden sich nicht mit einfachen »Erfolgsrezepten« und isolierten Maßnahmen verändern lassen. Instrumente wie ein Incident-Reporting-System, Fehler-Auditierung und Notfalltraining am Simulator sollten integrative Bestandteile übergreifender Konzepte der Organisationsentwicklung sein. Unter den aktuellen ökonomischen Bedingungen ist es wichtiger denn je, dass alle Mitarbeiter von Krankenhäusern und Rettungsdiensten die Themen Patientensicherheit, Fehlervermeidung und zuverlässiges Handeln auf ihrer persönlichen Agenda halten.

Organisation und Fehler

Fallbeispiel

Am frühen Nachmittag stürzt ein 32-jähriger Arbeiter aus ca. 4 m Höhe von einem Baugerüst und prallt mit seiner rechten Seite auf den Boden. Da der Patient offensichtlich keine größeren Verletzungen hat, wird er vom Rettungsdienstpersonal versorgt und in die Notaufnahme einer großen chirurgischen Klinik eingeliefert. An diesem Nachmittag ist ein Assistenzarzt für acht Untersuchungskabinen zuständig, die bei noch vollem Warteraum alle mit Patienten belegt sind. Der Assistenzarzt sieht sich den Patienten im Rahmen der Übergabe durch den Rettungsdienst kurz an und untersucht ihn grob orientierend klinisch. Zum Zeitpunkt der Aufnahme ist der Patient kreislaufstabil, klagt jedoch über atemabhängige starke Schmerzen und Druckschmerz in der rechten Thoraxhälfte und über leichte Atemnot. Auskultatorisch ist die Lunge annähernd seitengleich belüftet.

Um die Verdachtsdiagnose einer Rippenfraktur zu verifizieren, ordnet der Ambulanzarzt eine Röntgenthorax-Aufnahme an und lässt den Patienten mit dem Sitzstuhl von einer Schwesternschülerin in die Röntgenabteilung bringen. Der Patient erhält unmittelbar nach der Aufnahme ein unbefundetes Röntgenbild ausgehändigt und wird in die Notaufnahme zurückgeschickt. Erst im Nachhinein stellt sich heraus, dass dieses Bild einem anderen Patienten gleichen Namens gehört, der zur selben Zeit im Rahmen seiner OP-Vorbereitung ebenfalls eine Röntgenthoraxuntersuchung erhält. Das Bild wird dem Arbeiter fälschlicherweise von der MTRA ausgehändigt, da sie den Empfänger lediglich anhand des Nachnamens identifiziert. Als der Patient von der Untersuchung zurückkehrt, wird er ohne Monitoring in eine freie Kabine geschoben. Zu diesem Zeitpunkt hat die Atemnot bereits zugenommen, was jedoch von der begleitenden Schwesternschülerin nicht adäquat eingeschätzt wird. Erst als eine Ambulanzschwester den Raum betritt und einen unruhigen Patienten mit verstärkter Atemnot vorfindet, wird der Ambulanzarzt verständigt. Dieser kann die klinische Symptomatik nicht mit dem Befund auf dem Röntgenthorax in Einklang bringen, da dort weder Rippenfrakturen noch ein Pneumothorax zu sehen sind. Er ordnet eine Kurzinfusion mit Dipidolor an und bittet eine Pflegekraft, sich nach einem Pulsoxymeter umzusehen und den Patienten daran anzuschließen. Als diese eine Viertelstunde später mit dem Pulsoxymeter zurückkehrt, ist der Patient tachypnoeisch und reagiert nicht mehr auf Ansprache.

Das Notfallteam der Intensivstation wird alarmiert. Da der Intensivarzt einen bewusstseinsgetrübten Patienten vorfindet, dessen Sättigung unter 8 l Sauerstoff pro Minute bei 81% liegt, entschließt er sich, den Patienten augenblicklich zu intubieren. Als er den Patienten nach problemloser Intubation auskultiert, fällt ihm auf, dass auf der rechten Thoraxseite das Atemgeräusch deutlich abgeschwächt ist. Es lässt sich darüber hinaus ein Hautemphysem tasten. Noch während die Vorbereitungen für die Anlage einer Thoraxdrainage laufen, wird der Patient drucklos. Während das Notfallteam mit der kardiopulmonalen Reanimation beginnt, legt der Ambulanzarzt eine Thoraxdrainage, aus der sich eine größere Menge Luft und Blut entleeren. Der Intensivarzt lässt den Defibrillator aus der Ambulanz herbeischaffen. Die erste Defibrillation verzögert sich jedoch erheblich, da es sich um ein kürzlich angeschafftes Modell handelt, mit dessen Bedienung niemand vertraut ist. Als es gelingt, den Defibrillator zum Funktionieren zu bringen, kann der Patient erfolgreich reanimiert werden. Bei der erneuten Kontrolle des Röntgenthorax fällt die fehlende Übereinstimmung des Vornamens auf. Auf dem eigentlichen Bild des Patienten ist eine Rippenserienfraktur rechts und ein beginnender Pneumothorax zu sehen.

Ein Patient wird nach einem Sturz aus größerer Höhe in einer chirurgischen Notaufnahme aufgenommen. Die Notaufnahme ist von ärztlicher Seite personell unterbesetzt, so dass der diensthabende Arzt den Patienten nur grob orientierend untersucht, um sich dann wieder anderen Patienten zuzuwenden. Der klinische Erstbefund lässt eine Rippenfraktur vermuten, weshalb der Ambulanzarzt eine Röntgenthorax-Aufnahme anordnet. Bei der Herausgabe des Röntgenbildes kommt es zu einer Verwechslung, da ein Patient gleichen Namens zum selben Zeitpunkt die gleiche Untersuchung erhält. Da der Patient das Röntgenbild mit sich führt, wird von da an nicht mehr daran gezweifelt, dass es sich tatsächlich um seine Aufnahme handelt. Die tatsächliche Schwere der Verletzung wird lange Zeit verkannt, da der Patient einerseits durch eine unerfahrene Schwester begleitet wird und andererseits notwendiges Monitoring (Pulsoxymetrie) nicht zur Verfügung steht.

Als sich der klinische Zustand des Patienten offensichtlich verschlechtert, kann der Ambulanzarzt die Symptomatik nicht mit dem Normalbefund auf dem Röntgenthorax korrelieren. Da die Aufnahme zweifelsfrei keine Pathologie enthält, hinterfragt er diese Tatsache nicht, indem er beispielsweise den Patienten erneut auskultiert oder sich vergewissert, dass tatsächlich die richtige Aufnahme vorliegt. Es wird eine Schmerztherapie angeordnet, unter der sich der Patient klinisch verschlechtert. Erst nach erfolgter Intubation deuten ein abgeschwächtes Atemgeräusch und ein beginnendes Hautemphysem auf einen Pneumothorax hin. Aufgrund einer fehlenden Entlastung führt die Spannungskomponente des Pneumothorax zu einem Herzkreislaufstillstand. Die Behandlung wird dadurch verzögert, dass ein Notfallgerät (Defibrillator) zum Einsatz kommt, auf das keiner der Bediener eine Einweisung erhalten hat.

Dass sich eine derartige »unglückliche Verkettung« von Umständen in dieser Notaufnahme ereignen kann, ist kein Zufall: Der geschilderte Fall kann nur deswegen in diesem Krankenhaus geschehen, weil es auf eine Art organisiert ist, die eine derartige »unglückliche Verkettung« von Einzelfaktoren und Handlungen ermöglicht. Was zunächst wie das Versäumnis einiger weniger Personen (MTRA, Assistenzarzt) aussieht, stellt sich bei genauerer Betrachtung als ein grundlegendes Problem des betreffenden Krankenhauses dar. Auch wenn sich keiner der Beteiligten dessen bewusst ist, nimmt die »Organisation Krankenhaus« (beispielsweise durch das Zeitbudget, das für jeden Patienten zur Verfügung steht) ganz entscheidend Einfluss auf das Handeln ihrer Mitarbeiter. Um diese Aussage näher zu erläutern, soll im Folgenden zunächst definiert werden, was unter einer Organisation zu verstehen ist. Des Weiteren wird dargestellt, warum es in Organisationen zwangsläufig zu Fehlern kommen muss.

14.1 Organisation als System

Organisationen sind Systeme von Menschen, die zusammenarbeiten, um wiederkehrende Aufgaben gemeinsam zu bewältigen. »Notfallversorgung in der Notaufnahme« ist eine von vielen wiederkehrenden Aufgaben eines Krankenhauses. Organisationen haben eine Grenze zwischen »innen« und »außen« gezogen. »Innen« teilen die Menschen miteinander Regeln und halten sich an Grundsätze der Macht- und Verantwortungsteilung. Die Kooperation dieser (unter Umständen sehr vielen) Menschen erfolgt nach einem mehr oder minder komplexen **Aufgabenplan**, der eine riesige *Menge einzelner Entscheidungen* umfasst (Kieser u. Kubicek 1992). Dieser Aufgabenplan sorgt dafür, dass Personen, Material und andere Ressourcen zum richtigen Zeitpunkt an den richtigen Stellen zusammentreffen. Dabei existieren unter Umständen gleichzeitig tausende solcher »Zeitpunkte« und »Stellen«, an denen sich Ähnliches wiederholt.

Wenn Organisationen eine Zeit lang bestehen, schlägt sich die zunehmende Erfahrung mit der Koordination all dieser Einzelentscheidungen in formalen Strukturen, Hierarchien, Funktionen sowie Beschreibungen wiederkehrender Aufgaben nieder. Organisationen sind gleichsam als »geronnene Entscheidungsansammlungen« zu verstehen.

Organisationen sind in dieser Sichtweise *komplexe soziale Gebilde*, deren Strukturen und Abläufe so beschaffen sind, dass die darin tätigen Mitarbeiter weitgehend den angestrebten Output erzeugen können. Sie setzen den Rahmen für alle Prozesse der (Zusammen-)Arbeit und ordnen die Aktivitäten aller Mitarbeiter bezüglich der zentralen Ziele der Organisation (Malik 1984).

Organisationen: Verschiedene Sichtweisen

Der Begriff der Organisation kann auf verschiedene Weise definiert werden. In der Organisationslehre hat sich die Unterteilung in ein instrumentelles, institutionelles und funktionales Verständnis von Organisation etabliert (Schulte-Zurhausen 2002).

- Dem *instrumentellen Verständnis* nach dienen Aufbau und Abläufe einer Organisation der Erreichung von sachlichen Zielen. Hier würde man sagen: »Das Krankenhaus *hat* eine Organisation«. Alle formalen Strukturen, Prozesse und Regeln dienen letztlich der optimalen *Zielerreichung*. Ein Krankenhaus mit diesem Organisationsverständnis legt Wert auf die ständige Optimierung und Verbesserung von persönlichen Leistungen und kooperativen Prozessen.
- Dem *institutionellen Verständnis* nach ist eine Organisation ein dauerhaftes soziales Gebilde

mit einer formalen Struktur. Die Mitarbeiter verfolgen nicht nur sachliche Ziele, sondern haben auch persönliche Interessen (z. B. Karriere, Macht, fachliche Weiterentwicklung). Würde man sagen: »Das Krankenhaus *ist* eine Organisation«, so stünde im Vordergrund, dass Menschen in Organisationen verschiedene Motive befriedigen und bereit sind, ihr Verhalten an gemeinsam *geteilten Werten oder Normen* auszurichten. Ein solches Krankenhaus legt besonders Wert auf Einhaltung sozialer »Spielregeln«.

- Der *funktionale Organisationsbegriff* stellt das *Organisieren als Führungstätigkeit* in den Mittelpunkt. Er umfasst alle Prozesse, mit deren Hilfe nützliche Organisationsstrukturen, Regeln und Prozesse gestaltet werden. Ein Krankenhaus mit dieser Auffassung betont, dass eine Organisation keine endgültige Struktur besitzt. Vielmehr sind die gestalterischen Anforderungen eine dauerhafte Führungsaufgabe. Re-Organisation, kontinuierliche Verbesserung und Rationalisierung gehören zu den zentralen Aufgaben.

Das unterschiedliche Organisationsverständnis der skizzierten Positionen hat Auswirkungen darauf, wie der Alltag der Mitarbeiter gestaltet ist, welche Qualität die Personalarbeit einer Abteilung besitzt, welcher Führungsstil praktiziert wird und wie Projekte zur Patientensicherheit durchgeführt werden.

Das Organisationsproblem: Von vielen Köchen und dem Brei

Die »Verkettung unglücklicher Umstände«, die zu der Schädigung des jungen Traumapatienten führt, ist nicht zuletzt auch in der Tatsache begründet, dass an der Diagnostik und Behandlung verschiedene Abteilungen und Berufsgruppen beteiligt sind. Weil Behandlung nicht »aus einer Hand« geschieht, gibt es viele Schnittstellen, an denen es zu Kommunikationsproblemen und Informationsverlust kommen kann. Diesen Umstand, dass die gesamte Behandlungskette eines Patienten in Teilaufgaben zerlegt ist, die von verschiedenen Funktionsträgern ausgeführt werden, bezeichnet man als *Organisationsproblem eines Krankenhauses*. Das gemeinsame Ziel wird nur erreicht, wenn die Leistungen von Spezialisten in Zeit und Raum zusammengeführt werden (◘ Abb. 14.1). Um dieses Ziel erfolgreich zu erreichen, benötigt eine Organisation Konzepte (Manser u. Wehner 2003; Hatfield u. Tronson 2001) für

- Zuverlässige Kommunikation an den zahlreichen Schnittstellen
- Interdisziplinäre Teamarbeit
- Effizientes Wissensmanagement
- Führungshandeln

Weil es sich hierbei um die Aufgabe handelt, den Wissenstransfer und die Zusammenarbeit von Spezialisten zu optimieren, ist das Organisationsproblem ein Problem der **Koordination** und der **Motivation** (Jung 2001). Somit ist es ein unvermeidbarer Bestandteil und nicht etwa ein schlechtes Zeichen einer Organisation, dass man sich mit der Motivation und Kooperation an den Schnittstellen zwischen verschiedenen Fachdisziplinen befassen muss. Genau wie in dem geschilderten Fall einer Notaufnahme ist auch in den anderen Subsystemen der Akutmedizin (OP, Schockraum, Aufwachraum, Intensivstation, präklinische Patientenversorgung) das Organisationsproblem täglich sichtbar: Vertreter verschiedener Berufe und Qualifikationen übernehmen ihren Teil der Gesamtaufgabe »Patientenversorgung«. Ein erheblicher Teil der Arbeitszeit ist daher mit Informationsaustausch und Koordination (z. B. Patientenübergaben, Visiten, Schichtwechsel, Einsatzbesprechungen, Fallkonferenzen) gefüllt.

Zielkonflikte: Geld oder Gesundheit?

Ein augenfälliges Merkmal der geschilderten Patientenbehandlung ist die Tatsache, dass die Notaufnahme für das hohe Patientenaufkommen personell unterbesetzt ist. Dies hängt möglicherweise mit ökonomischen Rahmenbedingungen zusammen, die die chirurgische Klinik zwingen, nicht mehr ärztliches Personal für diesen Aufgabenbereich einzustellen. Krankenhäuser sind mit der widersprüchlichen Zielvorgabe konfrontiert, Patienten *medizinisch optimal* und gleichzeitig *ökonomisch erfolgreich* zu behandeln. Organisationen streben immer nach einer Lösung solcher Zielkonflikte, wobei Manager gern die »Stellschrauben« kurzfristig änderbarer Parameter wie beispielsweise Personalkosten, Arbeitszeit oder Stellenbesetzung bewegen. Da sich ökonomische Veränderungen eines Systems unmittelbar ablesen lassen, werden solche Maß-

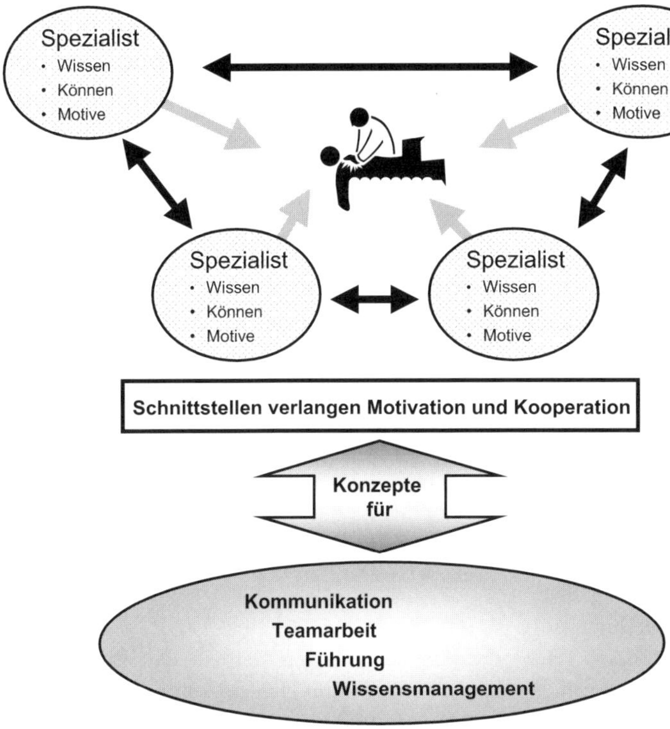

Abb. 14.1. Das Organisationsproblem

nahmen durch den ökonomischen Erfolg positiv verstärkt: Wenn eine Maßnahme Geld einspart, ist dies ein Anreiz, sie beizubehalten. Die Priorisierung von ökonomischen Aspekten kann aber schwer korrigierbare Langzeitwirkungen auf die Qualität der Arbeit und das Engagement der Mitarbeiter haben. Die so bewirkte Abnahme an Sicherheit muss sich nicht unmittelbar auswirken, sondern kann lange Zeit im System verborgen sein (Reason 1990b; ▸ Kap. 3.2.4).

Wie eine Organisation mit dem Zielkonflikt von Geld und Gesundheit umgeht, wird sich letztendlich auf die Patientensicherheit auswirken. Werden arbeitsintensive und komplexe Arbeitswelten wie eine Notaufnahme personell unterbesetzt, ist es lediglich eine Frage der Zeit, bis Patienten zu Schaden kommen.

14.2 Organisationale Fehlertheorie

14.2.1 Die Normalität von Fehlern

Handlungsfehler von einzelnen Personen oder Teams sind unvermeidbar, wenn Menschen in komplexen Situationen handeln müssen. Aber auch für die Organisation als Ganzes gilt, dass Fehler zwangsläufig auftreten. Dies hängt mit der Arbeitsweise komplexer Systeme zusammen:

- *Menschen in Organisationen machen Fehler.* Da Organisationen von ihrer Struktur her häufig eng gekoppelt sind und komplex interagieren (s. unten), wird die Ausweitung einzelner Fehler zu Unfällen begünstigt.
- *Organisationen haben eine Leistungsgrenze.* Extreme Ereignisse wie beispielsweise eine Großschadenslage können zeitweise die Leistungsfähigkeit bestehender Organisationsstrukturen übersteigen. Ist dies der Fall, so entstehen sogar aus sinnvollen Prozessen Fehler. Beispielsweise wurden bei dem Zugunglück von Eschede so viele Helfer aus umliegenden Landkreisen mobilisiert, dass am Einsatzort mehrere Personen als »Leitender Notarzt« zu erkennen waren und damit die Leitungsstruktur für alle weisungsgebundenen Hilfskräfte unklar war (Oestern 2000).

Kopplung und Interaktion

Moderne Medizinorganisationen sind große, komplexe und vielfältig vernetzte Systeme mit einem hohen Maß an Arbeitsteilung, vielen Hierarchieebenen und einer starken berufsständischen und disziplinären Gliederung (Badura u. Feuerstein 1996). Organisationen sind durch Komplexität (▶ Kap. 2.1.1) und durch die strukturellen Merkmale der Kopplung und Interaktion gekennzeichnet (Perrow 1999).

Das Konzept der **Kopplung** beschreibt die Nähe der Verbindungen oder Übergänge zwischen Systemkomponenten. Kopplung kann entweder eng oder lose sein. Bei *enger Kopplung* existiert kein Pufferung zwischen Teilen des Systems: Eine Veränderung im Teil A wird mit nur geringer zeitlicher Verzögerung an Teil B weitergegeben. Bei *loser Kopplung* hingegen sind viele Pufferungen eingebaut, so dass sich eine Störung in Teil A nur langsam oder gar nicht auf Teil B auswirkt.

In Systemen mit **komplexen Interaktionen** besteht eine große Anzahl an positiven und negativen Rückkopplungen und an indirekten Verknüpfungen zwischen Systemelementen. Selbst kleine Fehler können dann unerwartete und schwerwiegende Fern- und Nebenwirkungen haben. Die »harmlose« Angewohnheit der radiologischen Assistentin, Patienten nur mit ihrem Nachnamen aufzurufen, kann dann plötzlich zu einem Herzkreislaufstillstand eines jungen Patienten beitragen.

Da es in einem eng gekoppelten und komplex interagierenden System immer zu unberechenbaren und undurchschaubaren Nebenwirkungen kommen wird, sind Fehler ein unvermeidbarer Bestandteil dieser Systeme. Man kann daher im Bezug auf Organisationen auch von einer »Normalität des Fehlers« (Perrow 1999) sprechen.

14.2.2 Minimale Ereignisse und ihre Nützlichkeit

Obwohl Fehler in Organisationen unvermeidbar sind, führen sie selten zu Unfällen. Sehr viel häufiger führen Fehler zu *»minimalen Ereignissen«*, bei denen weder Patientenschädigungen noch andere sichtbare Schäden entstehen (◘ Abb. 14.2).

Diese Ereignisse sind normale »Reibungsverluste« (Friktionen) komplexer Systeme. Menschen in Organisationen sind ständig damit befasst, diese kleinen Fehler zu korrigieren, so dass ihre Arbeitsergebnisse dem erwarteten Ergebnis entsprechen. Die Unkenntnis einer Schwesternschülerin kann

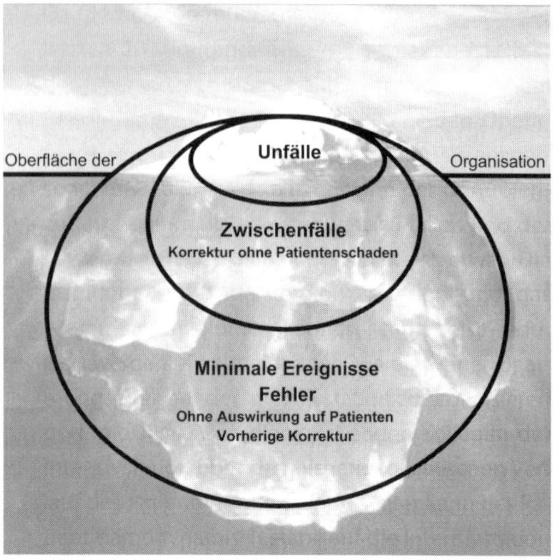

◘ **Abb. 14.2.** Minimale Ereignisse bleiben unter der »Oberfläche« einer Organisation

dadurch ausgeglichen werden, dass eine Ambulanzschwester »zum rechten Zeitpunkt« den Raum betritt. Das Problem eines fehlenden Pulsoxymeters wird dadurch gelöst, dass jemand los geht und nach Ersatz sucht. Situationen wie diese geschehen täglich unzählige Male. Normalerweise bleiben die minimalen Ereignisse und die permanent angebrachten Korrekturen unter der Ereignisschwelle. Sie werden korrigiert und vergessen. Von außen betrachtet scheint daher in hoch entwickelten Organisationen bei konstantem Ergebnis »nichts zu passieren«. Damit entsteht die paradoxe Situation, dass zwar ständig Fehler auftreten, an der »Oberfläche« der Organisation jedoch keine Probleme wahrnehmbar sind.

Übersteigen wie im vorliegenden Fall die Anforderungen minimaler Ereignisse die lokal verfügbaren Ressourcen der Fehlerkorrektur, weil gleichzeitig andere Fehler begangen wurden, so können die Barrieren, welche die »Flugbahn« von Zwischenfällen und Unfällen stoppen sollen, versagen (Reason 1990a, ◘ Abb. 3.3).

Solange Fehler jedoch minimale Ereignisse bleiben, sind sie in gewissem Maße nützlich: »Die Vitalität des fehlerhaften Handelns [liegt] in der Erweiterung des Handlungsrepertoirs« (Wehner 1992). Wer Fehler machen darf, kann Neues lernen. In dieser Sichtweise sind Fehler nicht nur etwas, was man vermeiden und korrigieren muss. Fehler zeigen auch, wie man anders handeln könnte, wo die Grenzen sicherer Behandlung liegen und welche Vorgehensweise nicht funktioniert.

Für die Medizin ist diese Denkweise – Fehler als Quelle des Lernens für Mediziner – nicht unproblematisch, weil potenziell Patienten von den Folgen eines Fehlers betroffen sein könnten. In jedem Fall sollte man die unvermeidbaren minimalen Ereignisse als eine »kostenlose Lektion« sehen, aus denen man lernen kann, wo die Organisation verbesserbar ist. Um kostenlose Lektionen für das Lernen der Organisation zu nutzen, müssen diese systematisch erfasst und aufgearbeitet werden (▶ Kap. 15.3.1).

14.2.3 Aktive und latente Fehler

Fehler sind in Organisationen unvermeidbar und können zu Zwischenfällen und Unfällen führen, wenn sie nicht korrigiert werden. Allerdings führen viele sicherheitskritische Entscheidungen in Organisationen über lange Zeit zu gar nichts – sie sind Vorläufer für Unfälle, die erst in Kombination mit auslösenden Situationsfaktoren und weiteren Fehlern wirksam werden (▶ Kap. 3.3).

Organisationen wurden als »geronnene Entscheidungsansammlungen« bezeichnet. Latente Fehler sind somit *geronnene Fehlentscheidungen* von Menschen, die mit Patienten weder räumlich noch zeitlich direkt zu tun haben: System-Designer, Manager, Wartungsingenieure und viele andere Menschen am »stumpfen Ende« einer Organisation. Diese Entscheidungen bleiben dauerhaft in der Organisation verankert. Sie werden in guter Absicht getroffen, aber Fern- und Nebenwirkungen in Bezug auf Sicherheit werden nicht vollständig analysiert. Dies geschieht nicht aus mangelnder Motivation: Menschen können sich nie alle lokalen Konstellationen vorstellen, unter denen eine Entscheidung zu negativen Konsequenzen führen kann.

Latente Fehlerbedingungen sind ebenso unvermeidbar wie aktive Handlungsfehler. Da sie keine sofortige Wirkung zeigen, sind sie aber schwerer zu entdecken. Daher sind Instrumente der Fehlerantizipation, der systematischen Fehlersuche, -erfassung und -korrektur wichtig. Genauso wichtig sind achtsame Mitarbeiter, die im Wissen um latente Fehler ihre alltäglichen Betriebsabläufe auf mögliche Probleme hin betrachten.

14.3 Organisationale Fehlerquellen

Wenn man Fehler in der Medizin in der beschriebenen systemischen Perspektive betrachtet, geraten Organisationsprozesse stärker in den Blick. Dann werden nicht nur aktive Fehler am »scharfen Ende«, sondern auch die latenten Vorläufer-Entscheidungen auf verschiedenen Ebenen der Organisation untersucht (▶ Kap. 3). In der Akutmedizin mit dem Fach Anästhesiologie als Vorreiter gewinnt dieser systemorientierte Ansatz (»*systemic approach*«) immer größere Bedeutung (Spath 2000). Der Systemansatz relativiert das Handeln von Ärzten und Pflegekräften: Sie bleiben verantwortliche Akteure, aber ihre Fehler werden nicht mehr als alleinverursachend für Unfälle, sondern als Teil einer Kette von Systeminteraktionen gesehen.

Auch auf den Systemansatz lassen sich die Ergebnisse der Human-Factors Forschung (▶ Kap. 5–10) anwenden: Die Entscheidungen von Managern und anderen Personen am »stumpfen Ende« unterliegen den gleichen psychologischen Gesetzen wie die der Ärzte und Pflegekräfte in kritischen Situationen.

Bei der Entstehung von latenten Fehlern in der Akutmedizin wirken organisationale Entscheidungen vor allem in drei Bereichen als hauptsächliche latente Fehlerquellen (◘ Abb. 14.3):
- Strukturen und Prozesse
- Medizingerätetechnik
- Fragen des Personalmanagements

14.3.1 Strukturen und Prozesse

Medizinische und gesetzliche Anforderungen verändern sich stetig. Somit müssen Organisationen kontinuierlich ihre Strukturen und Prozesse anpassen. Historisch gewachsene Strukturen unterliegen aber einem »Trägheitsmoment«, so dass Organisationen typische »Widerstände« gegen Veränderungen entwickeln. Solange genügend Menschen in einer Organisation von den aktuellen Zuständen profitieren, sind diese schwer veränderbar.

Strukturen und Prozesse in akutmedizinischen Organisationseinheiten, die Fehler begünstigen, können sein:
- Führungsprinzipien, Hierarchien
- Fehlerverständnis: Personenansatz vs. Systemansatz

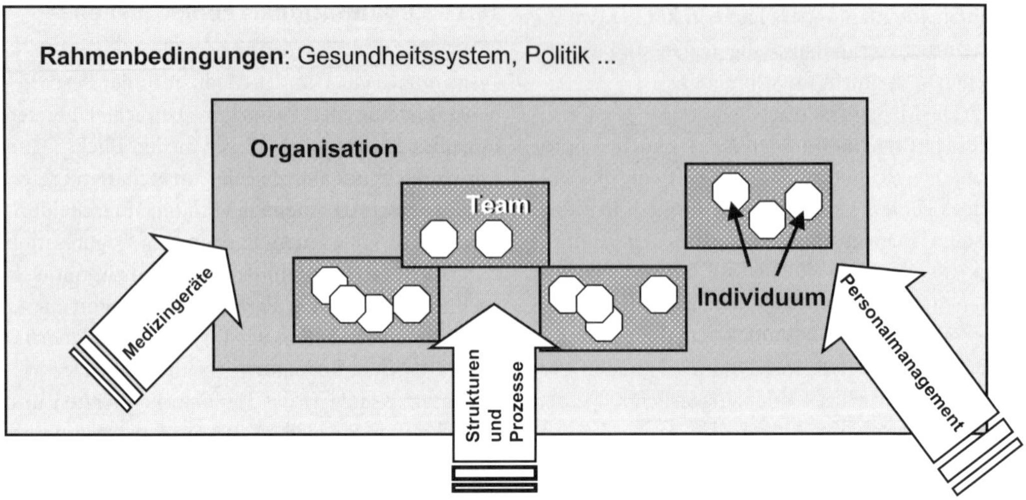

■ Abb. 14.3. Fehlerquellen innerhalb von Organisationen

- Formen der Kooperation und Teamarbeit
- Kommunikationswege und Informationsflüsse
- Planung der Arbeit: Schichtplanung, Arbeitszeitregelungen, Einsatzplanung

14.3.2 Medizingerätetechnik

Gerätekonzepte

Im vielen Operationssälen und Intensivstationen findet sich noch ein uneinheitliches und nicht aufeinander abgestimmtes Gerätekonzept, weil Einzelgeräte verschiedener Hersteller je Arbeitsplatz kombiniert werden. Da medizintechnische Geräte häufig langlebig gebaut sind, kommen verschiedene Technologiegenerationen mit einer jeweils charakteristischen »Bedienerphilosophie« parallel zum Einsatz. Die Auswirkungen können von *arbeitsintensiven Kontrollprozessen* bis hin zu *Bedienungsfehlern* und zur *Überforderung der Anwender* reichen (Friesdorf et al. 1993). Eine Vielzahl an Geräten verschiedener Hersteller erhöht darüber hinaus die Wartungskosten erheblich.

Bedienungsprobleme und Bedienerfehler

Unter einem *Bedienungsproblem* versteht man Fehler, die durch ein »schlechtes Gerätemerkmal« oder ein unverständliches Manual verursacht werden. Werden wichtige kognitiv-ergonomische Kriterien bei der Geräteentwicklung nicht ausreichend berücksichtigt, resultiert dies in geringem, oftmals kontra-intuitivem Bedienkomfort. Nicht selten muss der Benutzer nicht nur die Bedienoberfläche, sondern auch die geräteinterne Logik kennen, um mit Sonderfällen der Benutzung richtig umgehen zu können. Bei dem Defibrillator aus dem Eingangsbeispiel handelte es sich um ein kürzlich erworbenes Modell, das sich von den Vorgängermodellen durch eine komplett andere Bedienphilosophie unterschied, mit der keiner der Beteiligten vertraut war: Anstelle der Betätigung von Bedienfeldern die mit »1, 2, 3« markiert waren, mussten über die Bedienung eines herausklappbaren Monitors die einzelnen Handlungsschritte erst aufgesucht werden.

Einige typische Probleme, die bei älteren Geräten zu Fehlern führen können (Friesdorf et al. 1993):

- Mangelnde Rückmeldung an den Benutzer über Prozeduren und Gerätestatus
- Unklare, nicht selbst erklärende Fehleranzeige (z. B. Error 22AE17)
- Komplexe, uneinheitliche Alarmhierarchie
- Unklarer Gerätestatus nach basalen Schaltvorgängen wie Ein/Aus/stand-by
- Unerwartete technische Probleme

Während Bedienungsprobleme durch das Gerät verursacht sind, werden *Bedienerfehler* als individuelle Fehler aufgrund ungenügenden Wissens, fahrlässiger Arbeitsweise und des Nicht-Einhaltens von Vorschriften und Standards der Gerätebenutzung begangen. Gelegentlich verbirgt sich aber auch hinter dem Bedienerfehler einer Person ein organisationales Problem: Immer noch müssen Mitarbeiter medizinisch-technische Geräte benutzen, in die sie keine ausreichende Geräteweisung nach der Medizinproduktebetreiberverordnung (MPBetreibV) erhalten haben.

14.3.3 Personalmanagement

Strategisches Personalmanagement und Patientensicherheit

Personalmanagement, zu dem *Personalbedarfsplanung, Personalbeschaffung, Einsatzplanung und Personalentwicklung* gehören, hat trotz der Patientenferne unmittelbar Auswirkungen auf die Patienten, weil es die Arbeitsbedingungen und Qualifikation der Behandler mitbestimmt. Die »Verkettung unglücklicher Umstände« des Fallbeispiels hätte sich möglicherweise gar nicht erst zugetragen, wenn die Notaufnahme mit mehreren Ärzten besetzt gewesen wäre. Die strategische Entscheidung, genügend qualifiziertes Personal vorzuhalten, wird jedoch nur dann getroffen, wenn die Sicherheit der Behandlung das oberste Ziel einer Organisation ist. Neben dieser Entscheidung der Personalbedarfsplanung gibt es weitere latente Fehlerquellen, die entstehen, wenn Personalentscheidungen in der Medizin nicht strategisch getroffen werden:

- Die für bestimmte Aufgaben nötige Qualifikation ist nicht bei genügend Mitarbeitern verfügbar
- Führungskräfte werden ausschließlich nach fachlicher Qualifikation ausgesucht, nicht nach Führungskompetenz
- Qualifikationsdefizite einzelner Mitarbeiter müssen über längere Zeit durch andere Teammitglieder kompensiert werden

Wird Patientensicherheit trotz aller Zielkonflikte als das Oberziel in alle Prozesse der Organisation integriert und begreift man Personalmanagement als eine strategische Aufgabe der Führung (Jung 2001), lassen sich Gefährdungen von Patienten durch personalwirtschaftliche Entscheidungen vermeiden.

Personalbedarfsplanung und Personalbeschaffung

Personalbedarfsplanung, also die Abschätzung, wie viel Personal welcher Qualifikation benötigt wird, beruht auf langfristigen Organisationszielen. Voraussetzung für gute Planung ist eine adäquate Prognose zukünftiger Entwicklungen und die Berücksichtigung der widersprüchlichen Ziele »Wirtschaftlichkeit« und »optimale Patientenversorgung« (s. oben). Dies ist unter den momentanen gesundheitspolitischen Rahmenbedingungen ein schwieriges Unterfangen. Typische Auswirkungen von langfristigen Personalentscheidungen, die diesen Anforderungen nicht genügen, heißen »Personalnotstand«, »Überstunden«, »36-Stunden-Dienste«.

Personalbeschaffung bedeutet, geeignete Personen für den erkannten Personalbedarf zu gewinnen. Dazu muss zunächst geklärt werden, welche Anforderungen an eine bestimmte Aufgabe gestellt werden. Um dies zu erreichen, gibt es arbeitswissenschaftliche Instrumente wie Aufgabenanalyse, Stellenbeschreibung und Anforderungsprofile. Setzt ein Krankenhaus solche Instrumente ein, wird die Qualität von Personalentscheidungen erhöht. Eine derartige Herangehensweise wird bislang in der Medizin nur für die Auswahl von Ärzten in leitenden Positionen oder speziellen Aufgabengebieten angewendet. Da die Personalauswahl von Ärzten häufig nach persönlichen »Diagnostikstandards« der einstellenden Führungskräfte erfolgt, können sich systematisch bestimmte Persönlichkeitseigenschaften in einer Organisation häufen. Bevorzugt beispielsweise ein konfliktvermeidender Chefarzt konfliktvermeidende oder ein autoritärer Chefarzt »gehorsame« Mitarbeiter, kann in seiner Abteilung auf Dauer ein jeweils bestimmtes Klima der Teamarbeit entstehen. Dies wiederum kann eine latente Fehlerquelle darstellen.

Personaleinsatzplanung

Personaleinsatzplanung ist die operationelle, kurzfristige Zuweisung von Aufgaben an Personen »vor Ort«. In der Akutmedizin wird man häufig damit konfrontiert, dass sich die Planungsgrundlage für diese Aufgabenzuweisung (z. B. der OP-Plan) ändert. Durch häufige Veränderungen der Planung werden Fehler wahrscheinlich. Die Einsatzplanung wird insbesondere dann zu einer latenten Fehlerquelle, wenn Ärzten Aufgaben zugewiesen werden, für die ihnen Erfahrung und Wissen fehlen. Auch die Übernahme von Diensten durch Assistenzärzte ohne entsprechendes »Backup« durch einen Facharzt wäre ein Beispiel für eine verfehlte Personaleinsatzplanung. Fehler können sich jedoch auch bei guter Erstplanung schnell einschleichen, beispielsweise wenn ...

- unerfahrenes Personal im Notfall zusammentrifft
- Mitarbeiter mit bekannten Konflikten aufeinander treffen
- unerfahrene Führungspersonen ohne Hintergrundhilfe eingesetzt werden

Personalentwicklung: Qualifizierung

Personalentwicklung kann zur Fehlerquelle für Patientensicherheit werden, wenn Qualifizierung (Erweiterung, Auffrischung oder Vertiefung von Wissen), nicht oder nicht in ausreichendem Maße stattfindet. Dies ist dann der Fall, wenn ...

- Ausbildungs- und Fortbildungsrichtlinien nur dem Buchstaben nach umgesetzt werden
- Qualifizierung zur falschen Zeit geleistet wird (z. B. wenn ein Berufsanfänger bereits zu einer Fortbildung über »difficult airway management« geschickt wird)
- es in akutmedizinischen Abteilungen keine Schwerpunktsetzung zu Notfallmanagement gibt (innerklinisches Notfalltraining, Zwischenfalltraining am Simulator)
- Lernen nicht durch Transfersicherung als fester Bestandteil des Handelns verankert wird

Die Notwendigkeit, Akutmediziner gezielt auf Notfallmanagement vorzubereiten, ist deutlich vorhanden: So werden beispielsweise Maßnahmen der Herz-Lungen-Wiederbelebung nur von einem kleinen Teil des akutmedizinischen Personals ausreichend sicher beherrscht (Bell et al. 1995, Sablotzki et al. 2003). Hausinterne Weiterbildungsstrategien und gesetzliche Rahmenbedingungen hängen jedoch eng zusammen: Da ein regelmäßiges Training der Reanimationsmaßnahmen beispielsweise in Deutschland nicht gesetzlich vorgeschrieben ist, wird es von vielen Kliniken nicht angeboten.

Ungenügende Transfersicherung

Mit der alleinigen Teilnahme eines Mitarbeiters an einem Kurs, einem Training oder einer Einweisung ist jedoch der Lernerfolg nicht gewährleistet. Auch wenn Führungskräfte häufig davon ausgehen, dass »gelernt gleich gekonnt« ist, liegt zwischen Lernen und späterem Können das *Transferproblem*. Dieses Problem betrifft nicht nur das Lernverhalten des Individuums, sondern kann eine ganze Abteilung einbeziehen: Ist man nicht oder nur unzureichend auf den Input vorbereitet, den Mitarbeiter von Fortbildungsveranstaltungen mitbringen, kann die neu erworbene Qualifikation sogar negative Folgen haben. Die erlernten Fähigkeiten, Verhaltens- oder Vorgehensweisen können unter den anderen Mitarbeitern »Widerstand« hervorrufen, das »Neue« auf keinen Fall zu unterstützen oder zu übernehmen.

Versucht z. B. eine Ärztin nach einem Kurs zum Notfallmanagement, in ihrer Abteilung Strategien des Handelns für Notfälle einzuführen, erlebt sie möglicherweise ablehnende Reaktionen: Das »Trägheitsmoment« der Organisation verhindert eine schnelle Änderung von Prozessen. Die Ärztin könnte demotiviert werden – eine latente Fehlerquelle für ihre Entscheidungen. Oder sie könnte im Alleingang ihr Handeln verändern und damit für Verunsicherung bei den Teamkollegen sorgen – eine latente Fehlerquelle für deren Handeln.

Aus den hier skizzierten Organisationsthemen »Strukturen und Prozesse«, Medizingeräte« und »Personalmanagement« wird deutlich, dass Organisationen das Handeln von einzelnen Mitarbeitern und Teams in vielfältiger Weise beeinflussen können. Latente Fehler auf der Ebene von Organisationen werden in den eng gekoppelten Systemen der Akutmedizin manchmal wirksam, wenn lokale Auslöser und lokale Bedingungen mit sicherheitsgefährdenden Handlungen zusammentreffen. Dann kann es zu einem Ausfall der Sicherheitsbarrieren und in Folge zu einem Unfall kommen.

14.4 Organisation und Fehler – Auf einen Blick

- Organisationen sind Systeme von Menschen, die zusammenarbeiten, um wiederkehrende Aufgaben gemeinsam zu bewältigen. »Patientenversorgung« oder »Notfallrettung« sind Überbegriffe für solche wiederkehrenden Aufgaben.

- In der Organisationslehre unterscheidet man zwischen einem instrumentellen, institutionellen und funktionalen Organisationsbegriff.
- Krankenhäuser sind sozio-technische Systeme mit komplexen Interaktionen und teilweise enger Kopplung. Unter der Annahme, dass solche Organisationsstrukturen die Entstehung von Unfällen begünstigen, kann man gezielt nach latenten Fehlerquellen suchen.
- Als Organisationsproblem eines Krankenhauses bezeichnet man den Umstand, dass die gesamte Behandlungskette von Patienten in Teilaufgaben zerlegt ist, die von verschiedenen Funktionsträgern ausgeführt werden.
- Akutmedizin findet in verschiedenen arbeitsteiligen Subsystemen statt. Das führt zum Organisationsproblem der Motivation und Koordination.
- Komplexe Organisationen können nicht verhindern, dass immer wieder Fehler entstehen. Man spricht daher auch von der »Normalität des Fehlers«.
- In Organisationen haben Fehler je nach den internen Strukturen unterschiedliche Auswirkungen.
- Latente Fehlerquellen in der Akutmedizin liegen in den Strukturen und Prozessen der Organisation, im Bereich der Medizingerätetechnik und im Personalmanagement.

Literatur

Badura B, Feuerstein G (1996) Systemgestaltung im Gesundheitswesen: Zur Versorgungskrise der hochtechnisierten Medizin und den Möglichkeiten ihrer Bewältigung. Juventa, Weinheim

Bell JH, Harrsion DA, Carr B (1995) Resuscitation skills of trainee anaesthetists. Anaesthesia 50: 692–694

Friesdorf W, Groß-Alltag F, Konichezky S, Schwilk B (1993) Systemergonomie in der Intensivmedizin. In: Badura B, Feuerstein G, Schott T (Hrsg.) System Krankenhaus. Arbeit, Technik und Patientenorientierung. Juventa, Weinheim, S 207–226

Hatfield A, Tronson M (2001) The Complete Recovery Room Book. University Press, Oxford

Jung H (2001) Personalwirtschaft. Oldenbourg, München

Kieser A, Kubicek H (1992) Organisation. Springer, Berlin

Malik F (1984) Strategie des Managements komplexer Systeme. Ein Beitrag zur Management–Kybernetik evolutionärer Systeme. Paul Haupt, Bern/Stuttgart

Manser T, Wehner T (2003) Wissensorientierte Kooperation in der Medizin – Ein Konzept und seine Implikationen für die Praxis. In: Ulich E (Hrsg.) Arbeitspsychologie in Krankenhaus und Arztpraxis. Huber, Bern, S 323–340

Oestern HJ (2000) Erfahrungen und Ergebnisse aus bisherigen Katastrophen im Vergleich zu Eschede. Trauma und Berufskrankheit 2, Suppl 2: 294–297

Perrow C (1999) Normal Accidents. Living with High–Risk Technologies. Princeton University Press, Princeton

Reason J (1990a) Human Error. Cambridge University Press, Cambridge

Reason J (1990b) The contribution of latent human failures to the breakdown of complex systems. Phil Trans R Soc Lond 327: 475–84

Spath PL (ed) (2000) Error reduction in health care. A system approach to improving patient safety. AHA press, Chicago

Sablotzki A, Schubert S, Kuhn C, Radke J, Czeslick E (2003) Die Behandlung von Notfällen im Krankenhaus – Probleme und Management. Anaesthesiologie und Reanimation 28: 32–37

Schulte-Zurhausen M (2002) Organisation. Vahlen, München

Wehner T (1992) Sicherheit als Fehlerfreundlichkeit. Westdeutscher Verlag, Opladen

Zuverlässige Akutmedizin

Fallbeispiel

Ein Patient erhält im Rahmen einer größeren abdominalchirurgischen Operation präoperativ einen thorakalen Periduralkatheter. Dieser wird vor der Narkoseausleitung mit einem Lokalanästhetikum bestückt und im Aufwachraum an eine Schmerzpumpe (PCEA) angeschlossen. Nach einem unauffälligen Verlauf im Aufwachraum wird der Patient wach und kreislaufstabil auf die Normalstation zurückverlegt. Gegen 2 Uhr morgens wird der anästhesiologische Dienstarzt von der Nachtschwester darüber informiert, »dass der Periduralkatheter nicht sitzt oder etwas mit der Schmerzpumpe nicht stimmt.« Bei genauerem Nachfragen stellt sich heraus, dass der Patient in den Nachtstunden zunehmend über Schmerzen geklagt habe, und eine wiederholte Bolusgabe keine Besserung gebracht hätte.

Bei Eintreffen auf Normalstation findet der Anästhesist einen vollständig orientierten Patienten vor, der nicht-invasiv gemessene Blutdruck liegt bei 100/50 mmHg, die Herzfrequenz beträgt 45/min und die pulsoxymetrisch gemessene Sättigung liegt bei 94%. Als der Anästhesist die PCEA-Pumpe kontrolliert, entdeckt er, dass der Leitungsschlauch nicht mit dem PDK-Filter, sondern mit dem Cava-Katheter konnektiert wurde. Es lässt sich weder eruieren, wann die Fehlkonnektion auf Station erfolgt ist, noch wie viel Lokalanästhetikum in den Patienten injiziert wurde. Der Anästhesist verlegt den Patienten zur Überwachung auf die Intensivstation. Dort normalisieren sich ohne therapeutische Intervention sowohl der Blutdruck als auch die Herzfrequenz, so dass der Patient am Nachmittag wieder in sein Zimmer zurück verlegt werden kann.

Der Assistenzarzt gibt diesen Zwischenfall in das hausinterne Incident-Reporting System ein. Bei dieser Gelegenheit liest er bisherige Fallberichte und es fällt ihm auf, dass eine derartige Fehlkonnektion einer PCEA-Pumpe an einen zentralvenösen Katheter im vergangenen Jahr bereits zwei Mal erfolgt ist. Diese Häufung von vergleichbaren Zwischenfällen wird daher als Tagesordnungspunkt auf der nächsten klinikinternen Qualitätsmanagement-Konferenz (QM) vorgestellt. Als Hintergrund zu diesem wiederholten Fehlverhalten lässt sich im Vorfeld der Besprechung eruieren, dass im vergangenen Jahr ein hoher Personalumsatz auf den allgemeinchirurgischen Stationen stattgefunden hat und viele der neuen Mitarbeiter keine Schulung über patientenkontrollierte Analgesie erhalten haben. Deswegen scheint es der Mehrheit des Pflegepersonals nicht klar zu sein, dass sich hinter dem Begriff der »Schmerzpumpe« die beiden Konzepte einer intravenösen (PCIA) und epiduralen (PCEA) Applikation verbergen. Darüber hinaus sehen die Perfusorleitung einer intravenösen Schmerzpumpe und die Leitung einer PCEA-Pumpe identisch aus.

Die Mitglieder des Arbeitskreises QM schlagen vor, mehrere Konsequenzen für die Praxis daraus zu ziehen: Zum einen wird als Standard festgelegt, dass eine Konnektion von Schmerzpumpen nur noch durch geschultes Personal erfolgen soll. Es wird zum zweiten mit den Mitarbeitern der Schmerzambulanz ein Konzept erarbeitet, wie innerhalb der nächsten Monate eine Schulung des gesamten Pflegepersonals erfolgen kann. Zum dritten wird in den Standard der PDK –Versorgung aufgenommen, dass die Leitungen mit einem Aufkleber »Nicht für die i.v.-Gabe zugelassen« angebracht wird. Der Zwischenfall wird von dem Assistenzarzt für die hausinterne Fallbesprechung aufgearbeitet und der Assistentenschaft vorgestellt. Da die Klinik ihre ärztlichen Mitarbeiter regelmäßig am Simulator schult, erstellen Assistenten des Simulatorteams aus dem Fall ein Szenario, das in das Zwischenfalltraining am Simulator aufgenommen wird.

Ein Patient erhält im Rahmen einer Operation einen thorakalen Periduralkatheter (**P**atient **C**ontrolled **E**pidural **A**nalgesia) als schmerztherapeutisches Verfahren. Aus ungeklärtem Grund kommt es unmittelbar nach Verlegung auf die Normalstation zu einer Fehlkonnektion der PCEA-Pumpe an den Cava-Katheter. Diese Verwechslung wird durch die Unerfahrenheit des Pflegepersonals mit der Methode und die identischen Zuleitungen begünstigt. Durch die Fehlkonnektion führt die Pumpe kontinuierlich intravenös ein Lokalanästhetikum und ein Opioid zu.

Da der Patient aufgrund der fehlenden rückenmarknahen Schmerztherapie verstärkt Schmerzen empfindet, fordert er häufig PCEA-Boli an, die er subjektiv als kurzzeitige Benommenheit wahrnimmt. Der Zwischenfall wird entdeckt, bevor es zu toxischen Blutplasmaspiegeln des Lokalanästhetikums kommen kann und bleibt daher ohne Folgen für den Patienten. Weil die anästhesiologische Abteilung über ein Fehlermeldesystem verfügt, fällt auf, dass sich ähnliche Vorfälle bereits zwei Mal zugetragen haben und möglicherweise ein Systemproblem dahinter steckt. Nach einer Ursachenanalyse werden praktische Konsequenzen aus dem Vorfall gezogen. Weitere organisationale Lernmöglichkeiten (Fallbesprechung, Simulatortraining) vertiefen nachhaltig den Lerneffekt dieser kritischen Situation.

15.1 Unternehmensziel Patientensicherheit

Zwischenfälle, in denen sich aufgrund von Fehlhandlungen einer Einzelperson langsam eine Patientengefährdung entwickelt, ereignen sich in der Akutmedizin täglich und auf vielfältige Weise. Somit kann ein wirksames schmerztherapeutisches Verfahren zu einer vitalen Bedrohung für einen Patienten werden, nur weil jemand »aus Versehen« eine Kunststoffleitung falsch konnektiert. Häufig werden diese Zwischenfälle frühzeitig entdeckt und durch das Handeln Einzelner »entschärft«, so dass niemand zu Schaden kommt. Dass Situationen durch Einzelpersonen entschärft werden können, ist aber nicht selbstverständlich: Mehrere Pflegekräfte hatten sich bereits um diesen Patienten gekümmert, ohne dass jemandem die Fehlkonnektion aufgefallen und die Bedrohlichkeit der Lage bewusst gewesen wäre. Sicherheit sollte daher niemals davon abhängen, dass Einzelpersonen zufällig zur rechten Zeit am rechten Ort sind und sicherheitsbedrohende Situationen entschärfen. Wenn Patientensicherheit ein vorrangiges Unternehmensziel werden soll, müssen Organisationen der Akutmedizin eine funktionierende **Sicherheitskultur** entwickeln. Diese Sicherheitskultur beinhaltet, dass *alle* Strukturen und Prozesse der Organisation, *alle* Arbeitsplätze und Geräte, die Qualifikation *aller* Mitarbeiter und die Beziehungen der Mitarbeiter untereinander so gestaltet werden, dass *sicheres Handeln zu jeder Zeit an jedem Arbeitsplatz* möglich ist. Um auszudrücken, dass Sicherheit ein Anstrebensziel ist (▶ Kap. 7.1.1), sollte man in der Medizin besser von Sicherheitskultur und nicht länger von Fehlerkultur sprechen.

Sicherheit ist nur dann erreichbar, wenn viele Mitarbeiter an vielen Orten und Zeiten sicher handeln und damit verhindern, dass Patienten zu Schaden kommen. Sicherheit ist gewissermaßen ein »*dynamisches Nicht-Ereignis*« (Reason 1997). »Nicht-Ereignis« deswegen, weil Sicherheit nicht positiv als die »Anwesenheit von etwas«, sondern nur als die ständige Abwesenheit von Unfällen, als das Nicht-Eintreffen unerwünschter Ereignisse (▶ Kap. 1) definiert werden kann. Dynamisch insofern, als Sicherheit kein bleibender Zustand ist: Sicherheit kann nicht ein für alle Mal erreicht, sondern muss immer wieder errungen werden. Um zu dieser Patientensicherheit gelangen zu können, besteht eine der wesentlichen Aufgaben von Menschen in einer Sicherheitskultur darin, »nicht zu vergessen, Angst zu haben« (Reason 1997; ◘ Abb. 15.1).

Um dieses Ziel erreichen zu können, muss Sicherheitsarbeit zu einer dauerhaften und funktionsübergreifenden Steuerungsaufgabe für Krankenhäu-

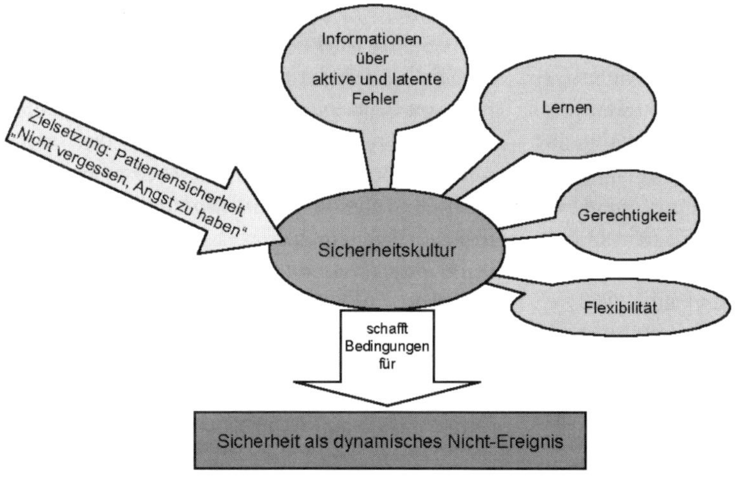

◘ **Abb. 15.1.** Elemente einer Sicherheitskultur. Sicherheit wird nicht als statische Eigenschaft eines Systems verstanden, sondern als eine Abwesenheit von kritischen Ereignissen, die ständig neu errungen werden muss ser werden: Das Krankenhaus muss als **zuverlässige Organisation** arbeiten. Weil Sicherheit und Zuverlässigkeit davon abhängen, dass viele Mitarbeiter an vielen Orten und Zeiten sicher handeln, kann diese Aufgabe nicht an einen einzelnen Funktionsträger, beispielsweise den Sicherheits- oder den Qualitätsbeauftragten delegiert werden. Alle Funktionsträger eines Krankenhauses, Management, Ärzte und Pflegepersonal, sowie alle Funktionsdienste müssen an der Umsetzung der Patientensicherheit zusammenwirken.

15.1.1 Sicherheitskultur = Unternehmenskultur

Legt man Patientensicherheit als Oberziel einer Organisation fest und verankert diese als zentrale Steuerungsaufgabe in den Köpfen aller Mitarbeiter, so wird das Streben nach Patientensicherheit zu einem wesentlichen Teil der Unternehmenskultur. Unter **Unternehmenskultur** versteht man all die Eigenschaften, die eine Organisation oder ein Unternehmen als stabiles Sozialsystem unverwechselbar machen und durch die es sich vor anderen auszeichnet. Unternehmenskultur zeigt sich beispielsweise in (Bellabarba 1997)

- der Darstellung des Selbstverständnisses (Leitbild)
- Werten, Normen und Grundsätzen des Handels
- tradierten Verhaltensmustern (»So macht man das bei uns«)
- der Art des Umgangs miteinander (Verschiedene ärztliche Berufsgruppen; Pflegekräfte und Ärzte)
- der Art des Lernens

Um Patientensicherheit als Teil der Unternehmenskultur verankern zu können und damit eine Sicherheitskultur zu erreichen, ist es notwendig, eine Berufsgruppen und -stände übergreifende Identität aller Mitarbeiter zu fördern (»wir im Krankenhaus X«, »wir von der Intensivstation Y«, »wir vom Notarztstandort Z«).

In der Akutmedizin kommt die Kultur einer Organisation (beispielsweise einer klinikinternen Abteilung oder einer Station) vor allem in kritischen Situationen zum Vorschein. Die Art und Weise, wie mit Patienten umgegangen wird, wie Mitarbeiter Probleme lösen, wie sie im Team arbeiten und wie sie schwierige Situationen nachbereiten, deckt die Unternehmenskultur dieser Organisation auf.

15.1.2 Sicherheit durch Information

»Sicherheitskultur« kann darüber hinaus mit »informierter Kultur« gleichgesetzt werden (Reason 1997). Eine **informierte Kultur** hat die potenziellen Unfälle und Fehler einer Organisation zum Gegenstand. Sie tut dies vor allem dadurch, dass sie latente Fehler (▶ Kap. 3.2.4, Kap. 14.2.3) analysiert und weniger danach trachtet, einzelne Fehler im Nachhinein zu erfassen. Um eine informierte Kultur zu erzielen, sollten sich Organisationen um die folgenden Aspekte bemühen (Weick u. Sutcliffe 2003):

- **Berichte und Informationen:** Will man die »kostenlosen Lektionen« des Alltags (wie beispielsweise Beinahe-Unfälle oder risikoreiches Verhalten von Mitarbeitern) erfassen, benötigt man Informationen über eben jene Ereignisse, Fehler und Abweichungen. Dafür ist ein offenes Kommunikationsklima nötig, das den Mitarbeitern erlaubt, Fehler zu berichten und darüber zu diskutieren. Das Management einer Organisation trifft dabei die Entscheidung, welche Art der Information über Fehler vertrauenswürdig sein soll (z. B. schriftlich eingebrachte, mündliche, durch direkte Befragung eingeholte, anonym ermittelte...).
- **Gerechtigkeit:** Wenn ein gravierendes Ereignis eintritt, steht nicht die Schuldzuweisung im Vordergrund, da die meisten Fehler durch Organisationsfaktoren mitverursacht sind. Persönliche Verantwortung wird jedoch nicht geleugnet; es gibt keine allgemeine Amnestie für Fehler. Allen Mitarbeitern ist klar, welche fehlerverursachenden Verhaltensweisen in der Organisation inakzeptabel sind (z. B. Nichtbeachtung von Dienstanweisungen, Regelverstöße, Alkoholkonsum während der Dienstzeit etc.) und disziplinarische Konsequenzen nach sich ziehen können.
- **Flexibilität:** In einer informierten Kultur können in Notfällen Entscheidungen durch lokale Experten »vor Ort« getroffen werden. Damit werden Entscheidungen davon befreit, erst gemäß der Hierarchie von oben »abgesegnet« werden zu müssen. Mitarbeiter wissen, dass diese Entscheidungskompetenz von ihnen erwartet

wird und handeln entsprechend. Sie werden von Führungskräften ermutigt, flexibel in kritischen Situationen zu entscheiden.

- **Lernprozesse:** Auch das Lernen gehört zu einer informierten Kultur. Das Management ist willens und fähig, aus den Informationen über Fehler(möglichkeiten) Konsequenzen zu ziehen und diese umzusetzen.

15.1.3 Erfolgsmuster zuverlässiger Organisationen

Trotz der Unvermeidbarkeit und »Normalität« von Fehlern (Perrow 1999) können komplexe Organisationen ohne Unfälle und damit zuverlässig und sicher arbeiten. Das zeigen große Organisationen anderer Branchen mit ähnlich komplexen Strukturen wie Krankenhäuser (z. B. Flugzeugträger oder Atomkraftwerke, Weick 2002; Weick u. Sutcliffe 2003). Um dies zu erreichen, leben **zuverlässige Organisationen** eine »informierte« Sicherheitskultur und zeichnen sich durch besondere Merkmale aus. Diese im Folgenden aufgeführten Merkmale von Organisationen in hochriskanten Branchen können als *Anregungen* für die Akutmedizin verstanden werden. Einer einfachen Übertragung von »Erfolgsmodellen« auf die Medizin darf man jedoch skeptisch gegenüber stehen (Thomas u. Helmreich 2002).

Merkmale zuverlässiger Organisationen

- **Auseinandersetzung mit Fehlern:** Es erfolgt eine Auseinandersetzung mit Fehlern und eine Konzentration auf die kleinen Abweichungen, um aus den kostenlosen Lektionen des Alltags zu lernen. Es existiert eine grundsätzlich kritische Haltung gegenüber anhaltenden Erfolgsphasen, weil hinter vielen Erfolgen die Gefahr von Selbstzufriedenheit und Nachlässigkeit lauert.
- **Vorsicht vor vereinfachenden Annahmen**: Man pflegt Skepsis gegenüber vereinfachenden Annahmen und Ereignisinterpretationen. Stattdessen werden differenzierte, komplexe Modelle und Vorstellungen über interne und externe Ereignisse bevorzugt.
- **Sensibilität für betriebliche Abläufe**: Es herrscht eine hohe Aufmerksamkeit für betriebliche Abläufe. Normale Arbeitsroutinen werden immer wieder auf ihr Fehlerpotenzial hin untersucht. Es erfolgt eine gründliche Kommunikation über die vielen, situativ vollzogenen Fehlerkorrekturen, um sicherzustellen, dass möglichst viele über möglichst vieles informiert sind.
- **Allokation von Entscheidungskompetenz:** Entscheidungen werden an den Ort verlagert, wo die höchste fachliche Expertise für das Problem liegt. Da in zuverlässigen Organisationen grundsätzlich ein hoher Respekt vor fachlicher Expertise herrscht, werden tendenziell sachliche Entscheidungen von der formalen Hierarchie getrennt.
- **Flexibilität ist Programm**: Zuverlässige Organisationen streben nach Flexibilität, um einerseits Fehler frühzeitig entdecken zu können und andererseits das System beim Auftreten von Fehlern durch flexible Anpassung am Laufen zu halten.

In zuverlässigen Organisationen werden Mitarbeiter explizit aufgefordert, über Ist-Zustände, Abweichungen, eigene Handlungsabsichten, minimale Ereignisse und über Fehler zu reden. Damit die Kommunikation über Ereignisse und Fehler gelingt, ist eine vertrauensvolle Beziehung zwischen Mitarbeitern und Führungskräften Voraussetzung. Durch die häufige Reflexion von Entscheidungen wird verhindert, dass ein **Normalisierungseffekt** im Umgang mit Abweichungen eintritt. Darunter versteht man, dass Mitarbeiter beginnen, abweichende Ereignisse, diskret abweichendes Verhalten und kleine Regelverletzungen zu akzeptieren, weil keine unmittelbaren negativen Konsequenzen zu spüren sind (Vaughan 1996).

15.2 Fehlervermeidung

Zuverlässige Organisationen versuchen Fehler zu verhindern. In dem Wissen, dass fehlerloses Handeln der Mitarbeiter nicht erreicht werden kann, werden daher Maßnahmen zur weitgehenden *Eindämmung von Fehlern* getroffen. Das Zustandekommen von Unfällen und Zwischenfällen aus der seltenen Kombination von aktiven und latenten Fehlern lässt sich nie ganz ausschließen (▶ Kap. 3.3). Für alle Routinehandlungen hingegen gilt das **Null-Fehler-Prinzip** (Eichhorn 1995). Insofern gilt für die Fehlerkultur in der Akutmedizin beides: Null-Fehler in

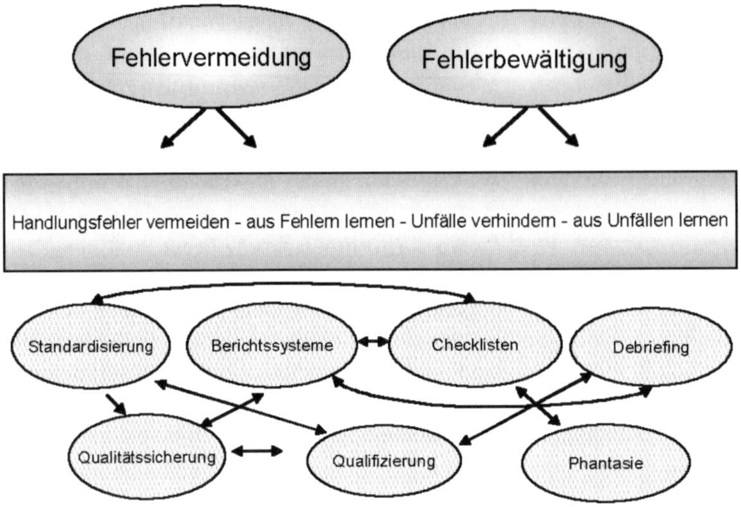

Abb. 15.2. Fehlervermeidung und Fehlerbewältigung

den Routinen und Lernen aus den Lektionen der Unfälle und seltenen Probleme.

Fehlervermeidung kann auf einer *übergeordneten Ebene* durch Phantasie gegen Unfälle, allgemeine Verbesserung der Qualifikation und durch Maßnahmen der Qualitätssicherung angestrebt werden. Sicheres Handeln *vor Ort* wird durch Instrumente wie Checklisten und Standardisierung erleichtert (Abb. 15.2).

15.2.1 Phantasie gegen Unfälle

Für die Vermeidung von Fehlern ist **Phantasie** eine wichtige Ressource. Phantasie für Sicherheit einzusetzen bedeutet, sich vorzustellen, welche Komplikationen in einer bestimmten Situation auftreten könnten. Diese bewusst eingesetzte »Schwarzmalerei« kann im Sinne eines *worst-case Szenario* als Planungsinstrument eingesetzt werden (▶ Kap. 7.2).

Insbesondere *bei seltenen Problemen und Ereignissen* kann Phantasie zur Fehlervermeidung wichtiger sein als bereits eingetretene Fehler. Aus realen Ereignissen kann eine Organisation nur lernen, wenn sie aufgetreten sind. In der Medizin bedeutet dies, dass erst ein Patient zu Schaden kommen muss, bevor der Lernprozess beginnen kann. Aus imaginierten Fehlern hingegen erhält man Ansatzpunkte für Veränderungen, ohne dass ein Menschenleben gefährdet wird.

Tritt dann ein seltenes Problem oder Ereignis auf, beispielsweise die im Fallbeispiel beschriebene Fehlkonnektion einer PCEA-Pumpe, kann dies zum Lernen genutzt werden: An diesem konkreten Fall können allgemeine Probleme der Organisation (z. B. schmerztherapeutischer Ausbildungsstand der Pflegekräfte) erkannt werden. Da Unfälle als seltene Ereignisse aus einer einmaligen Konstellation entstehen, wird genau der gleiche Unfall so nicht wieder auftreten. Daher bedarf es auch bei der Analyse von Unfällen der Phantasie: Wie könnte eine ähnliche »Flugbahn« des Unfalls (Reason 1990, ▶ Kap. 3.3) durch alle Sicherheitsbarrieren hindurch aussehen? Wie lässt sich das Auftreten ähnlicher Konstellationen verhindern?

Im Gegensatz zu seltenen Problemen und Ereignissen ist Phantasie für die Fehlervermeidung bei Routinehandlungen weniger entscheidend: Hier kennt man Fehler und die Bedingungen, unter denen sie auftreten. Diese Bedingungen können systematisch verändert werden mit der Zielsetzung, Fehler völlig zu vermeiden.

15.2.2 Qualifizierung

Wissen und Können der Mitarbeiter sind die entscheidende menschliche Ressource für fachliche Arbeit und für Fehlervermeidung. Die systematische Weiterentwicklung dieser Ressource durch Fort- und Weiterbildung im Sinne der Personalentwicklung ist daher eine Investition in die Sicherheit. Wenn Mitarbeiter aus- und weitergebildet werden, sollte der Schwerpunkt nicht nur im Erwerb von **medizinisch-technischem** Wissen und Fertigkeiten sondern auch von **nicht-technischen Fähigkeiten** liegen (► Kap. 1.1). Diese nicht-technischen Fähigkeiten (wie Kommunikation, Teamarbeit, Entscheidungskompetenz) sollten nicht isoliert von Fachwissen vermittelt, sondern als Teil ärztlicher Kompetenz eng mit medizinisch-technischen Inhalten verbunden werden. Dafür geeignet sind innovative Lernformen wie Simulatortraining, problemorientierter Unterricht und fallbasiertes Lernen. Im Alltag sollten Führungskräfte (z. B. beim bedside-teaching) diese Verknüpfung leisten können. Jedes Personalentwicklungskonzept für ein sicheres Krankenhaus sollte aber mit realistischen Zeithorizonten planen: Unternehmen der zivilen Luftfahrt arbeiten seit über 20 Jahren daran, bei ihren Mitarbeitern ein ausgeprägtes Bewusstsein für Fehlerthemen und alltagspraktische Fähigkeiten und Fertigkeiten zur Fehlervermeidung zu entwickeln.

Simulatoreinsatz und Zwischenfalltraining

Patientensimulatoren sind in der Anästhesie seit Anfang der 90er Jahre im Einsatz. Mit ihrer Hilfe ist es möglich, seltene und kritische Konstellationen der Akutmedizin ohne Patientengefährdung nachzustellen. Lernende können Zwischenfälle bewältigen, die sie im OP um der Patientensicherheit willen an Erfahrenere abgeben würden. Sie dürfen Fehler machen und aus diesen Fehlern lernen. Es kommen verschiedene Simulatortypen (part-task-trainer, Endotrainer oder full-scale-Patientensimulator) zum Einsatz, wobei der full-scale-Patientensimulator eine Kombination von Mannequin (»Patientenpuppe«), computerbasierten pharmakologischen und physiologischen Patientenmodellen und Steuerungseinheit ist. Lernmöglichkeiten mit Simulatoren reichen vom einfachen Üben technischer Fertigkeiten (z. B. Intubation, *skill based training*) über das wiederholte Training zum Erwerb von Fähigkeiten (z. B. Reanimation, *rule based training*) bis hin zu komplexen Handlungsmustern (z. B. Therapie des anaphylaktischen Schocks, *knowledge based training*).

In den meisten Simulatorzentren werden nicht nur Fähigkeiten und Fertigkeiten vermittelt, sondern auch die Bewältigung von Zwischenfällen geübt. Diese **Zwischenfalltrainings** wurden in Anlehnung an Ausbildungsinhalte und -methoden der zivilen Luftfahrt entwickelt und erstmalig als Anesthesia Crisis Resource Management (ACRM; Howard et al. 1992) beschrieben.

Das ACRM-Training und verwandte Notfallmanagementkurse an Simulatoren bestehen in der Regel aus vier »Bausteinen«, die mehrfach durchlaufen werden:
- Vermittlung von Theorien, Modellen, Wissen
- Bearbeitung von Simulationsszenarien
- Debriefing
- Transfersicherung

Simulatortraining kann durch die Vermittlung von medizinischem Wissen, von Teamfähigkeiten und Führungswissen sowie von Problemlösestrategien zur Fehlervermeidung beitragen. Über das individuelle Lernen hinaus regt die Ausbildung mit dem Patientensimulator an, über Veränderungen der Arbeitskultur, der Teamarbeitsstandards und der Fehlerbewältigung in der Organisation nachzudenken (Rall et al. 2000; Grube u. Graf 2003).

15.2.3 Qualitätssicherung

Qualitätssicherung betrifft sowohl die Fehlervermeidung als auch die Fehlerbewältigung. Ohne an den Anlass konkreter Unfälle gebunden zu sein, steht die Aufdeckung latenter Fehler im Vordergrund. Aus dem großen Bereich der Qualitätsarbeit (Kersting et al. 1995) sind vor allem Audits und Qualitätszirkel explizit mit Fehlervermeidung befasst.

Fehleraudits

Fehlerauditierung ist ein Prozess, bei dem definierte Bereiche einer Organisation durch externe Experten auf die Fehleranfälligkeit ihrer Prozesse und Strukturen hin untersucht werden. Audits werden auf Initiative des Managements durchgeführt und benötigen die Unterstützung durch Träger und Administration. Eine Fehlerauditierung kann als formelles, zertifiziertes Verfahren von professionellen Auditoren durchgeführt werden. »Informelle Auditierung« bedeutet, dass Mitarbeiter eines anderen Krankenhauses oder einer anderen Abteilung als Auditoren eingeladen werden. Fehleraudits in akutmedizinischen Einrichtungen sollten sich mit den Bereichen befassen, in denen die Auswirkungen von latenten Fehlern am größten sind: Probleme mit medizintechnischen Geräten, Fehler in der Vorbereitung von geplanten Maßnahmen (*Checkfehler*), die Lagerung von Patienten, die fehlende Anwendung von

Protokollen und Leitlinien, Medikamentenverwechslungen und Dosierungsfehler (O'Connor et al. 2002).

Qualitätszirkel

Ein Qualitätszirkel ist eine freiwillige Arbeitsgruppe, die hierarchiefrei unter Leitung eines Moderators temporär zusammentritt, um Vorschläge zur Steigerung der Qualität von Arbeitsprozessen zu erarbeiten. Indem eingebrachte Verbesserungsvorschläge von den Abteilungen und Stationen ausgewertet werden, kann die Kompetenz, Motivation und Initiative der Mitarbeiter genutzt werden. Qualitätszirkel sind nicht die Instanz, die Verbesserungen umsetzt, dies ist Aufgabe des Managements. Die Akzeptanz des Instruments »Qualitätszirkel« steht und fällt mit dem Ausmaß, mit dem Vorschläge des Zirkels aufgenommen und tatsächlich umgesetzt werden. Die Arbeitsweise von Qualitätszirkeln sollte soweit systematisiert sein, dass Verbesserungsideen thematisch zu zentralen Schwachpunkten einer Organisation gruppiert werden (z. B. Qualifikation der Mitarbeiter, Kommunikation und Kooperation, Führungskultur).

15.2.4 Standardisierung

Standardisierung soll gewährleisten, dass bei wiederkehrenden Aufgaben eine hohe Ähnlichkeit der Abläufe entsteht. Standardisierung kann durch den Rückgriff auf vorgegebene Lösungen einerseits entlastend und qualitätssichernd wirken und die Kooperation vereinfachen, andererseits auch als Einschränkung der ärztlichen Freiheit und als Formalisierung der Arbeit erlebt werden. Standardisierung kann innerhalb einer Organisation geleistet werden (z. B. Standard für Patientenübergabe) oder organisationsübergreifend geschehen (z. B. Leitlinien der verschiedenen Fachgesellschaften).

Standards können darüber hinaus sowohl für medizinische **Prozesse** als auch für die **Organisation der Arbeit** festgelegt werden. Für die Standardisierung medizinischer Prozesse ist es hilfreich, wenn Standards Hinweise über bestimmte schwierige Bedingungen, arbeitsorganisatorische Besonderheiten, Ausrüstungsstandards, typische Komplikationen sowie erprobte Behandlungsalternativen enthalten (Gravenstein u. Kirby 1999; Kox u. Spieß 2003). Für die Fehlervermeidung in der Akutmedizin ist es überlegenswert, ob man analog der Luftfahrt nicht auch die Teamarbeit durch Standardisierung unterstützen kann. Standards für die Teamarbeit können die gesprochene Sprache, Routinehandlungen und Notfallprozeduren betreffen (Buerschaper u. St.Pierre 2003).

Standardisierung der Sprache

Festlegungen über zulässige Ausdrücke können die Kommunikation gerade in kritischen Situationen erleichtern. Verhaltensstandards der **Benutzung von Sprache** sind *Call-Outs*, *Readback* und *Hearback*. Ein Call-Out ist eine deutliche Ansage in einer festgelegten Terminologie (z. B. »Achtung, ich defibrilliere«) Das Readback ist mit dem Hearback zu einem redundanten Verfahren des »Gegenlesens« von Informationen gekoppelt (▶ Kap. 12.5.2). Beispielsweise erhält eine Assistenzperson die Anweisung zu einer Medikamentenapplikation und wiederholt, was sie verstanden hat (readback). Der Akutmediziner, von dem die Anweisung kam, hört dieses Gegenlesen aufmerksam an und gibt anschließend das Gehörte noch einmal an die Pflegekraft zurück (hearback). Man versichert sich damit nicht nur gegenseitig, einander verstanden zu haben, sondern gibt möglichst originalgetreu die empfangene Information wider.

Für Mediziner wirkt diese Vorgehensweise ungewohnt und für den Alltag unnötig. Um jedoch ein Verhalten in einer kritischen Situationen erfolgreich anwenden zu können, muss dieses zuvor im klinischen Alltag zur Gewohnheit geworden sein. Erfahrungen aus anderen Hochrisikobranchen (z. B. zivile Luftfahrt) zeigen, dass diese Technik in einer Notfallsituation unter Zeitdruck und Lärm in der Tat zu einer Reduktion von Missverständnissen führen kann (Conell 1996).

Standard Operating Procedures

Eine weitere Form der Etablierung von Standards sind Standardprozeduren (Standard Operating Procedures, SOP). Eine SOP ist die Beschreibung einer gewünschten Vorgehensweise bei der Erledigung bestimmter Aufgaben (Reinwart 2003). SOPs können sowohl für Abläufe im Normalbetrieb als auch für Ausnahmesituationen erstellt werden. Notfall-SOPs ermöglichen ein geordnetes Vorgehen und sind trotzdem flexibel genug für die einmaligen situativen Besonderheiten. Sie sind an medizinisch-technischen Abläufen orientiert und werden durch allgemeine Schritte der Handlungsorganisation ergänzt (Cooper et al. 1993). Der Vorteil von Standardprozeduren für den Einzelnen ist, dass sie für viele Situationen erfolgreiche Handlungswege vorschreiben. Damit muss der Einzelne weniger nachdenken, was gerade in zeitkritischen Situationen entlastet.

Für Teams haben SOPs den Vorteil, dass alle Beteiligten die nötigen Handlungsschritte und ihre Reihenfolge kennen. Dies erleichtert die Bildung gemeinsamer mentaler Modelle und macht die Koordination von gemeinsamen Handlungen weniger aufwändig. Damit das Abarbeiten von Standardprozeduren nicht das Gedächtnis belastet, werden diese in Form von Checklisten dargeboten oder als Akronyme memoriert (▶ Kap. 10.1.4).

15.2.5 Checklisten in der Medizin

Funktion von Checklisten

Checklisten sind ein Instrument zur Verbesserung der Sicherheit im Umgang mit Technik und Teams (Buerschaper u. St.Pierre 2003). Sie sind Teil der umfassenderen Bemühungen um Standardisierung in der Medizin. Die Auflistung notwendiger Arbeitsschritte in einer Checkliste kann Einzelne und Teams unterstützen bei der

- Vorbereitung und Ausführung von Routineaufgaben
- strukturierten Lösung von Problemen
- Entlastung des Gedächtnisses
- Strukturierung der Teamarbeit

Checklisten für den *Normalbetrieb* komplexer Systeme tragen dazu bei, dass sicherheitsrelevante Handlungen korrekt und vollständig ausgeführt werden. Für Routineaufgaben werden alle Arbeitsschritte genau aufgeführt und müssen in der richtigen Reihenfolge abgearbeitet werden. Typische Routinetätigkeiten, die durch Checklisten unterstützt werden, sind Geräte-Kontrollen, arbeitsvorbereitende Handlungen und das Einrichten von Arbeitsplätzen für längere OPs.

Checklisten für *Problemsituationen* können bei der strukturierten Problemdiagnose und Ursachensuche helfen. Wenn beispielsweise ein medizintechnisches Gerät nicht funktioniert, kann eine Checkliste dabei helfen, die Fehlfunktion genau zu lokalisieren und die wahrscheinlichsten Fehlerursachen in einer sinnvollen Reihenfolge zu überprüfen.

Für intraoperativ auftretende Probleme gibt es **situativ adaptierte Checklisten**. Eine Möglichkeit sind dynamisch konfigurierte Checklisten (Sawa u. Ohno-Machado 2001). Hier werden »intelligente Alarme« mit der Bereitstellung einer Checkliste für die Hauptursachen der jeweiligen intraoperativen Komplikation verbunden.

Anders als Routineaufgaben und strukturierte Problemlösung können Checklisten für *Notfälle* nicht im Detail Handlungsschritte vorgeben, da es ja einmalige Problemkonstellationen sind. Sie sind eher darauf ausgerichtet, dass wichtige Problemlöseschritte – wie die Zielbildung, Risikoabschätzung oder Kontrolle – in der angemessenen Ausführlichkeit abgearbeitet werden. Checklisten für Notfälle sind daher eher als Denkhilfen gedacht und weniger als Prüflisten (z. B. die Entscheidungsstrategien, ▶ Kap. 10). Die Anwendung von Checklisten während kritischer Situationen und Notfälle ist in der Akutmedizin nicht sehr verbreitet.

Checklisten: Nötig? Lästig?

Ein Grund für die geringe Verbreitung von Checklisten mag darin liegen, dass es in der Praxis häufig Vorbehalte gegen ihre Einführung und Benutzung gibt. Dies scheint erstaunlich, da Studien zur Anwendung von Checklisten zeigen, dass Probleme mit Beatmungsgeräten oder Medikamentenverwechslungen teilweise dramatisch verringert werden können (Chopra u. Bovill 1997; Kumar et al. 1988). Dennoch findet die von der amerikanischen Arzneimittelbehörde (FDA) vorgeschlagene Checkliste für den Narkosegeräteeinsatz kaum Anwendung, obwohl sie weit verbreitet ist (March u. Crowley 1991; Chopra u. Bovill 1997).

Um in einer Organisation den Gebrauch von Checklisten erfolgreich einführen zu können, sollten im Vorfeld einige Fragen geklärt sein:

- Für welche Abläufe sind Routinechecklisten sinnvoll? Welche sicherheitsrelevanten Arbeitsabläufe lassen sich dagegen schlecht standardisieren und bedürfen einer variablen, offenen Liste?
- Zu welchem Zeitpunkt (Normalsituation, kritische Situation) sollten Checklisten aufgerufen werden (»Startpunkt«)? Welches Teammitglied ist für das Durchgehen der Liste zuständig?

- Welche Darbietungsform ist für die Arbeitsbedingungen der Akutmedizin geeignet? Wann ist eine Liste in einem Kitteltaschenbuch praktikabel, wann eine bildschirmbasierte oder akustisch dargebotene?

Instrumente der Fehlervermeidung
- Phantasie gegen Unfälle
- Qualifizierung
- Qualitätssicherung
- Standardisierung
- Checklisten

15.3 Fehlerbewältigung

Zur Fehlerbewältigung gehören die Teilschritte der *Fehlererkennung*, der *Fehlerdiagnose* und der *Fehlerbehebung*. Fehlerbewältigung kann sich auf minimale Ereignisse (▶ Kap. 14.1) und auf Zwischenfälle ohne Patientenschaden beziehen. In diesem Fall steht *das Lernen der Organisation* im Vordergrund. Als Beispiel für organisationale Instrumente der Fehlerbewältigung werden hier **Incident-Reporting-Systeme** besprochen.

Geht es bei der Fehlerbewältigung um die Aufarbeitung von kritischen Situationen mit Patientenschädigung, so stehen *die persönliche Bewältigung* und das Lernen der Einzelnen und Teams im Vordergrund. Als Beispiel für diese Klasse von Lernen werden **Debriefings** besprochen.

15.3.1 Incident-Reporting-Systeme

Lernen aus Zwischenfällen

Ein Zwischenfall (*incident*) ist ein Ereignis im Arbeitsablauf, das zu einem Schaden hätte führen können, aber nicht führte (CIRS 1998). Die Fehlkonnektion der PCEA-Pumpe wäre ein Beispiel dafür. Zwischenfälle können durch Fehler entstehen, durch externe Ereignisse, Materialprobleme oder durch die Pathophysiologie des Patienten. Im Unterschied zum Unfall (*accident*), bei dem es zu Beschädigung oder Zerstörung kommt, greifen beim Zwischenfall vorgesehene Sicherheitsbarrieren (in diesem Fall die Handlungen des Anästhesisten) und verhindern gravierende Folgen von Fehlern. Gerade weil dieser Zwischenfall der Fehlkonnektion keine ernsthaften Folgen hat, ist er für die betroffene Klinik eine wichtige »kostenlose Lektion«: Da ein Zwischenfall immer ein Hinweis darauf ist, dass die zur Arbeit eingesetzten Ressourcen (Menschen, Technik, Prozessorganisation) nicht in ausreichender Menge oder Qualität zur Verfügung standen, gilt es auch hier zu überlegen, an welchen Ressourcen Mangel bestand.

Damit Lehren aus einem Zwischenfall gezogen werden können, muss man folgende Schritte tun:
- Informationen über den Zwischenfall gewinnen
- Informationen analysieren
- Konsequenzen ziehen

Im deutschsprachigen Bereich ist ein Trend hin zur systematischen Erfassung und Aufarbeitung von Zwischenfällen zu beobachten. Einige Krankenhäuser haben Incident Reporting Systeme (IRS) eingeführt, zumeist für einzelne Stationen oder Fächer. Die Deutsche Gesellschaft für Anästhesiologie und Intensivmedizin (DGAI) ist im Begriff, ein bundesweites IRS einzuführen. Eines der bekannteren Systeme ist das Critical Incident Reporting System (CIRS), das von Basel aus als internetbasiertes internationales Berichtssystem für die Anästhesie geführt wird (CIRS 1998).

Obwohl es nicht an Befürwortern der Erfassung von Zwischenfällen fehlt, ist mit der *Erfassung von Daten* noch nicht viel gewonnen. Wesentlich für die Akzeptanz und Verbreitung von IRS scheint zu sein, dass die berichtenden Mitarbeiter erkennen können, wie *Konsequenzen* aus ihren Fehlerberichten gezogen werden (Hofinger u. Waleczek 2003). Im vorliegenden Fall hat die Eingabe des Zwischenfalls in das hausinterne IRS mehrere konkrete Auswirkungen auf den Umgang mit Periduralkathetern.

Grundsätze für Incident-Reporting-Systeme

Grundlage für die Erfassung von Informationen über Zwischenfälle ist ein Berichtssystem (Incident-Reporting-System, IRS), das bestimmte Grundsätze beachten muss, wenn es erfolgreich implementiert werden soll (Hofinger 2002):
- **Freiwilligkeit:** Im Unterschied zur gesetzlich vorgeschriebenen Unfallerfassung beruht ein IRS auf der *freiwilligen* Auskunft über einen Zwischenfall.

- **Anonymität:** Meldungen können ohne »Absender« gemacht werden.
- **Vertraulichkeit:** Alle Informationen über und von Personen, Vorgängen und Handlungen werden in der weiteren Bearbeitung des Berichts vertraulich behandelt.
- **Straffreiheit:** Aus Meldungen folgen keine arbeitsrechtlichen Konsequenzen. Wer einen eigenen Fehler berichtet oder im Rahmen einer Fehlermeldung erwähnt wird, muss nicht mit einer Bestrafung durch den Arbeitgeber rechnen.
- **Keine juristisch relevanten Fälle:** Das zentrale Problem der Verwendung von Daten aus Berichtssystemen ist in Deutschland ungelöst. Da durch eine zivil- oder strafrechtliche Klage ein juristischer Kontext deutlich später entstehen kann als der IRS-Bericht darüber, besteht die Gefahr einer Verwendung von berichteten Daten in einer juristischen Auseinandersetzung. Wäre dies der Fall, so würde der Vertrauensvorschuss des ärztlichen und pflegerischen Personals in das Berichtssystem zunichte gemacht. Daher wird empfohlen, nur solche Zwischenfälle zu berichten, die keine juristischen Konsequenzen haben können.
- **Unterstützung durch das Management:** Es bedarf in der Einführungsphase eines starken Engagements der Führungspersonen (Chef-, Oberärzte, Pflegedienstleitungen). Diese müssen den Nutzen der Aufarbeitung von Fehlern darstellen und den Stellenwert und die Reichweite des Berichtssystems transparent machen.

Eigenschaften eines Incident-Reporting-Systems (IRS)

- Freiwilligkeit
- Anonymität
- Vertraulichkeit
- Straffreiheit
- Keine juristisch relevanten Fälle
- Unterstützung durch das Management

Inhalte von Berichten festlegen

Der Zweck von IRS ist die möglichst genaue Dokumentation dessen, *was* geschehen ist und *wie* es dazu kam. Technisch kann ein Berichtssystem ein Berichtsbogen mit Briefkasten oder ein elektronisches Berichtsformular sein. Die Dokumentation sollte *situative Umstände, beteiligte Personen* (Funktionen, ohne Namen), *Informationsflüsse und Handlungen* erfassen. Informationen darüber, wie Entscheidungen entstanden, welchen Einfluss die Teamarbeit hatte, wie Informationen gesammelt wurden etc., sind ebenso wichtig wie medizinisch-technische Fragen nach *Geräten, Medikamenten und diagnostisch-therapeutischen Schritten.*

Die *Vorgeschichte* eines Zwischenfalls trägt zum Verständnis entscheidend bei. Außerdem sollen IRS Anregungen zur *Vermeidung* ähnlicher Zwischenfälle und zur Verbesserung bestehender Ressourcen erfassen. Die Frage danach, wo der größte *Veränderungsbedarf* besteht, ist aufschlussreich, da die Mitarbeiter »vor Ort« die größte Expertise dafür haben.

Darüber hinaus sollte eine Kategorie »*Bewältigung*« (Recovery) existieren, um auch die Strategie erfassen zu können, mit der ein Zwischenfall ohne Patientenschaden bewältigt wurde. Der Nutzen von IRS für die Verbesserung der Sicherheit steht und fällt mit der Validität der erfassten Daten, deshalb sollte die Formulierung der Fragen oder Kategorien sorgfältig beachtet werden. Die Verständlichkeit und Trennschärfe der verwendeten Erfassungskategorien ist ein wichtiges Problem gerade der Erfassung der Human Factors: Psychologische Kategorien wie beispielsweise »situational awareness« sind unverständlicher Fach-Jargon. Diese Kategorien werden entweder nicht benutzt oder unzureichend ausgefüllt. Alltägliche Kategorien wiederum wie »Kommunikation« sind möglicherweise zu allgemein, da Kommunikation immer »irgendwie« an einer kritischen Situation beteiligt ist.

Veränderung herbeiführen

Die Erfassung der Daten ist für das Lernen aus Fehlern der erste Schritt. Um aus Zwischenfällen Konsequenzen ziehen zu können, muss geklärt sein, wer auf welche Art die Berichte auswertet und wie diese Auswertungen in die Organisation zurückfließen. Empfehlenswert ist die Etablierung eines Gremiums von Mitarbeitern, die eine Vertrauensstellung einnehmen. Aufgabe dieses Gremiums ist die Bearbeitung, Klassifizierung und Veröffentlichung von Berichten und die Ableitung von Veränderungsvorschlägen. Wesentlich ist, dass die IRS-Berichte eine sichtbare Veränderung nach sich ziehen. Da Veränderungen in der Regel aber viel Zeit benötigen ist das »Sichtbarmachen« der aktuellen Überlegungen zu Veränderungen so wichtig wie die faktische Veränderung selbst.

IRS decken singuläre Fehler und Problemkonstellationen auf und zeigen an, welche Ressourcen nicht ausreichend zur Verfügung standen. Jeder Einzelfall ist ein Hinweis auf allgemeine, strukturelle Unzulänglichkeiten. Stößt man wiederholt auf ähnliche Probleme, wie in dem eingangs geschilderten Fall der akzidentellen PCEA-Fehlkonnektion, liegt die Vermutung eines **systematischen Fehlers** nahe. Umgekehrt zeigen die guten Lösungen des Einzelfalls, wo und wie Ressourcen aktiviert werden konnten. Diese Potenziale sollten gezielt verstärkt werden.

15.3.2 Gute Nachrede: Debriefing

Funktionen von Debriefings

Schwierige Einsätze wie ein Großschadensereignis oder der Tod eines Patienten sind *belastende Ereignisse* für die professionellen Helfer. Aber auch ein schwerer Zwischenfall im OP oder auf Station kann für die involvierten Mediziner und Pflegekräfte eine erhebliche psychische Belastung darstellen. Diese Belastung kann bis hin zu einer akuten Stressreaktion führen (► Kap. 9.1). Um mögliche Folgeschäden bei den Mitarbeitern (*posttraumatische Belastungsstörungen*) zu reduzieren, sehen Organisationen ein mehrstufiges Konzept der Verarbeitung vor, bei dem die **Nachbesprechung des Ereignisses**, das Debriefing, ein wichtiger Schritt ist (z. B. critical incident stress debriefing, Hammond u. Brooks 2001).

Debriefings beschäftigen sich mit der Verarbeitung der psychischen Prozesse während eines kritischen Ereignisses und unterstützen so die individuelle Bewältigung und das Lernen (Hoff u. Adamowski 1998; James u. Gilliland 2001). Debriefings kommen auch nach Zwischenfällen mit geringem Belastungspotenzial zum Einsatz, wobei es dann mehr um das Lernen als um die Bewältigung geht. Funktionen von Debriefings in der Nachbereitung von kritischen Situationen können je nach Ereignis sein:

- Wahrnehmung der emotionalen Belastungen und der individuellen Konflikte
- Rekapitulation von Verhaltensweisen und deren Auswirkungen in der kritischen Situation
- Unterstützung der persönlichen Bewältigung
- Verbesserung der Teamarbeit durch realistische und konkrete Ziele
- Fachliches Lehren und Lernen

Während Debriefings als Bewältigungshilfe nach traumatisierenden Einsätzen etabliert sind, wird das Debriefing als Instrument kontinuierlicher Verbesserung von Arbeitsprozessen selten eingesetzt. Lediglich im Rahmen von Zwischenfalltrainings am Simulator sind Debriefings als Lernmethode etabliert. Strebt eine Organisation nach einer Kultur der Sicherheit, so sollte die strukturierte Aufarbeitung von Ereignissen im Debriefing Teil der Alltagskultur sein. Wenn aus harmlosen Zwischenfällen gelernt wird, fällt es auch nach schweren Zwischenfällen leichter, Entlastung, Rückmeldung und Anregung zur Verbesserung zu kommunizieren.

Kompetenzen für ein Debriefing

Führungspersonen, die ihre Mitarbeiter debriefen möchten, können dies nicht anhand der üblichen hierarchischen Muster tun. Vielmehr gilt es, spezifische Kompetenzen dafür zu erlernen: Debriefings verlangen zum einen eine hohe *Rollenflexibilität*, da man Lehrer, Kritiker, Moderator und Fragensteller in einem ist (McDonell et al. 1997). Die wesentliche Aufgabe des Debriefers ist es, für die *Aktivität des Teams* zu sorgen: Nach Möglichkeit sollen sich alle Teammitglieder an dem Gespräch beteiligen. Selbstreflexion und Kritik sollen ebenso wie Konsequenzen für zukünftiges Handeln von den Teammitgliedern selbst formuliert werden.

Das wichtigste Mittel für gutes Debriefing sind *Fragen*. Gute Debriefer zeigen *Respekt* und loben Teammitglieder für das, was sie gut, richtig und produktiv getan haben. Sind Akutmediziner an einem Zwischenfall beteiligt gewesen, liegt der emotionale Schwerpunkt in der Regel auf dem »persönlichen Versagen«. Gerade deswegen ist es wichtig, *positives Verhalten* zu *verstärken*, um die Kompetenzen für zukünftige kritische Situationen zu festigen.

Instrumente der Fehlerbewältigung

- **Incident-Reporting-Systeme (IRS):** Das *Lernen von Organisationen* aus minimalen Ereignissen und Zwischenfälle ohne Patientenschaden steht im Vordergrund
- **Debriefing:** Die *persönliche Bewältigung* und Aufarbeitung von kritischen Situationen und Unfällen mit Patientenschädigung wird angestrebt. Debriefing wird als Lehrmethode in Simulatortrainings eingesetzt

15.4 Die Akutmedizin der Zukunft denken

15.4.1 Organisationen aktiv verändern

Akutmedizinische Organisationen beeinflussen das Handeln ihrer Mitarbeiter, die Häufigkeit von Fehlern und den Umgang mit Fehlern. Damit Patientensicherheit selbstverständlicher Teil der Unternehmenskultur wird, sind in vielen Krankenhäusern Veränderungen der Strukturen und Prozesse, des Selbstverständnisses und der Interaktionen der Mitarbeiter nötig.

Organisationen verändern sich immer, sie passen sich an veränderte Anforderungen an. Damit Veränderungen gezielt und systematisch ablaufen, benötigen sie einen Denkrahmen und einen »Fahrplan«. Einen solchen Denkrahmen bieten aktuelle Konzepte der **Organisationsentwicklung**, die in anderen Branchen erprobt wurden (Argyris u. Schön 1999; Senge 2001; Nonaka u. Takeuchi 1997; Probst u. Büchel 1998, Schreyögg 1999). Organisationsentwicklung bedeutet, eine Organisation *strategisch geplant und systematisch zu verändern* mit dem Ziel, die Effektivität der Organisation bei der Lösung ihrer Probleme zu steigern (Comelli 1985). Organisationsentwicklung ist *langfristig* angelegt und beteiligt die Mitarbeiter (*partizipativ*).

Die Richtung der Veränderung kann nur aus den Krankenhäusern selbst kommen. Organisationen werden nicht von außen entwickelt, sondern bewegen sich auf ihre selbst gesetzten Ziele hin. Kernthemen der Entwicklung von Organisationen sind »Wissen«, »Lernen«, »Qualität«, »Führung« und »Flexibilität«. Für die Akutmedizin sind *Patientensicherheit* und *-zufriedenheit*, eine *transparente Behandlungskette*, *Mitarbeiterpartizipation* und *Wettbewerb* wichtige übergeordnete Ziele (Bellabarba u. Schnappauf 1996). Ziel der Veränderung in Organisationen sind die Strukturen und Prozesse, mit denen die »Kernleistung« der Akutmedizin, die Patientenversorgung, erbracht wird. Ausgangspunkt für Programme der Organisationsentwicklung sind Veränderungen der Anforderungen. Die wichtigste Ressource erfolgreicher Entwicklungsprozesse sind immer die Mitarbeiter, genauer gesagt ihr Wissen, Können und Wollen.

15.4.2 Eine lernende Organisation werden

Ein nützliches Konzept, wie diese Veränderungen in Organisationen sich vollziehen können, ist das der »lernenden Organisation« (Baitsch 1993; Argyris u. Schön 1999). Lernen können zunächst nur konkrete Menschen. Wenn »Organisationen lernen«, so geschieht dies dadurch, dass die Lernprozesse der einzelnen Mitglieder in Wechselwirkung mit der Organisation treten. Das Ergebnis ist mehr als die Summe der einzelnen Lernprozesse der Mitarbeiter: Die Organisation verändert sich.

Funktioniert ein Arbeitsablauf nicht wie erwartet – beispielsweise indem ein rückenmarknahes Schmerztherapieverfahren anstatt Schmerzen zu lindern zu einer vitalen Bedrohung für einen Patienten wird – werden einige Personen in der Organisation über die Zusammenhänge des eingetretenen Falls nachdenken. Als Konsequenzen ihres Nachdenkens werden Veränderungen von Abläufen, Informationsflüssen, Regeln oder Ressourcen stattfinden. Da diese Veränderung alle Mitarbeiter zu spüren bekommen, kann man sagen, dass »die Organisation« aus diesem Vorfall etwas dazu gelernt hat. Dieses Lernen kann auf verschiedene Weise geschehen:

Anpassungslernen (Single loop learning)

Einen Lernprozess, der aus der Wahrnehmung eines Fehlers und der Beseitigung durch bekannte Mittel besteht, bezeichnet man in der Organisationstheorie als **Anpassungslernen** (*single loop learning*). Das Kennzeichen eines solchen Lernprozesses ist die einfache Rückmeldeschleife, die zwischen einer

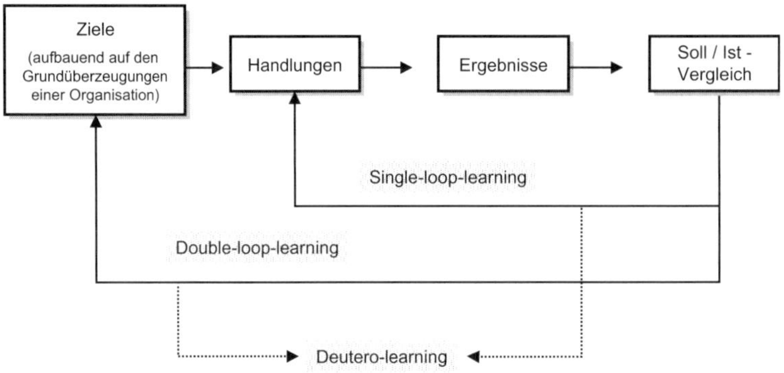

Abb. 15.3. Verschiedene Formen, mit denen eine Organisation aus Zwischenfällen lernen kann

Fehlerwahrnehmung und der Fehlerkorrektur besteht.

Beim Anpassungslernen entstehen neue Erkenntnisse im Rahmen der bisherigen Theorien und Verhaltensmuster. Prozesse und Handlungen werden auf bestehende Ziele hin optimiert (Abb. 15.3; Argyris u. Schön 1999; Schreyögg 1999). Was beim Anpassungslernen *nicht* berührt wird sind die *Grundüberzeugungen und -orientierungen* der Organisation. Im aktuellen Fallbeispiel zeigt sich das Anpassungslernen an den praktischen Konsequenzen für das Stationspersonal, an der Wiederaufnahme von schmerztherapeutischen Schulungen und an den geänderten Beschriftungen der PDK-Leitung.

Veränderungslernen (Double loop learning)

Das **Veränderungslernen** (*double loop learning*) korrigiert Fehler *und* führt zu Veränderungen der Grundannahmen in der Organisation. Organisationen lernen dabei, neue Wege zu gehen und bisher nicht Gedachtes zu denken. Dies ist immer dann nötig, wenn das Anpassungslernen keine Lösung mehr bietet. Diese Art von Lernen hinterfragt organisationale Ziele, Normen und Werte, vergibt neue Prioritäten und kann auch einen Wertewandel mit sich bringen (Abb. 15.3). Da Veränderungslernen für den Einzelnen mit einem »Umlernen« verbunden sein kann, ist es nicht selten mit emotionalem Widerstand verbunden. Im Fall der PCEA-Fehlkonnektion könnte Veränderungslernen beispielsweise die Grundannahme der Organisation hinterfragen, dass eine schmerztherapeutische Ausbildung von Pflegekräften nur dann stattfinden muss, wenn der Bedarf danach von einer Station mitgeteilt wird (oder eine kritische Situation einen solchen Bedarf offen legt). Eine veränderte Überzeugung könnte dazu führen, dass man proaktiv Stationen nach ihrem Bedarf befragt und regelmäßig Schulungen durchführt, bevor Unkenntnis zu einer Gefährdung für Patienten wird.

Prozesslernen (Deutero-learning)

In einem letzten, auch als **Prozesslernen** (*Deutero-learning*) bezeichneten Schritt können Organisationen die Vorgänge analysieren, die bei den Mitarbeitern während des Anpassungs- und Veränderungslernens stattfinden. So lernen Organisationen, wie man lernt, indem das Lernen der Mitarbeiter selbst zum Gegenstand des Lernens wird. Durch das Erkennen der Muster, die in ähnlichen Situationen das Lernen ermöglicht haben, kann eine umfassende Restrukturierung der Verhaltensregeln und -normen herbeigeführt werden.

15.4.3 Wissen managen

Das in Organisationen angesammelte Wissen macht Organisationen zukunftsfähig, wenn es gelingt, dieses Wissen als Ressource zu nutzen. Die Erschließung von Wissen als Humankapital ist die Kernidee des Wissensmanagements (Nonaka u. Takeuchi 1997). Ähnlich wie bei der lernenden Organisation, bei der die Organisation und nicht die Einzelperson lernt, wird beim Wissensmanagement nicht die Einzelperson, sondern die gesamte Organisation als Träger von Wissen beschrieben. Wissen ist jedoch nicht gleichbedeutend mit Information: Erst wenn Information nach Anwendungskriterien selektiert, geordnet, medial aufbereitet und schließlich benutzt wird, ist es Wissen im Sinne des Wissensmanagements. Praktisch wird dieser Umgang mit Wissen strategisch geplant und das Wissen gezielt für relevante Themen der Organisation genutzt.

Ein Beispiel, wie Wissen in innerhalb einer Organisation umverteilt werden kann, bieten *integrierte Fehlervermeidungssysteme*: Das Wissen einzelner Spezialisten (beispielsweise das Wissen von Pharmakologen über Nebenwirkungen von Medikamenten) aus verschiedenen Teilsystemen der Organisation wird in ein Informationssystem eingegeben, um unabhängig von der Person der Eingebenden allen Behandlern zur Verfügung zu stehen. Durch Verbindung des Eingabesystems für Medikationsanweisungen mit dem Arznei-Informationssystem können Medikationsfehler auf der Intensivstation um mehr als 60% gesenkt werden (Harvard Health Online 2000).

Sicherheitsorientiertes Wissensmanagement trägt zu einer Unternehmenskultur bei, die informiert und zuverlässig ist. Damit schließt sich der Kreis zu den am Anfang des Kapitels besprochenen Themen – die Instrumente für die Akutmedizin der Zukunft stehen schon heute bereit.

15.5 Zuverlässige Akutmedizin – Auf einen Blick

- Akutmedizin findet in großen, komplexen Organisationen statt. Diese sind dynamische Systeme, deren Strukturen und Prozesse nicht 100%ig sicher gemacht werden können.
- Patientensicherheit ist ein zentrales Anliegen jeder akutmedizinischen Organisationseinheit.
- Um auszudrücken, dass Sicherheit das Anstrebensziel ist, sollte man in der Medizin von Sicherheitskultur und nicht länger von Fehlerkultur sprechen.
- Sicherheitskultur bedeutet, dass alle Strukturen und Prozesse einer Organisation, alle Arbeitsplätze und Geräte, die Qualifikation aller Mitarbeiter und die Beziehungen der Mitarbeiter untereinander so gestaltet werden, dass sicheres Handeln zu jeder Zeit an jedem Arbeitsplatz möglich ist.
- Patientensicherheit beruht auf einer »informierten Kultur«: Informationen über Fehler werden weitergegeben, Fehler werden klar von Regelübertretungen abgegrenzt und aus Fehlern wird gelernt, ohne die situative Flexibilität aufzugeben.
- Maßnahmen, Konzepte und Instrumente einer Sicherheitskultur dienen den Schwerpunkten »Fehlervermeidung« und »Fehlerbewältigung«.
- Für die Akutmedizin sollte gelten: Null-Fehler in den Routinesituationen und Lernen aus den Lektionen der Unfälle und seltenen Probleme.
- Phantasie, Qualifizierung (z. B. Zwischenfalltraining) und Qualitätssicherung sind wichtige übergreifende Instrumente der Fehlervermeidung. »Vor Ort« erleichtern Standards und Checklisten sicheres Handeln.
- Standardisierung soll gewährleisten, dass bei wiederkehrenden Aufgaben eine hohe Ähnlichkeit der Abläufe entsteht. Standardisierung kann sowohl entlastend und qualitätssichernd wirken als auch als Einschränkung der ärztlichen Freiheit und als Formalisierung der Arbeit erlebt werden.
- Instrumente der Fehlerbewältigung sind z. B. Berichtssysteme und Debriefing.
- Berichtssysteme dienen dem Lernen der Organisation. Sie beruhen auf Freiwilligkeit, Vertraulichkeit und Straffreiheit. Um Akzeptanz zu finden, müssen Incident Reporting-Berichte sichtbare Veränderungen nach sich ziehen. Ihre Etablierung benötigt Zeit und Unterstützung durch das Management.
- Debriefing dient der persönlichen Aufarbeitung schwerer Zwischenfälle und dem individuellen Lernen. Als Lehrmethode des Zwischenfalltrainings sind sie etabliert.
- Akutmedizinische Organisationen der Zukunft entwickeln sich aktiv, verstehen sich als lernende Organisation und managen das Wissen ihrer Mitarbeiter als wichtige Ressource.

- Anpassungslernen (»Single-Loop-Learning«) führt zu Veränderung des Handelns im Rahmen bestehender Denkmuster und Ziele. Veränderungslernen (»Double-Loop-Learning«) verändert Handlungen und Grundannahmen.

Literatur

Argyris C, Schön DA (1999) Die Lernende Organisation. Grundlagen, Methode, Praxis. Klett-Cotta, Stuttgart

Baitsch C (1993) Was bewegt Organisationen? Selbstorganisation aus psychologischer Perspektive. Campus, Frankfurt a.M., New York

Bellabarba J (1997) Zum Konzept der Unternehmenskultur in Krankenhäusern. In Hoefert HW (Hrsg.) Führung und Management im Krankenhaus. Verlag für Angewandte Psychologie, Göttingen, S 99–108

Bellabarba J, Schnappauf D (1996) (Hrsg.) Organisationsentwicklung im Krankenhaus. Verlag für Angewandte Psychologie Göttingen

Buerschaper C, St.Pierre M (2003) Teamarbeit in der Anästhesie – Entwicklung einer Checkliste. In: Strohschneider S (Hrsg.) Entscheiden in kritischen Situationen. Verlag für Polizeiwissenschaft, Frankfurt/M., S 25–38

Chopra V, Bovill JG (1997) Verbesserung der Sicherheit in der Anästhesie. In: Taylor TH, Major E (Hrsg.) Risiken und Komplikationen in der Anästhesie. Gustav Fischer, Lübeck, S 14–26

CIRS (1998) The Anaesthesia Critical Incident Reporting System on the Internet. [WWW document]. URL: http://www.medana.unibas.ch/cirs/intreng.htm

Comelli H (1985) Training als Beitrag zur Organisationsentwicklung. Hanser, München

Conell L (1996) Pilot and Controller issues. In: Kanki B, Prinzo VO (Eds) Methods and Metrics of Voice Communication. DOT/FAA/AM-96/10. FAA Civil Aeromedical Institute, Oklahoma-City

Cooper JB, Cullen DJ, Eichhorn JH, Philip JH, Holzman RS (1993) Administrative Guidelines for Response to an Adverse Anesthesia Event. J Clin Anesth 5: 79–84

Eichhorn S (1995) Qualitätsmanagement. In: Eichhorn S, Schmidt-Rettig B (Hrsg.) Krankenhausmanagement im Werte- und Strukturwandel. Handlungsempfehlungen für die Praxis. Kohlhammer, Stuttgart, S 321–350

Gravenstein N, Kirby RR (1999) Komplikationen in der Anästhesie. Urban & Fischer, Lübeck

Grube C, Graf BM (2003) Risikovermeidung – Simulatoren in der Anästhesie. In: List WF, Osswald PM, Hornke I (Hrsg.) Komplikationen und Gefahren in der Anästhesie. Springer, Berlin, S 18–25

Hammond J, Brooks J (2001) Helping the helpers: the role of critical incident stress management, Critical Care, 5: 315–317

Harvard Health Online (2000). To Err is Human, But... [WWW-dokument] URL http://www.health.harvard.edu/medline/Women/W0300a.html

Hoff LA, Adamowski K (1998) Creating Excellence in Crisis Care: A guide to effective training and program designs. Jossey-Bass, San Francisco

Hofinger G (2002) Erfassung kritischer Zwischenfälle am Beispiel der Luftfahrt und Medizin. In: Trimpop R, Zimolong B, Kalvernam A (Hrsg.) Psychologie der Arbeitssicherheit und Gesundheit. Neue Welten, Alte Welten. Asanger, Heidelberg, S 143–148

Hofinger G, Waleczek H (2003) Behandlungsfehler. Das Bewusstsein schärfen. Deutsches Ärzteblatt, 44/2003, S 2848–2849

Howard SK, Gaba DM, Fish KJ, Yang G, Sarnquist FH (1992) Anesthesia crisis resource management: teaching anesthesiologists to handle critical incidents. Aviation Space Environmental Medicine, 63: 763–770

James RK, Gilliland BE (2001) Crisis Intervention Strategies (4th ed.). Wadsworth/Thomson Learning, Belmont

Kersting T, Eichhorn S, Opderbecke HW (1995) (Hrsg.) Qualitätssicherung in der Anästhesie. Bleicher, Gerlingen

Kox WJ, Spies C (2003) Check-up Anästhesiologie. Standards Anästhesie – Intensivmedizin – Schmerztherapie – Notfallmedizin, Springer, Berlin

Kumar V, Barcellos W, Mehta MP, Carter JG (1988) An analysis of critical incidents in a teaching department for quality assurance: A survey of mishaps during anaesthesia. Anaesthesia, 43: 879–883

March MG, Crowley JJ (1991) An evaluation of anesthesiologists' present checkout methods and the validity of the FDA checklist. Anesthesiology, 75: 724–729

McDonell LK, Kimberly KJ, Dismukes RK (1997) Facilitating LOS Debriefings: A Training Manual, NASA Technical Memorandum 112192, March 1997

Nonaka I, Takeuchi H (1997) Die Organisation des Wissens. Campus, Frankfurt am Main

O'Connor RE, Slovis CM, Hunt RC, Pirrallo RG, Sayre MR (2002) Eliminating errors in emergency medical services: realities and recommendations. Prehosp Emerg Care 6: 107–113

Perrow C (1999) Normal accidents. Living with High-Risk Technologies. Princeton University Press, Princeton NJ

Probst GJB, Büchel B (1998) Organisationales Lernen. Gabler, Wiesbaden

Rall M, Manser T, Guggenberger H, Gaba DM, Unertl K (2001) Patientensicherheit und Fehler in der Medizin. Anästhesiologie Intensivmedizin Notfallmedizin Schmerztherapie 36: 321–330

Reason J (1990) Human Error. Cambridge University Press, Cambridge

Reason J (1997) Managing the Risks of Organizational Accidents. Ashgate, Aldershot

Reinwarth R (2003) Standard Operating Procedures als Entscheidungsgrundlage in der Luftfahrt. In: Strohschneider S (Hrsg.) Entscheiden in kritischen Situationen. Verlag für Polizeiwissenschaft, Frankfurt am Main, S 13–23

Sawa T, Ohno-Machado L (2001) Generation of dynamically configured check lists for intra-operative problems us-

ing a set of covering algorithms. Proc AMIA Symp. 2001: 593–597
Schreyögg G (1999) Organisation: Grundlagen moderner Organisationsgestaltung. Wiesbaden
Senge PM (2001) Die fünfte Disziplin. Klett-Cotta, Stuttgart
Thomas EJ, Helmreich RL (2002) Will airline safety models work in medicine? In: Rosenthal MM, Sutcliffe KM (eds) Medical Error: What do we know? What do we do? Jossey–Bass, San Francisco, pp 217–234
Vaughan D (1996) The Challenger Launch Decision. The University of Chicago Press, Chicago
Weick KE (2002) The Reduction of Medical Errors Through Mindful Interdependence. In: Rosenthal MM, Sutcliffe KM (eds) Medical Error: What do we know? What do we do? Jossey–Bass, San Francisco, pp 177–199
Weick KE, Sutcliffe KM (2003) Das Unerwartete managen. Wie Unternehmen aus Extremsituationen lernen. Klett-Cotta, Stuttgart

Stichwortverzeichnis

U

V

W

Z

Druck: Krips bv, Meppel
Verarbeitung: Litges & Dopf, Heppenheim